Buscando o
Triple Aim
na Saúde

8 inovadores mostram o caminho para

melhor tratamento, melhor saúde

e menores custos

Buscando o
Triple Aim
na Saúde

8 inovadores mostram o caminho para

melhor tratamento, melhor saúde

e menores custos

Maureen Bisognano
Charles Kenney

Prefácio por **Claudio Lottenberg**
Presidente da Sociedade Beneficente Israelita Brasileira Albert Einstein

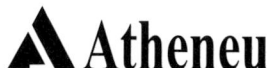 Atheneu

EDITORA ATHENEU

São Paulo — Rua Jesuíno Pascoal, 30
Tel.: (11) 2858-8750
Fax: (11) 2858-8766
E-mail: atheneu@atheneu.com.br

Rio de Janeiro — Rua Bambina, 74
Tel.: (21)3094-1295
Fax: (21)3094-1284
E-mail: atheneu@atheneu.com.br

Belo Horizonte — Rua Domingos Vieira, 319 — conj. 1.104

Obra originalmente publicada sob o título:
Pursuing the triple aim: seven innovators show the way to better care, better health, and lower costs/Maureen Bisognano, Charles Kenney – 1st ed.
ISBN 978-1-118-20572-3 (cloth); 978-1-118-22856-2 (ebk.); 978-1-118-24084-7 (ebk.); 978-1-118-26570-3 (ebk.)
Copyright © 2012 by John Wiley & Sons, Inc. All rights reserved.
One Montgomery Street, Suite 1200
San Francisco, CA 94104-4594
U.S.A.
www.josseybass.com

REVISÃO TÉCNICA: Instituto Israelita de Ensino e Pesquisa Albert Einstein
CAPA: Equipe Atheneu
PROJETO GRÁFICO, DIAGRAMAÇÃO: MKX Editorial

Dados Internacionais de Catalogação na Publicação (CIP)
(Câmara Brasileira do Livro, SP, Brasil)

Bisognano, Maureen
    Buscando o triple aim na saúde / Maureen Bisognano, Charles Kenney prefácio por Claudio Lottenberg. -- São Paulo: Atheneu Editora, 2015.

    Título original: Pursuing the triple aim.
    Bibliografia
    ISBN 978-85-388-0640-0

1. Assistência médica 2. Assistência médica - Administração 3. Cuidados médicos - Estados Unidos - Avaliação 4. Cuidados médicos - Estados Unidos - Controle de qualidade I. Kenney, Charles. II. Título.

15-05519   CDD-362.1068

Índices para catálogo sistemático:

1. Assistência médica: Serviços de saúde: Bem-estar social   362.1068

BISOGNANO, M. KENNEY C.
Buscando o Triple Aim na Saúde

© EDITORA ATHENEU
São Paulo, Rio de Janeiro, Belo Horizonte, 2015

Os Autores

Maureen Bisognano

Presidente e CEO do Institute for Healthcare Improvement (IHI), atuou previamente como vice-diretora executiva e diretora de operações do IHI, por 15 anos. É uma autoridade proeminente na área de aprimoramento de sistemas de assistência médica e sua perícia foi reconhecida com sua eleição como membro do Institute of Medicine e por sua indicação para o Commonwealth Fund's Commission on a High Performance System, entre outras distinções. Bisognano dá conselhos aos líderes de assistência médica do mundo inteiro, frequentemente ministra palestras nas principais conferências de assistência médica sobre aprimoramento da qualidade e é defensora incansável da mudança. É também professora de medicina na Harvard Medical School, pesquisadora associada na Brigham and Women's Hospital Division of Social Medicine and Health Inequalities, e atua nos conselhos do Commonwealth Fund, ThedaCare Center for Healthcare Value e Mayo Clinic Health System-Eau Claire. Antes de se unir ao IHI, atuou como CEO do Massachusetts Respiratory Hospital e como vice--presidente sênior do Juran Institute.

Charles Kenney

É autor de 12 livros, incluindo *The Best Practice: How the New Quality Movement Is Transforming Medicine* (A melhor prática: como o novo movimento de qualidade está transformando a medicina), que o *New York Times* descreveu como "a primeira história em larga escala sobre o movimento da qualidade". É também autor do *Transforming Health Care: Virginia Mason Medical Center's Pursuit of the Perfect Patient Experience* (Transformando a assistência médica: a busca do *Virginia Mason Medical Center* pela experiência perfeita do paciente), pelo qual recebeu o Shingo Research and Professional Publication Award em 2.012. Kenney tem atuado na faculdade do Institute for Healthcare Improvement National Forum on Quality Improvement in Health Care.

Dedicatória

Aos pacientes e cuidadores que
trabalham buscando o *Triple Aim* e aos
maravilhosos profissionais que dão suporte a
todos nós.

Agradecimentos

No HealthPartners, agradecemos a Mary Brainerd, Dr. Brian Rank, Nancy McClure, Beth Waterman, Dra. Beth Averbeck, Dr. David Caccamo, Dr. George Isham, Dra. Rae Ann Williams, Dr. Tom Kottke, Dr. Art Wineman e Nico Pronk.

Na Intel, agradecemos a Pat McDonald, Richard Taylor, Kevin Carmody, Brian DeVore, Dr. Don Fisher, Steve Megli, Wendy Fedderly, Patty Murray, Ian Crisp, Matthew Brownfield e Mani Shiue. Na Tuality Healthcare, agradecemos ao Dick Stenson, Dra. Janet Meyer e Amy Sherwood. Na Providence Health, agradecemos ao Dr. Tom Lorish, James Harker, Kristina Herron, Joseph Siemienczuk, Jennifer Bly, Julie Morse e Mindy Hangsleben. Agradecemos a Joan Kapowich, administrador do Oregon Public Employees's Benefit Board e Oregon Educators Benefit Board.

No Virginia Mason Medical Center, agradecemos ao Dr. Gary Kaplan, Dr. Robert Mecklenburg, Kathleen Paul, Diane Miller, Dr. Andrew Friedman, Dr. C. Craig Blackmore, Darlene Corkrum, Sarah Patterson, Dr. Kim Pittenger, Charleen Tahibana e Cathie Furman.

No CareOregon, agradecemos a Dave Ford, Dr. David Labby, Rebecca Ramsay e Debra Read; e também à Dra. Rachel Solotaroff do Central City Concern e Dr. David Shute do GreenField Health em Portland. Agradecemos ao Dr. Douglas Eby da Southcentral Foundation, em Anchorage, e aos líderes do Multnomah County Health Department, no Oregon, incluindo Susan Kirchoff, Dr. Amit Shah e Mindy Stadtlander.

No Blue Cross Blue Shield of Massachusetts, agradecemos a Andrew Dreyfus, Dana Gelb Safran, Deb Devaux, Patrick Gilligan, Dr. John Fallon e Jay McQuaide. Agradecemos aos antigos executivos do Blue Cross, Dr. Robert Mandel, Peter Meade e John Schoenbaum. No Mount Auburn Hospital e na Mount Auburn Cambridge Independent Practice Association, agradecemos a Jeanette Clough, Dr. Rob Janett e Dra. Barbara Spivak. No Atrius Health, agradecemos ao Dr. Rick Lopez, Dra. Kate Koplan, Dr. Les Scwab e Marci Sindell.

No Bellin Health, agradecemos a George Kerwin, Pete Knox, Randy Van Straten, Jacquelyn Hunt, Amy Seymour e Patti Eisenreich. Também agradecemos a Sarah Novak, do Marinette Marine Corporation/Bay Shipbuilding, Fincantieri Marine. No Orthopaedic Program do Magee-Womens Hospital of the University of Pittsburgh Medical Center (UPMC) e no sistema UPMC mais amplo, agradecemos ao Dr. Tony DiGioia, Gigi Conti Crowley, Leslie Davis, Elizabeth Concordia, Judy Herstine e Dr. Lou Alarcon.

No Kaiser Permanente, agradecemos a Alide Chase, George Halvorson, Marilyn Chow, Lisa Schilling, Dr. Jack Cochran, Dr. Yan Chow, Louise Liang, Holly Potter, Chris McCarthy, Christi Zuber, Estee Neuwirth, Danielle Cass, Yasmin Staton, Judith Kibler, Teri Whiffen, John August, Diane Waite, Samantha Quattrone, Andrea Buffa, Jennifer Liebermann, Aaron Hardisty, Dr. Jed Weissberg, Jan Dorman, Jennifer Lieberman e Dra. Faye Sahai.

Estamos em dívida também com alguns homens e mulheres de organizações de assistência médica espalhadas pelo mundo. Aprendemos com muitos profissionais de assistência médica no município de Jönköping, na Suécia, entre os quais Göran Henriks, Dr. Mats Boestig e Agneta Jansmyr. Na Inglaterra, aprendemos com Helen Bevan, Bernard Crump e Jim Easton, bem como Derek Feeley, Frances Elliot, Jason Leitch e Pat O'Connor, na Escócia, e Wim Schellekens, da Dinamarca. Também aprendemos com a Dra. Uma Kotagal e Lee Carter, do Cincinnati Children's Hospital Medical Center; Dr. Jim Reinertsen, Jim Conway, Jamie Orlikoff e Paul Levy.

Agradecemos aos membros do IHI, Ian Rutter, Catherine Craig, Joanne Lynn, Bruce Bradley, Matt Stiefel, Bonnie Zell e Trissa Torres.

Somos profundamente gratos aos nossos amigos e colegas do Institute for Healthcare Improvement (IHI), inclusive os líderes do trabalho do *Triple Aim*: Carol Beasley, Karen Boudreau, Martha Rome, Ninon Lewis, Kathryn Brooks, Meghan Hassinger, Kevin Nolan, entre outros que inventaram, inovaram e inspiraram, como Andrea Kabcenell, Lindsay Martin e outros. E também somos gratos a outros colegas do IHI, incluindo Jeff Selberg, Pierre Barker, Penny Carver, Pedro Delgado, Frank Federico, Donald Goldmann, Paul Hamnett, Carol Haraden, Joanne Healy, Amy Hosford-Swan, Andrea Kabcenell, Madge Kaplan, Bob Lloyd, Katharine Luther, Patricia Rutherford, Ken Tebbetts e Markus Josephson.

Um agradecimento especial a Val Weber, Dan Schummers e Jane Roessner pela orientação editorial, treino especializado e pelo coleguismo tão especial.

Estamos em dívida de gratidão com o conselho de diretores do IHI: James A. Anderson, ex-presidente e CEO do Cincinnati Children's Hospital Medical Center; Michael Dowling, presidente e CEO do North Shore-Long Island Jewish Health System; Terry Fulmer, decano, Bouvé College of Health Sciences, Northeastern University; A. Blanton Godfrey, decano e professor, College of Textiles, North Carolina State University Raleigh; Jennie Chin Hansen, CEO, American Geriatrics Society; Ruby P. Hearn, vice-presidente sênior emérito, The Robert Wood Johnson Foundation; Dr. Brent C. James, chefe de qualidade, diretor executivo, Institute for Healthcare Delivery Research, Intermountain Healthcare; Dr. Gary S. Kaplan, presidente e CEO, Virginia Mason Medical Center; Dr. Dennis S. O'Leary, presidente emérito, The Joint Commission; Rudolph F. Pierce, Goulston & Storrs, PC; Dra. Nancy L. Snyderman, editora médica chefe, NBC News, professora associada de otorrinolaringologia, Universidade da Pensilvânia; Dr. Robert Waller, presidente emérito, Mayo Foundation; Diana Chapman Walsh, presidente emérito, Wellesley College; e Dr. Paul Batalden, um dos fundadores do IHI e eterno visionário.

A nossa maior dívida, certamente, é com os três homens que conceberam o *Triple Aim*: Tom Nolan, John Whittington e Don Berwick. Sua visão mudará a vida de tantos.

Prefácio à Edição Brasileira

Falar em qualidade no cenário da saúde significa ir além da percepção momentânea de um usuário ou mesmo de um prestador de serviços de saúde.

A qualidade, para ser tratada na real importância que traz, deve ser encarada como um processo contínuo que permita métricas e, dessas, ajustes e melhorias. Ela tem suas raízes em Deming e, desde então, na saúde passa por processos que cruzam com os conceitos do Institute of Medicine e o Institute for Healthcare Improvement - IHI. Nesse caminho evolutivo, alguns elementos acabaram ocupando papel cada vez mais relevante e, dentre eles, destaco a segurança do paciente e o valor agregado como ferramentas de absoluta necessidade para aqueles que se ocupam das questões da saúde.

Em um mundo no qual a tecnologia se sofistica, se faz necessário saber exatamente onde, como e se ela deve ser de fato incorporada. Isso não significa o raciocínio pautado somente pelas questões de sustentabilidade melhor validadas pela economia da saúde, mas sobretudo pela necessidade que a sociedade tem de optar sobre onde e como alocará seus recursos. Não vejo melhor maneira para essas definições que não partam pelas ferramentas de qualidade e algo que no passado servia como uma referência a mais, hoje passa a ser uma exigibilidade por parte daqueles que prestam assistência à saúde para o cenário atual e, principalmente, para o futuro.

O IHI descreve neste livro o conceito da tripla meta e chama a atenção para três vertentes, muito embora fale-se de uma quarta: a experiência com o cuidado, a redução do custo *per capita*, a saúde populacional e, mais ultimamente, a experiência do colaborador. Essas bases ou esses pilares têm sido exaustivamente debatidos e todos eles guardam íntima relação com a percepção e a métrica do sistema de qualidade que, a rigor, interfere no âmbito da comunidade servida.

O paciente passa por um processo técnico, ao mesmo tempo por um processo de acolhimento e num cenário em que a preocupação com a tecnologia é tão acentuada, sendo sempre válido reforçar as questões de humanização. Existe por parte daqueles que se aprofundam no campo da ciência a percepção de um distanciamento desses aspectos e chamam à atenção para aqueles que exercem a prática, a demanda por parte da sociedade justamente para a atenção aos aspectos de humanização. Ela tem enormes desdobramentos na prestação da assistência, que passam por acolhimento, pela ambientação física, por cuidados com a alimentação e até mesmo pelas questões religiosas. Negar esse cenário significa ignorar o contexto e a importância da percepção do paciente que, a rigor, é nosso grande e único cliente.

As instituições têm buscado processos certificatórios e acreditações como um caminho que garanta a qualidade. Entretanto, isso é somente um passo, pois esse processo transpassa pulsos ou movimentos momentâneos. Acredito que a qualidade deva ser algo contínuo, um projeto que se aculture nas organizações como elemento de convívio diário entre todos e, quem sabe, por isso é que em nossa instituição nunca perdemos qualquer oportunidade para se falar ou viver momentos da qualidade. Vemos a qualidade como parte da cultura organizacional e que deve estar presente em cada atitude de cada colaborador. Entretanto, alguns ainda preferem cenários mais imediatistas, atitudes compensatórias e uma visão pouco estruturante, o que não é receita para um projeto de qualidade verdadeiro como a Saúde e, principalmente, o envelhecimento.

Um livro dessa natureza traz não só proposituras técnicas, mas oportunidades de propostas reflexivas para as quais o tecnicismo deve ser exercido de modo racional, visando agregar valor e aumentar a segurança do paciente sem jamais lateralizar o sentido humano da relação. Poder ter acesso a essas informações impõe a inserção de uma forma racional de disciplina, que merece ser objeto da formação de todo um corpo assistencial. Colocar o paciente no centro das atenções, fortalecer as mecânicas de segurança, medir e buscar oportunidades de melhoria e tratar as pessoas com verdadeiro sentimento humano é o modo como enxergamos a melhor maneira de atender sem deixar de cuidar.

Claudio Lottenberg
Presidente da Sociedade Beneficente
Israelita Brasileira Albert Einstein

Prefácio

O debate sobre a reforma da assistência médica gera incontáveis áreas de disputa, apesar das escassas e preciosas concordâncias. Entretanto, há uma via rara e fértil de terreno em comum construída sob o amplo consenso de que hoje, nos Estados Unidos, é impossível sustentar o *status quo* da assistência médica. Embora essa noção sirva bem, nós acreditamos que também seja profundamente importante, porque leva diretamente a uma questão fundamental na assistência médica: *para onde iremos a partir daqui? Como será o novo sistema de assistência médica?* Caso o caminho atual não possa ser sustentado, então terá de haver um caminho novo.

E há. De fato, esse caminho novo está escondido.

Mesmo com os avanços significativos ocorridos, incluindo o *Affordable Care Act* e a criação do *Center for Medicare and Medicaid Innovation*, nossa discussão sobre a assistência médica nacional é muito frequentemente envenenado pela negatividade. Contudo, em todo o país, ainda persistem conversas mais calmas, refletidas e vastamente mais construtivas entre os inovadores da assistência médica. O enfoque dessa conversa é como melhorar o sistema para os pacientes, bem como para os clínicos, e torná-lo mais acessível a todos aqueles que pagam as contas. É claramente muito mais do que uma conversa. Trata-se de um movimento formidável de inovadores cujas marcas registradas são ideias, visão, ação. Essas são pessoas encontrando um novo caminho, inovadores alcançando progressos mensuráveis frente aos desafios de qualidade e custo. A realidade é que o bem-sucedido trabalho de inovação da assistência médica floresce a grandes distâncias do Capitol Hill.

Soluções para os problemas nacionais estão sendo delineadas e implementadas ao nível local.

Nós acreditamos que esses inovadores podem ajudar a mostrar o caminho para resolver alguns dos piores problemas de assistência médica que enfrentamos como uma nação. Suas ideias e trabalho, se disseminados de forma refletida e efetiva, podem chegar bem longe na solução daquilo que atormenta o nosso sistema.

Nos últimos 20 anos, junto ao Institute for Healthcare Improvement (IHI), nossas equipes têm se espalhado pelo mundo, trabalhando lado a lado com milhares de inovadores em assistência médica. Estudamos, analisamos, inovamos e, em muitos casos, colaboramos com o trabalho deles desde a sala de reuniões até as linhas de frente da assistência. Nós colhemos, disseminamos e geramos novas ideias.

As pessoas e os lugares sobre os quais escrevemos neste livro têm enfrentado alguns dos piores desafios no cerne do dilema da assistência médica americana. E fazem isso com um nível de sucesso que as torna modelos de inovação. Neste livro, você aprenderá sobre quem são os inovadores:

- melhorando a qualidade e diminuindo os custos na assistência primária, movendo as equipes de assistência para o local de trabalho;
- aplicando medidas de controle de doenças crônicas desafiadoras com resultados de sucesso;
- padronizando a assistência de excelência e controlando gastos com cirurgia ortopédica, particularmente na epidemia de substituições integrais de articulação;
- alavancando o poder de compra dos empregadores para melhorar a qualidade, diminuir o desperdício e reduzir os custos;
- pagando pela assistência seguindo um contrato inovador, que compense a qualidade e não a quantidade;
- descobrindo novas formas de cuidar das populações do Medicaid e, ao mesmo tempo, melhorando a qualidade e diminuindo os custos;

⊙ construindo uma capacidade interna metódica e energética para inovar, disseminar inovações e ideias voltadas para o aprimoramento em toda a organização e sustentar esses aprimoramentos nas linhas de frente da assistência.

Essas inovações estão alcançando êxito agora, ao nível local, onde foram concebidas e fomentadas. E, embora seu impacto tenha sido localmente significativo, seu potencial ao nível nacional pode ser transformador. Nós não subestimamos os desafios inerentes à disseminação em larga escala de novas abordagens. Muito frequentemente, a assistência médica é lenta no que se refere à disseminação das melhores práticas emergentes. Mesmo assim, a urgência da necessidade de melhorar, acoplada a novas técnicas para disseminação efetiva, nos transmitem uma sensação de otimismo de que uma tendência emergente na assistência médica virá a ser mais rápida e mais coerente em termos de adaptação de novas ideias.

Ao longo dos últimos dez anos, temos visto ganhos significativos em termos de disseminação. O IHI de fato tem servido como catalisador para disseminação de melhorias ao longo dos sistemas e por toda a nação. Estratégias e ferramentas comprovadas aliadas a parcerias efetivas podem alimentar a disseminação rápida e sustentada das melhores ideias de aprimoramento. Temos visto isso de muitas formas, incluindo as nossas campanhas *100.000 Lives* e *5 Million Lives*.

Em seu discurso de formatura da turma de 2.011 da Harvard Medical School, o cirurgião, escritor e pesquisador Atul Gawande observou que "os lugares que conseguem os melhores resultados não são os mais caros. Na verdade, muitos estão entre os mais econômicos. Isso significa que há esperança... Podemos olhar para os melhores realizadores – os desvios positivos – para entender como proporcionar o que a sociedade mais necessita: melhor assistência ao menor custo. E o padrão parece ser que os lugares atuando de modo mais semelhante a um sistema são os mais bem-sucedidos."

Se as inovações sobre as quais nós escrevemos aqui fossem disseminadas nos Estados Unidos inteiro, quase certamente melhorariam a qualidade e a segurança da assistência médica em uma ordem de magnitude.

Neste livro, enfocamos um número pequeno de organizações porque acreditamos que essas histórias revelam algo significativo sobre para onde o nosso país deve seguir. O que essas organizações têm em comum? Todas são lideradas por homens e mulheres de visão – líderes com obsessão por aprimoramento, destemidos em sua busca por uma assistência melhor e mais acessível. Essas organizações e seus líderes estão imbuídos de um conhecimento fundamental e de uma conexão com o poder transformador da parceria e do trabalho em equipe. Estão alinhados com a ideia de integração da assistência médica aos serviços públicos de saúde e sociais para alcançar a gama completa de determinantes de saúde. Abraçam a integração e a coordenação da assistência entre os silos organizacionais. São humildes e implacavelmente centrados no paciente. Todas as organizações sobre as quais escrevemos, com uma única exceção, são sem fins lucrativos e quase todas estão integradas estruturalmente ou na prática. Medem com rigor, sabem onde estão em relação ao melhor e dirigem os holofotes para a variação junto a suas próprias organizações, tentando minimizar o desperdício e melhorar a confiabilidade da assistência. Aspiram alcançar os seis objetivos descritos no relato de 2.001 do Institute of Medicine – *Crossing the Quality Chasm: A New Health System for the 21st Century* (Atravessando o abismo da qualidade: um novo sistema de saúde para o século XXI) – lutar por uma assistência que seja segura, efetiva, centralizada no paciente, oportuna, eficiente e equitativa.

Entretanto, acreditamos que no fundo aquilo que mantém a união entre as organizações sobre as quais nós escrevemos é a busca do *Triple Aim* do IHI:

- ⊙ melhorar a experiência da assistência – prestar uma assistência que seja efetiva, segura e confiável – a cada paciente, sempre;
- ⊙ melhorar a saúde de uma população, alcançando comunidades e organizações, enfocando a prevenção e o bem-estar, controlando as condições crônicas e assim por diante;
- ⊙ diminuição dos custos *per capita*.

As organizações que visam o *Triple Aim* passaram, de olhar para dentro, a olhar para fora, a ir além de suas paredes e alcançar suas comunidades para aprimorar a assistência geral destinada às populações, fosse a população um painel de pacientes diabéticos ou uma cidade inteira. E essas organizações têm mudado de dar pouca ou até nenhuma atenção à quantidade de dinheiro gasto – em exames, procedimentos, internações, uso de serviço de emergência e muito mais – a reconhecer que o dinheiro é um recurso precioso para as comunidades, companhias, indivíduos e para a nossa nação. Cada vez mais, cresce o reconhecimento de que perseguir o *Triple Aim* não é apenas uma questão de aprimoramento de assistência médica mas também uma sonora estratégia administrativa, além de ser essencial para a estabilidade da nossa economia nacional.

Queremos deixar claro que não sabemos de nenhuma organização que já tenha alcançado o potencial máximo do *Triple Aim* – nem que tivesse esperado conquistar isso em um período de tempo relativamente curto. Entretanto, escrevemos aqui sobre organizações que estão no caminho do *Triple Aim*, seriamente comprometidas em melhorar a experiência da assistência e a saúde de populações, bem como em diminuir os custos. E apesar de nenhuma ter alcançado nada que se parecesse com a perfeição, todas as organizações sobre as quais nós escrevemos deram passos significativos.

O *Triple Aim* não é uma ideia nova, embora seja uma nova estrutura para um número crescente de organizações de assistência médica. O conceito começou com o Dr. John Whittington, do IHI, e Thomas Nolan, tendo evoluído ao longo de muitos anos. Foi articulado publicamente pela primeira vez em dezembro de 2.007, quando o Dr. Donald Berwick, então CEO do IHI, o destacou durante uma apresentação no IHI National Forum. Em 2.008, Berwick, Nolan e Whittington publicaram um artigo no *Health Affairs*, intitulado "*The Triple Aim: Care, Health, and Cost*" (O *Triple Aim*: assistência, saúde e custo), no qual definiram e criaram um caso para a abordagem. Eles observaram que os esforços de aprimoramento, até então, tinham enfoques estreitos e propuseram que as organizações vissem o trabalho de assistência médica com as lentes panorâmicas mais amplas possíveis. "A maioria dos esforços recentes para melhorar a qualidade da assistência médica tem como objetivo diminuir os defeitos da assistência prestada aos pacientes em um único local de assistência", escreveram. Tem havido um "progresso lento", apesar dos esforços em curso "para transformar a assistência médica altamente confiável e segura em norma e não em exceção". (Berwick D; Nolan T; Whittington J. Health Affairs, *The Triple Aim: Care, Health, and Cost.* IHI National Forum, 2.007, p. 760.)

Os autores mantêm os olhos amplamente abertos para identificar as barreiras, escrevendo que:

> A perseguição equilibrada do *Triple Aim* é incongruente com os modelos administrativos vigentes em um pequeno número de organizações de assistência médica os EUA. Para a maioria, apenas uma (ou possivelmente duas) das dimensões é estratégica, mas não todas as três. Assim, nós nos deparamos com um paradoxo em relação à perseguição do *Triple Aim*. Da perspectiva dos Estados Unidos como um todo, é essencial. Entretanto, do ponto de vista dos atores individuais que respondem às forças de mercado atuais, perseguir os três objetivos de uma vez não é o interesse imediato. (p. 760-61)

Eles notaram que os "interesses comuns racionais e os interesses racionais individuais estão em conflito" (p. 761). E isso continua sendo verdadeiro em muitos lugares, embora cada vez menos. Durante os poucos anos que se passaram desde a publicação do artigo, houve muitas mudanças no movimento de reforma da assistência médica americana. Talvez, tanto quanto ou até mais do que qualquer outra coisa, a pressão financeira, exacerbada pela recessão global, tem empurrado a questão do custo para o topo da agenda. Isso, por sua vez, torna o *Triple Aim* mais convincente e oportuno do que nunca. Uma após a outra, as organizações de assistência médica espalhadas por todo o país estão decidindo que esse é o caminho certo a seguir.

Berwick, Nolan e Whittington também articularam o modo como o *Triple Aim* deveria funcionar, notando que uma população manejada poderia ser (mas não necessariamente) definida de modo puramente geográfico. "Um registro que segue um grupo definido de pessoas ao longo do tempo criaria uma 'população' para os propósitos do *Triple*

Aim", escreveram. "Somente quando a população é especificada, torna-se teoricamente possível conhecer suas experiências de assistência, sua condição de saúde e os custos *per capita* da prestação de assistência para essa população". (p. 762)

Essencial ao manejo bem-sucedido da população, escreveram, teria sido a presença de uma entidade que aceitasse a "responsabilidade pelos três componentes do *Triple Aim* para uma população específica". Esse papel "integrador" poderia ser exercido por uma "seguradora visionária poderosa; um grupo amplo de assistência médica em parceria com os pagadores; ou até um hospital, com algum grupo de médicos afiliados, em busca de ser especialmente atrativo para os pagadores". (p. 763)

O sucesso por trás do *Triple Aim* implicaria pensar de modo diferente da norma prevalente vigente que, para a assistência médica, consistia em "responder às necessidades agudas de pacientes individuais, em vez de antecipar ou moldar os padrões de assistência para subgrupos importantes". Os autores sugerem desviar o foco da assistência na doença para "atribuir muito mais valor e recursos... ao monitoramento e intercepção dos sinais iniciais de deterioração" em uma ampla variedade de condições. (p. 764)

Se está correto afirmar que existe um consenso, nos Estados Unidos, em torno da noção de que o caminho atual é insustentável, então surge como novidade afirmadora a declaração de que "buscar o *Triple Aim* ameaça o *status quo* do sistema de saúde dos EUA". (p. 767)

Em 2.007, o IHI lançou uma iniciativa com 15 organizações de assistência médica que estavam formalmente perseguindo o *Triple Aim* (13 dos EUA, uma da Suécia e uma da Inglaterra). Essas organizações se comprometeram a aplicar cinco conceitos de planejamento que a equipe do IHI acreditava que as colocaria no caminho do *Triple Aim*: (1) enfocar os indivíduos e famílias; (2) reprojetar as estruturas e serviços de assistência primária; (3) manejo da saúde da população; (4) conhecer e modificar os controladores de custos para limitar ou diminuir os aumentos ao longo do sistema; e (5) criar novas estruturas e sistemas para planejar e executar mudanças nas entidades, plataformas de controle de custos e integração e execução de sistema.

Decorridos apenas alguns meses – no verão de 2.008 – o número de grupos trabalhando no *Triple Aim* com o IHI subiu de 15 para mais de 40. Nos últimos anos, o *Triple Aim* tem sido foco de uma parcela considerável do trabalho que conduzimos no IHI. Em 2.011, nós estávamos trabalhando com quase 60 organizações localizadas ao redor do mundo, nas iniciativas do *Triple Aim*.

Mais recentemente, Tom Nolan e outros (2.010) encontraram um argumento forte para perseguir o *Triple Aim* "em uma população definida por fronteiras regionais", de acordo com um recente artigo do IHI. "Focar regiões geográficas representa uma oportunidade importante para desenvolver novos sistemas de saúde e serviços de assistência médica que sejam acessíveis e sustentáveis. As regiões que tiveram êxito no planejamento de sistemas de saúde de alto valor poderão usufruir de vantagens significativas – residentes de comunidades serão mais saudáveis e mais produtivos; as comunidades serão mais atraentes para novos negócios; a assistência médica representará uma carga financeira menor para os empregadores, para o Estado e para as finanças locais, bem como para os próprios indivíduos." A iniciativa do *Triple Aim* do IHI requer o compromisso de toda a organização aliado a parâmetros e uma estrutura bem definidos. Entretanto, o *Triple Aim* também é uma ideia, uma meta, uma estrutura geral e um tipo de ideal. É uma perspectiva fresca sobre como pensar acerca da assistência médica e tem capturado as imaginações de milhares de interessados, em todo o país. Alguns estão engajados no rigor da iniciativa em si, enquanto outros são guiados menos formalmente pela abordagem enquanto, do mesmo modo, perseguem os objetivos.

Pensadores importantes, notavelmente o Dr. David Kindig, PhD na Universidade de Wiscosin, destacaram que a linha de frente do *Triple Aim* é impulsionar as organizações de assistência médica a enfocarem a saúde e a colaborarem com parceiros da área de saúde pública, entre outras, na abordagem dos determinantes não médicos de saúde. Para aqueles entre nós que trabalham na assistência médica, é na direção dessa parte do *Triple Aim* que temos que avançar. Serão necessários mais do que aprimoramentos efetivos da qualidade e do custo para melhorar a saúde. As inovações ocorridas em Bellin Health, discutidas no Capítulo 5, e no Kaiser Permanente, discutidas no Capítulo 7, indicam o tipo de transformação necessária para produzir um impacto genuíno e duradouro sobre a saúde.

Nos capítulos seguintes, relatamos histórias sobre pessoas inspiradas fazendo trabalhos importantes. As inovações apresentadas neste livro são importantes por seus impactos positivos sobre suas próprias comunidades. Além disso, trazem a promessa de ajudar outros a encontrarem caminhos para melhorar.

Embora seus detalhes sejam instrutivos, essas histórias somente contam parte de um todo. É por isso que também procuramos aqui entrar nas mentes desses inovadores para compreender o que seus processos de pensamento são e têm sido no decorrer de todo o trabalho de aprimoramento. Buscamos entender como eles pensam, como enquadram sua abordagem ao confrontarem grandes desafios. Qual é a estrutura mental por ele usada para solucionar problemas. O quê ou quem influenciou e guiou o pensamento deles? Teóricos, práticos, escritores ou organizações lançaram a faísca ou os apressaram a seguir uma nova direção? Como eles ouviram a voz dos pacientes e cuidadores, e quais mudanças essas vozes induziram? Como eles formam e executam seus planos novos? Quais foram as barreiras e o quê eles pensam sobre as terem superado? O quê eles identificam como elementos essenciais de seu sucesso? Como eles modificam suas culturas organizacionais e quais meios usam para fazer isso?

Como a nossa meta definitiva aqui é prática – incentivar e inspirar outros a copiarem esse trabalho – escrevemos sobre o quê você, como indivíduo, equipe ou organização poderia precisar se desejasse emular o trabalho aqui descrito. Se você é clínico ou administrador e aspira reproduzir uma parte desse trabalho, quais são os ingredientes essenciais que você precisaria para começar? Quais são as perguntas iniciais sobre as quais você poderia refletir? Ao longo do livro, nos esforçamos para fornecer respostas claras a todas essas perguntas. Ao final de cada capítulo, identificamos os componentes do trabalho que os próprios inovadores acreditam serem essenciais para o sucesso deles.

Com a disseminação do *Triple Aim* – iniciativa e ideia – temos a sensação crescente de que ele está se tornando algo como um Norte verdadeiro na assistência médica. A realidade dos Estados Unidos, nos dias atuais, é que o nosso país está contando com o setor de assistência médica para perseguir o *Triple Aim* e, em algum momento de um futuro não muito distante, alcançá-lo.

Sumário

HealthPartners

Processo de assistência modelo e relações curativas continuadas

O *HealthPartners*, com sede em Bloomington, Minnesota, é a maior organização de assistência médica sem fins lucrativos dirigida por consumidores dos Estados Unidos, empregando 12 mil funcionários que servem 1,3 milhão de pessoas em Minnesota e nos estados vizinhos. Trata-se de um sistema integrado, combinando um plano de saúde com um grupo médico e odontológico que inclui 800 médicos, 4 hospitais e 50 clínicas. O *HealthPartners* opera em um estado que é o lar de alguns dos laboratórios de reforma da assistência médica mais inovadores da nação, entre os quais a *MayoClinic* e o *Park Nicollet*. A qualidade geral da assistência no estado é excelente e os custos estão cerca de 30% abaixo da média nacional para os pacientes do *Medicare*. Os custos do *HealthPartners* são ainda menores – até 10% abaixo da média do estado.

Neste capítulo, nós enfocamos o trabalho transformador do *HealthPartners* na assistência primária, cujos alvos são a confiabilidade e o *Triple Aim* (Objetivo Triplo), e enfatizamos particularmente o trabalho inovador que o *HealthPartners* tem feito no que se refere às condições crônicas, em particular o diabetes.

No *Institute for Healthcare Improvement* - IHI, nós trabalhamos lado a lado com o *HealthPartners* em diversas iniciativas, há mais de uma década. Acreditamos ser esta uma das melhores organizações de assistência médica do mundo. Em sua busca pelo *Triple Aim*, o *HealthPartners* tem construído um sistema de prestação de assistência médica baseado em uma fundação sólida de **confiabilidade, personalização, acesso** e **coordenação** da assistência. Uma estimativa conservadora sugere que a disseminação das práticas mais efetivas do *HealthPartners* por toda a nação tem potencial de economizar 2 trilhões de dólares ao longo da próxima década.

Ouvindo um chamado para mudar o sistema

Na vida de um importante sistema de assistência médica integrada, muitas vezes é difícil identificar o momento decisivo, o evento que será como uma espécie de Norte verdadeiro por no mínimo uma década. Entretanto, o Dr. Brian Rank é capaz de apontar este momento para o *HealthPartners*. Ele chegou em 2.001, com a publicação de *Crossing the Quality Chasm: A New Health System for the 21st Century* (Atravessando o abismo da qualidade: um novo sistema de saúde para o século XXI), um relato do *Institute of Medicine* - IOM. Este relato cativou Rank como poucos dos livros, relatos ou artigos que lera.

"O relato do *Chasm* foi o ponto de virada para nós", diz Rank, um oncologista que atua como diretor médico do *HealthPartners Medical Group & Clinics*. "Este relato, de fato, estabelece um mapa da estrada para mudar da assistência baseada em consulta para as relações curativas continuadas. Trata diretamente do manejo da doença crônica. É, ao mesmo tempo, um apelo teórico e prático às questões que continuam incomodando a assistência médica americana e a assistência médica no mundo inteiro, de modo geral."

Quando o *Crossing the Quality Chasm* foi publicado, fazia três anos que Rank atuava como diretor junto ao grupo médico do *HealthPartners*. Ele concluiu seu treinamento na Universidade de Minnesota em 1985, "quando qualidade em assistência médica significava 'Faça um bom trabalho e não aborreça ninguém'". Entretanto, com o passar dos anos, ele e seus colegas à frente da equipe do *HealthPartners* foram percebendo as desconexões existentes na assistência médica – uma evidente falta de coerência; ausência de processos inteligentes para fazer as coisas engrenarem para os pacientes. Como muitos médicos em busca de uma forma melhor de seguir adiante, ele fora golpeado pelo relato anterior do IOM, intitulado *To Err Is Human* (Errar é humano, de Kohn, Corrigan & Donaldson, 2.000).

"*To Err Is Human* acertou na psique americana", diz Rank. "Estava em toda a mídia – 100 mil mortes preveníveis em hospitais a cada ano. Os especialistas em segurança estavam na TV dizendo 'vá para o hospital com um amigo, assim ninguém lhe fará mal'". Mas para Rank e seus associados no *HealthPartners*, o relato do *Chasm* – que recebeu uma fração da enorme atenção pública recebida pelo *To Err Is Human* – foi um documento vastamente mais importante, porque falou da ausência de um sistema que prestasse assistência melhor, mais segura, mais eficiente e acessível. Em outras palavras, esse relato foi diretamente ao encontro do que Rank e seus colegas queriam realizar no *HealthPartners*. O relato Chasm observava que, embora o *To Err Is Human* "fosse um chamado á ação para tornar a assistência mais segura, este relato era um chamado à ação para melhorar o sistema de prestação de assistência médica americano como um todo, em todas as suas dimensões de qualidade, para todos os americanos" (p. 2).

A principal ideia incorporada na introdução do relato – de que a assistência médica "rotineiramente falha em transmitir seus potenciais benefícios" (p. 1) – era uma grave acusação contra a sociedade mais cientificamente avançada do mundo.

"Os atuais sistemas de assistência não estão dando conta do trabalho", afirmava o relato. "Tentar com afinco não resolverá. A solução é mudar os sistemas de assistência" (p. 4). O relato afirmava que:

> A assistência médica tem problemas de segurança e qualidade, porque se baseia em sistemas de trabalho antiquados. Planejamentos precários determinam a fracasso da força de trabalho, independentemente do quão duro eles se esforcem. Se nós queremos uma assistência mais segura e melhor qualidade, precisaremos ter sistemas de assistência reprojetados, inclusive com uso de tecnologia da informação para dar suporte aos processos clínicos e administrativos (p. 4).

> Os americanos devem poder contar com o recebimento de uma assistência que atenda as suas necessidades e que seja baseada em conhecimentos científicos de última geração. Entretanto, há forte evidência de que isto frequentemente não ocorre (p. 1).

Embora o relato *Chasm* tenha sido ignorado por muitas (senão pela maioria das) organizações em toda a nação, foi abraçado imediatamente no *HealthPartners,* onde a CEO Mary Brainerd e sua equipe de líderes estavam unidos na crença de que esse relato tinha uma importância inspiradora. "Era uma descrição muito poderosa das coisas que estavam impedindo a prestação da assistência que todos que entram na assistência médica tencionam proporcionar", diz Brainerd. "Era uma articulação realmente clara daquilo que nós precisamos superar para chegar lá."

Reconhecendo um sistema quebrado – um não sistema

O relato também era uma afirmação do que Brainerd, Rank e seus colegas tinham acreditado por algum tempo: que o sistema de assistência médica estava terrivelmente quebrado; na verdade, nem chegava a ser um sistema. Rank e sua contraparte, Nancy McClure, vice-presidente sênior do *HealthPartners Medical Group & Clinics,* leram o relato assim que foi publicado. McClure lembra disso como um "abalo sísmico" na assistência médica. O relato definia a meta de qualidade para a assistência médica americana como estando incorporada em seis objetivos: uma assistência segura, efetiva, centrada no paciente, oportuna, eficiente e igualitária (p. XI).

"Soubemos desde o exato minuto em que lemos o relato – no nanossegundo em que o lemos – que os seis objetivos nos davam uma estrutura para seguir adiante", diz McClure. "Sabíamos que o chassi estava quebrado. A assistência médica não havia desenvolvido processos e sistemas confiáveis, como as outras indústrias."

O sistema antigo – ou mais precisamente, o não sistema – foi construído sobre uma plataforma de presumida onisciência médica, a ideia de que um médico, bem treinado em uma faculdade de medicina, atuando essencialmente sozinho em uma prática isolada ou, de modo independente, em uma prática em grupo, saberia o que era melhor para cada paciente. Embora essa abordagem se prestasse muito bem a muitos pacientes, de fato, também implicava que as melhores práticas estavam desatualizadas e eram aplicadas de modo inconsistente. Significava uma enorme variação desnecessária na assistência, não só de uma área do país para outra como também entre clínicas e médicos dentro de uma mesma organização. "Você assume, sem um sistema, que todo médico lembra o que deve fazer e simplesmente faz o que é certo", diz McClure. "Isto gera caos."

A falta de um sistema, diz Brian Rank, basicamente comunicou aos médicos que "se vocês se esforçarem mais, poderão fazer melhor. Todos os clínicos que conheço já dão o máximo de si." Antes do *Crossing the Quality Chasm*, diz Rank, os médicos conduziam diversos projetos de aprimoramento que, em um primeiro momento, pareciam bastante bem-sucedidos. Entretanto, "quando voltávamos nossa atenção para outra coisa, qualquer coisa que tivéssemos aprimorado voltava ao que era antes, porque o sistema não mudava."

"Porque", exclama McClure, "não havia sistema."

Brainerd, Rank, McClure e outros viram o relato como uma acusação do que estava errado com a assistência médica e como início do mapa da estrada a ser seguida para alcançar a mudança necessária. Eles foram puxados para os seis objetivos como uma forma de definir qualidade e medir aprimoramento. "Foi a primeira vez que alguém tinha articulado um conjunto de dimensões em que eficiência, efetividade, segurança e centralização no paciente eram, todas, consideradas elementos da qualidade", diz McClure. "Antes disto, a qualidade técnica era vista tipicamente em oposição ao manejo da utilização – como se fosse impossível ser eficiente e ter alta qualidade ao mesmo tempo." A Tabela 1.1 mostra uma comparação que, segundo Rank, diz muito sobre a história do *Chasm*.

Em 2.001, o *HealthPartners* incorporou publicamente os seis objetivos do *Chasm* em sua missão, visão e metas organizacionais, e Brainerd modificou o processo de planejamento anual, de modo que as metas e planos tinham que estar relacionadas aos seis objetivos.

Tabela 1.1. Regras simples para o sistema de assistência médica do século XXI

Abordagem atual	Regra nova
Assistência baseada primariamente em consultas.	Assistência baseada em relações curativas continuadas.
A autonomia profissional leva à variabilidade.	A assistência é personalizada de acordo com as necessidade e valores do paciente.
Os profissionais controlam a assistência.	O paciente é a fonte de controle.
A informação é relatada.	O conhecimento é compartilhado e a informação flui livremente.
A tomada de decisão é baseada no treinamento e na experiência.	A tomada de decisão é baseada em evidência.
Não causar dano é responsabilidade individual.	A segurança é uma propriedade do sistema.
Sigilo é necessário.	Transparência é necessária.
O sistema reage às necessidades.	As necessidades são previstas.
Busca-se a redução de custos.	O desperdício é continuamente minimizado.
A preferência é dada aos papéis profissionais e não ao sistema.	A prioridade é a cooperação entre clínicos.

Fonte: Kohn LT, Corrigan JM, Donaldson MS. To err is human: building a safer health system. Committee on Quality of Health Care in America, Institute of Medicine. Washington, DC. (2.000) National Academies Press.

Enfocando a confiabilidade e a padronização

Rank, McClure e outros, no *HealthPartners*, convocaram equipes médicas e administrativas a partir do grupo médico para enfocar a criação de sistemas confiáveis de assistência que pudessem ser implementados em toda a organização do *HealthPartners*. Pediram aos médicos para pensar além de uma consulta particular ou do individual e mais no sentido de como as equipes clínicas poderiam colaborar em prol do benefício do paciente; como poderiam diminuir a variação e alcançar um grau maior de padronização em torno das melhores práticas acordadas.

Na assistência médica, pensar de modo diferente muitas vezes é um desafio, mas isto não foi novidade no *HealthPartners*. Havia algo iconoclástico no DNA da organização e, certamente, em sua história. Como cooperativa pertencente e dirigida por membros, sua estrutura administrativa ajudou a centralizar particularmente o foco no paciente. Quando os pacientes controlam o conselho – quando os pacientes são o conselho – isto faz a diferença.

"Temos uma história de dizer que não estamos aqui apenas por negócios, como é o costume", diz Brainerd. A organização foi vista como algo revolucionário quando começou, na década de 1.950, com seu foco intensivo no consumidor. Localizada na Avenida Como, foi logo apelidada de *Commies on Como* e Brainerd diz que a intenção jamais foi ser um sistema de saúde tradicional. "Consumidores contratando médicos para trabalhar por salário em uma clínica, em vez de em um pequeno negócio, foi revolucionário", diz. Já em 1.997, o *HealthPartners* postava resultados de qualidade na Web para os consumidores usarem e Brainerd aponta esta prática como evidência da nova abordagem da organização. "As pessoas começavam com uma ideia de que este era um modelo diferente, um novo conjunto de valores, e penso que fizemos um ótimo trabalho ao longo do tempo, colocando isso em prática", afirma. "Penso no trabalho recente com uma escala maior. Somos um sistema maior. Os desafios são maiores."

Zen e a arte da autonomia médica

Enquanto Brainerd, Rank e a equipe de líderes trabalhavam por um novo sistema de assistência, foi publicado um artigo do Dr. James Reinertsen (2.003) que chamou-lhes atenção. O Dr. Reinertsen trabalhara no *Park Nicollet*, vizinha de *Twin Cities* do *HealthPartners*. Depois se mudou e virou CEO do *Beth Israel Deaconess Medical Center*, um hospital-escola da Harvard localizado em Boston. O artigo, publicado em 2.003, no *Annals of Internal Medicine*, era intitulado *"Zen and the Art of Physician Autonomy Maintenance"* (O zen e a arte da manutenção da autonomia médica) e Rank o considerou uma soberba descrição de uma das principais falhas da assistência médica americana: a falha em padronizar o conhecimento e aplicá-lo amplamente e de forma consistente em benefício dos pacientes. "Para mim, foi um artigo seminal", diz Rank. "Fala sobre o mito de que todo médico tem que imaginar a ciência de tudo o tempo todo. Em oncologia, temos estudos cooperativos nacionais em que o padrão de assistência é especificado. Entretanto, para uma grande parte da medicina – veja no *Atlas Dartmouth* – existe uma ampla variação."

Muitos médicos, afirma Rank, aplicam o conhecimento e as técnicas que aprenderam como estudantes de medicina há mais de 20 anos em casos onde novas técnicas são comprovadamente superiores. Rank sabia disso por experiência, lógico, mas o artigo de Reinertsen reforçou poderosamente esta noção. "Todo médico, até hoje, é treinado em um sistema de treinamento médico em que todos nós reinventamos a roda", diz Rank. "Você nunca confia em ninguém para resumir a ciência e, de você, espera-se que conheça e tenha lido todos os 17 mil estudos clínicos randomizados deste ano adicionados àquilo que você sabia do ano anterior, para então sintetizar a ciência sozinho. Isto é totalmente impossível e constitui um caminho de falha em massa."

O artigo "também diz que os sistemas nos quais trabalhamos podem nos tornar médicos melhores ou piores", continua Rank. "Se tivermos sete preparações diferentes para cirurgia de túnel do carpo, as chances são de que você cometa um erro na maior parte do tempo... a epifania (de Reinertsen) sobre reinventar a roda e praticar sozinho foi altamente mordaz para mim e também nos permitiu envolver o comportamento do médico na estrutura (do nosso sistema), de modo a valorizar seu treinamento e sua experiência, sem lhes pedir para reinventar a roda o tempo todo."

Os comentários de Rank ecoam as palavras do Dr. Atul Gawande, em seu discurso de formatura da turma de 2.001 da *Harvard Medical School*. Gawande disse aos graduados que "estrutura central da medicina – o modo como a assistência médica é organizada e praticada – emergiu em uma era em que os médicos podiam esconder todas as informações-chave de que os pacientes precisavam em suas mentes e controlar tudo que fosse necessário sozinhos... Éramos artesãos.

Podíamos consertar a fratura, centrifugar o sangue, plaquear culturas, administrar antissoro. A natureza do conhecimento prestou-se a priorizar a autonomia, independência e autossuficiência entre os nossos valores mais altos, e também a projetar a medicina em conformidade. Mas você já não pode reter toda a informação na sua cabeça e não dominar todas as habilidades."

Em seu artigo, Reinertsen também observou que, embora os médicos depositassem um valor extraordinário em sua autonomia, as forças de mercado os empurravam para "a prática da medicina baseada em evidência, isto é, fazer uso efetivo da própria ciência que fundamenta a nossa profissão."

Além do *Crossing the Quality Chasm* e do *Zen and the Art of Physician Autonomy Maintenance*, outra fonte de ideias que influenciou a equipe de líderes do *HealthPartners* foi uma observação realizada pelo Dr. Donald Berwick no *1.999 IHI Forum*, intitulada *Escape Fire* (Saída de incêndio). Brainerd foi inspirada por aquilo que denominou "o chamado emocionalmente atrativo de Berwick à ação. Sua mensagem era a de que nós não podemos mais nos dispor a fazer as coisas de modo casual. Não podem confiar apenas no individual. Precisamos criar equipes, padrões e expectativas de nós mesmos, que sejam diferentes de qualquer coisa que já tenhamos feito antes. Precisamos instituir rigor em torno da mudança de processo e fazer isso aliado ao objetivo de criar algo que não exista em nenhum lugar".

Era uma mensagem muito consistente com os temas abordados no *Chasm* e no artigo de Reinertsen. Mais ou menos ao mesmo tempo, Tom Nolan, estatístico e membro sênior do IHI, compareceu no retiro do conselho do *HealthPartners*. Nolan havia trabalhado com a equipe do *HealthPartners* por algum tempo e emergira como um dos principais pensadores na esfera do aprimoramento da assistência médica. Nolan "realmente impulsionou nosso conselho a estabelecer metas mais ambiciosas", diz Rank. "Tivemos uma discussão muito séria sobre como criar o equilíbrio entre aquilo que é aspiração e pode ser imaginário e aquilo que é real e talvez possa não ser um passo muito transformador. Acho que, no fim, víamos com muito mais clareza o quanto estávamos dispostos exigir de nós mesmos."

Pursuing Perfection: um sistema de assistência novo e melhor?

Naquele ponto, a questão para Brainerd, Rank e a equipe de liderança era como traduzir a visão e as aspirações deles em realidade. "Nós buscávamos empreender mudanças em larga escala e não tínhamos nenhuma pista sobre como fazer aquilo", diz Brainerd. Quando, então, eles tiveram a sorte de ouvir boas notícias. Pouco tempo após a publicação do relato *Chasm*, e exatamente quando o *HealthPartners* procurava orientação, em 2.001, o IHI anunciou seu programa *Pursuing Perfection*, destinado a ajudar organizações de assistência médica "a melhorarem drasticamente o desempenho em toda a organização, resultando em um sistema de assistência médica consideravelmente mais eficiente e efetivo." No total, sete organizações localizadas nos Estados Unidos, incluindo o *HealthPartners*, e outras seis organizações na Europa foram selecionadas para o *Pursuing Perfection* (dentre várias centenas de inscritos). Trabalhando com o corpo docente do IHI e também de outras organizações (como a *Hackensack University Medical Center e Cincinnati Children's Hospital Medical Center*), o *HealthPartners* começou a repensar seu processo de prestação de assistência.

Um dos principais desafios que teimava em ficar no caminho do *HealthPartners* era a incapacidade de disseminar trabalho eficiente em toda a organização. "Podíamos conduzir projetos, mas não conseguíamos disseminar as melhorias de forma bastante competente", diz Brainerd. "Podíamos fazer uma coisa ótima em três clínicas e, então, desenvveríamos um kit de ferramentas para compartilhar com outras 17 clínicas, mas a abordagem que usávamos era inefetiva. Isto era frustrante e não conseguíamos imaginar exatamente o obstáculo que estava no caminho." Isto preocupava Brainerd. Ela queria fazer alguma coisa diferente e drástica para transmitir o mais vividamente possível aos seus empregados o que era necessário para realizar a mudança fundamental na organização. Após discussões internas, ela fez algo altamente inusitado: encarregou a dramaturga Syl Jones de escrever uma peça original como forma de ajudar a capturar a atenção dos funcionários do *HealthPartners* e para criar discussão sobre as mudanças que o processo de assistência estava precisando.

O *Fire in the Bones* (Ossos Incendiados) foi projetado para aumentar a consciência entre os funcionários "acerca da drástica transformação que a nossa organização está sofrendo para prestar uma assistência mensuravelmente mais segura, mais oportuna, efetiva, eficiente, igualitária e centrada no paciente", escreveu Brainerd em uma mensagem destinada aos funcionários. A história enfocava a resposta de amigos à morte de uma assistente social de meia-idade. Eram levantadas questões sobre a possibilidade de a assistente ainda estar viva se tivesse recebido assistência de modo diferenciado. Aspectos essenciais do desempenho colocavam em questão a abordagem do trabalho no *HealthPartners*. Como resultado, assistir à peça acabou sendo uma poderosa experiência emocional – e não uma experiência particularmente agradável – para muitos daqueles que trabalhavam no *HealthPartners*.

Cada médico e membro da equipe do *HealthPartners* teve a oportunidade de ir até o teatro para assistir a produção interpretada por uma companhia de atores profissionais. Depois que uma apresentação terminava, os funcionários presentes na plateia se engajavam em uma discussão com Brainerd e outros líderes sênior. Essas discussões às vezes eram tensas, difíceis. Os membros da equipe ficavam chateados ou até irados porque a assistência que prestavam havia sido retratada como aquém da excelência na peça. É lógico que isto foi intencional. A peça "dramatizou algumas das falhas bastante reais apresentadas por nossos sistemas vigentes", escreveu Brainerd para a equipe, "contudo o mais importante é que descreve de forma inspiradora como a assistência médica poderia ser diferente."

No início do programa *Pursuing Perfection*, os líderes do IHI e da *Robert Wood Foundation*, fundadores do programa para experiência em locais nos EUA, incitavam os participantes a seguirem uma fórmula do tipo *2-5-all*: ou seja, melhorar seus processos em 2 áreas, depois em 5 áreas e, finalmente, disseminar o novo processo em toda a organização. Brainerd e seus colaboradores estavam desconfortáveis com aquela abordagem e diziam isto, mas foram convencidos a seguir este caminho mesmo assim. Entretanto, após 1 ano adotando esta abordagem, viram que não estava dando certo.

"Estávamos preocupados em melhorar a assistência prestada a uma condição de cada vez", diz McClure. "Se enfocássemos o diabetes, depois a asma, em seguida a depressão e assim por diante, tendíamos a adicionar custos e complexidade ao sistema. Precisávamos criar um chassi capaz de produzir resultados confiáveis em múltiplas condições e não iríamos fazer isso se continuássemos enfocando uma condição de cada vez. Os pacientes na verdade não chegam desta forma." Assim, o *HealthPartners* embarcou em uma correção de meio de curso "para delinear um sistema confiável em que nós podemos produzir resultados ao longo de múltiplas condições e não em uma única condição de cada vez."

Beth Waterman, uma enfermeira licenciada diretora de aprimoramento do *HealthPartners*, que então era vice-presidente de assistência primária e de operações clínicas, além de diretora de projetos junto ao *Pursuing Perfection*, refletiu a frustração da equipe de líderes ao dizer que os clínicos estavam trabalhando muito duro sem, no entanto, alcançar resultados melhores. Waterman e outros líderes não estavam totalmente confortáveis com o modelo de assistência focado na consulta e reativo, e queriam algo melhor, mas não sabiam ao certo o que era exatamente.

A experiência do *Pursuing Perfection* revelou algumas falhas no *HealthPartners*, notavelmente a luta constante da organização para se tornar mais centrada no paciente. Ao se engajar com outros participantes do programa, a equipe do *HealthPartners* viu uma abordagem de centralização no paciente que estava muito além de tudo que já tinha feito. O *Cincinnati Children's Hospital Medical Center*, por exemplo, tinha abraçado a ideia de incluir os pacientes e seus familiares em quase tudo que o hospital fazia. Isto chegava ao ponto de Lee Carter, presidente de conselho do *Cincinnati Children's Hospital*, insistir que os pais estivessem presentes em todas as reuniões do conselho. Carter dizia que não havia nada como o poder do olhar de uma pai/mãe bem em seus olhos, dizendo-lhe que o hospital havia ferido seu filho, para acelerar o empenho do hospital na melhora da segurança e da qualidade. O *Cincinnati Children's Hospital* também contava com pais atuando em seu conselho e no Comitê de Assistência ao Paciente do hospital.

Quando a equipe do *HealthPartners* se deparou com este tipo de engajamento para com os pacientes, "aquilo realmente acertou nossos corações", diz Waterman. "Vimos que deveríamos estar nos dedicando muito mais". A equipe adotou o conceito do *Cincinnati Children's Hospital*, garantindo a inclusão dos pacientes nas sessões de planejamento da assistência, e criou vários conselhos consultivos de pacientes.

Refazendo a coisa toda: o modelo de Wagner

Mas como prestar uma assistência confiável a todos os pacientes, o tempo todo? Como abordar a "assistência em que a consulta é intermediária"? Como poderiam alcançar os pacientes – muitos com doença crônica – e conseguir incluí-los nos tratamentos e exames de que mais necessitavam? Mary Brainerd teria dito que era necessário "refazer a coisa toda"; construir um sistema capaz de prestar assistência padronizada confiável a todos os pacientes, o tempo todo.

Mais ou menos nesta época, o Dr. Edward H. Wagner, do *Group Health*, em Seattle, visitou o *HealthPartners*. Desde 1.998, Wagner e seus colegas desenvolviam e disseminavam o **modelo de assistência crônica** de Wagner junto ao *Group Health Research Institute* e ao *MacColl Center for Health Care Innovation* (**Figura 1.1**).

O modelo combina medicina baseada em evidência e trabalho clínico em equipe para prestar assistência a pacientes com condições crônicas. Tem sido discutido se esse modelo poderia funcionar no *HealthPartners*. O *website* do programa *Improving Chronic Illness Care* (1.998), do *Group Health Research Institute*, identifica os elementos essenciais de um sistema de assistência médica que presta assistência de alta qualidade para doenças crônicas, com base no modelo de assistência crônica. Esses elementos são a comunidade, o sistema de saúde, suporte autoadministrativo, delineamento do sistema de prestação, suporte de decisão e sistemas de informação clínica. Os conceitos de mudança baseada em evidência relacionados a cada elemento podem ser usados para impulsionar interações produtivas entre pacientes informados que tomam parte ativa em sua própria assistência e prestadores com recursos e perícia.

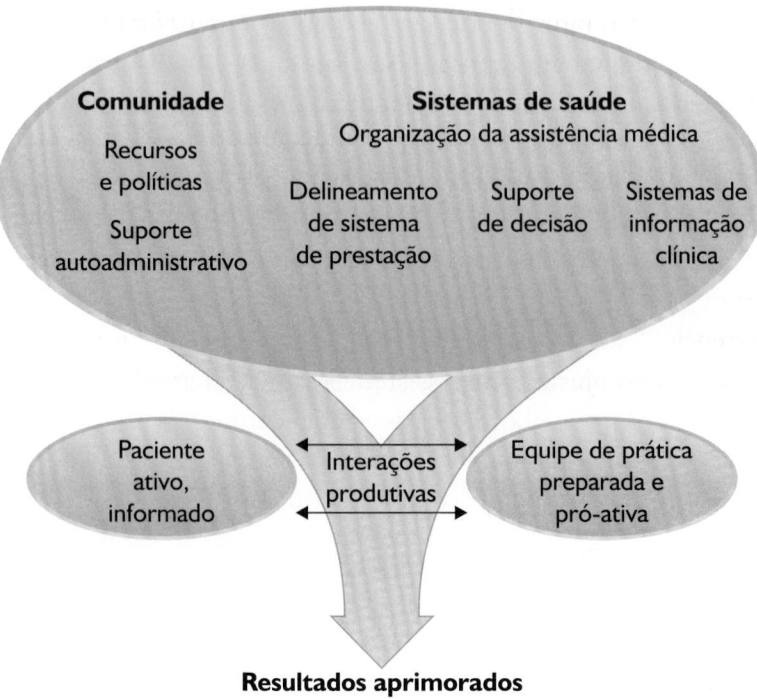

Resultados aprimorados

Fonte: adaptado de uma figura criada por *The MacColl Institute® ACP-ASIM Journals and Books.*

Figura 1.1.   Modelo de assistência crônica de Wagner.

Wagner identificou uma série de deficiências-chave no manejo da doença crônica, incluindo clínicos apressados demais para passar o tempo necessário com cada paciente; a falha em aplicar a assistência baseada em evidência; a falha do seguimento; a falha de coordenação da assistência; e a falha em treinar os pacientes na melhor maneira de cuidarem de si próprios. O *website* do programa *Improving Chronic Illness Care* (1.998) comenta que "superar estas deficiências exigirá nada menos que uma transformação da assistência médica, a partir de um sistema essencialmente reativo – que responde principalmente quando uma pessoa está doente – em um sistema pró-ativo e focado em manter o indivíduo o mais sadio possível."

"Nós estamos familiarizados com o modelo do Dr. Wagner", diz Beth Waterman. Ela e seu colega médico, o Dr. John Wheeler, então diretor médico da assistência primária associado do *HealthPartners*, acreditavam que o modelo poderia funcionar para o *HealthPartners*. Entretanto, eles tinham em mente uma ideia ainda maior e mais poderosa. Eles disseram aos colegas da equipe de líderes do *HealthPartners*: e se nós adotássemos o modelo de Wagner e, em vez de aplicá-lo apenas para condições crônicas, o aplicássemos em toda a assistência primária? Isto era espetacular e os colegas imediatamente aprovaram a ideia. Eles desnudaram o modelo deixando apenas seus elementos essenciais, com a percepção de que assim seria mais rapidamente e melhor aplicado nas linhas de frente da assistência. "Nós precisávamos torná-lo mais direto e simples, para que tivesse repercussão junto aos funcionários", diz Waterman.

Processo do modelo de assistência

Processo do Modelo de Assistência é como o *HealthPartners* chama a sua adaptação do modelo de assistência crônica de Wagner. A meta do programa é ter "equipes de prática preparadas interagindo com pacientes informados e ativos por meio de relações curativas continuadas sustentadas pela disponibilidade constante de informação médica." Trata-se de um programa condição-neutro focado em mudar do sistema de consulta ou sala de exames para um sistema em que o paciente seja atendido por uma equipe que atue colaborativamente, cuidando dos pacientes o tempo todo – antes, durante, após e entre os horários.

"Nós reprojetamos a consulta, de modo que olhamos para aquilo que poderia acontecer de maneira pró-ativa, independentemente da condição existente antes da consulta", diz Waterman. Ela disse ainda:

Então, havia o planejamento pré-consulta, em que o enfermeiro exercia papel significativo. Os papeis foram redefinidos. Os enfermeiros, por exemplo, que cuidavam da acomodação dos pacientes e se viam como aqueles que davam suporte a um médico em particular, passaram a desempenhar um papel bem mais amplo na antecipação e atendimento das necessidades do paciente. Nós olhamos para aquilo que poderia acontecer de modo diferente durante a consulta e

modificamos essa interação. Em seguida, particularmente com pacientes com doença crônica. Nós garantimos que
a assistência após a consulta e entre as consultas também
fizesse parte do cenário. Então, com nossos pacientes com
doenças crônicas, perguntamos como poderíamos mudar de
modo a não ver a sala de exames como o único ponto de responsabilidade que temos para com estes pacientes, e o que
poderíamos fazer para prestar assistência de suporte antes,
durante e após esta interação?

O Processo do Modelo de Assistência foi projetado para catapul-
tar o sistema além do foco na tradicional assistência baseada em consulta. Exigia que os cuidadores não só pensassem em si mesmos como
membros de uma equipe, como também agissem como tal, em relações
genuinamente colaborativas. Também implicava educar os pacientes
de modo que os enfermeiros, assistentes sociais, assistentes de médico,
farmacologistas, educadores sobre diabetes e outros funcionários, além
dos médicos, pudesse administrar uma assistência altamente valiosa.
O trabalho real de adotar o modelo teórico de Wagner e aplicá-lo em
toda a extensão da assistência primária foi um momento definitivo na
jornada do *HealthPartners*. As **Figuras 1.2** e **1.3** mostram uma definição visual do caminho antigo e do novo caminho no *HealthPartners*.

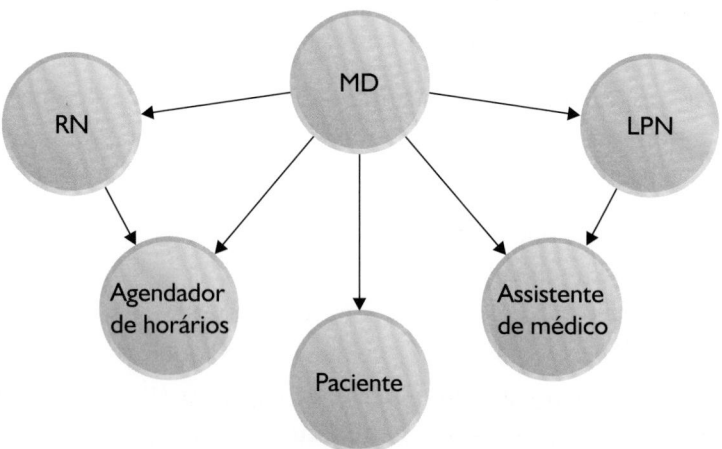

Fonte: adaptado de figura criada pelo *HealthPartners*.

Figura 1.2.   **O antigo modelo de hierarquia e autonomia.**

Buscando o *Triple Aim* na Saúde

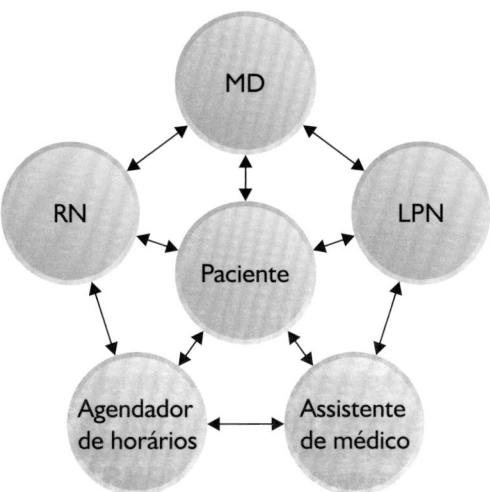

Fonte: adaptado de figura criada pelo *HealthPartners*.

Figura 1.3. O novo modelo de assistência centralizada no paciente usando uma equipe de prática preparada.

Mudando a forma como as pessoas trabalham

"Se você pensar em um paciente, um médico e um sistema de assistência juntos, o quê (o médico) saberá sobre o paciente antes de se encontrarem?", pergunta Brian Rank. "O que pode ser feito em termos de serviços preventivos, imunizações e laboratórios antes da consulta etc.?"

No *HealthPartners*, diz Rank, eles sabem o que a ciência requer em muitas situações. As diretrizes de organizações nacionais e os padrões de Aprimoramento de Sistemas Clínicos (colaboração com Minnesota) os informam sobre aquilo que funciona melhor em muitas situações. E quanto um ocupado médico da assistência primária atende 22 a 24 pacientes por dia, todos os dias, precisa contar com sistemas confiáveis para dar suporte à equipe de assistência.

No Processo do Modelo de Assistência, todos os membros da equipe de assistência atuam no limite de suas licenças. Assim, o médico conhece a reunião de informações e os procedimentos que já foram abordados pelos membros altamente confiáveis da equipe "e, quando o médico vai para a sala de exames, (este conhecimento) lhe permite ser um médico e continuar a relação curativa com o paciente", diz Rank. "Parte do Processo do Modelo de Assistência consiste em entender que a memória humana é frágil e que sistemas confiáveis são muito melhores".

O processo também envolve "engendrar o pós-consulta", diz Rank:

> Os pacientes que vivenciam uma experiência (de consulta) com alta carga emocional não lembram muita coisa daquilo que foi dito, por isso o resumo de pós-consulta é fornecido por escrito ao paciente que o guarda consigo. E, então, há o planejamento interconsultas de assistência em que, por exemplo, se procura contatar os pacientes para garantir que estejam tomando suas medicações. O Processo do Modelo de Assistência consiste em coordenar todas estas coisas. Implica engendrar confiabilidade e segurança em nossas clínicas e hospitais. Isto significa trazer novas ideias sobre como estabelecer a melhor transferência do hospital para o atendimento ambulatorial. Trata-se de um universo incrivelmente complexo na assistência médica, e nós podemos nos sair muito melhor trabalhando juntos e construindo estes suportes na hora da prestação de assistência.

Essencialmente, o Processo de Modelo de Assistência "realmente tem a ver com o modo como nós fazemos o nosso trabalho", diz a Dra. Rae Ann Williams, uma das diretoras médicas de assistência primária do *HealthPartners*. "No momento da consulta, certas coisas precisam ser feitas de maneira consistente quando o médico está examinando o paciente. Além disso, também é trabalho do médico rever os serviços preventivos. O enfermeiro irá salientar, por exemplo, se o paciente não deseja se submeter à colonoscopia ou não quer fazer mamografia, e então haverá uma oportunidade para médico e paciente conversarem sobre as recomendações de serviços preventivos."

O Processo de Modelo de Assistência diz respeito à confiabilidade, centralização no paciente e padronização. A abordagem alavanca prontuários eletrônicos dos pacientes para ajudar a garantir que toda a assistência recomendada seja identificada e prestada a cada consulta. Rank e a equipe de líderes identificaram os seguintes princípios de delineamento sobre os quais o Processo de Modelo de Assistência é construído:

- ⊙ Uso da equipe existente.
- ⊙ Não usar recursos extras.
- ⊙ Começar com pouco.
- ⊙ Tornar o processo condição-neutro.
- ⊙ Garantir que a pessoa certa esteja fazendo o trabalho certo.
- ⊙ Aumentar a eficiência do prestador.
- ⊙ Dar suporte à relação paciente-prestador.
- ⊙ Estabelecer responsabilidade conjunta.

Nancy McClure observa que o *HealthPartners* constantemente empreende esforços "para incorporar melhoria aos nossos processos. Fazemos isto trabalhando com nossas equipes de assistência e o paciente, com o intuito de atualizar o Processo de Modelo de Assistência, um conceito familiar oriundo do universo tecnológico."

Construindo confiabilidade e redundância no contexto da clínica

O Processo de Modelo de Assistência constrói "confiabilidade com um componente de redundância no contexto clínico", diz a Dra. Beth Averbeck, diretora médica associada de assistência primária, atribuindo papeis e responsabilidades específicos a todos os membros da equipe clínica. Segundo ela, a assistência primária "é como um esporte em equipe e você tem que confiar em sua equipe – enfermeiros, farmacologistas, educadores sobre diabetes, todos."

O fluxo de trabalho começa uma semana antes da consulta do paciente, quando um enfermeiro revê o horário e as solicitações, sempre que houver necessidade de preparação – laboratórios, triagens e assim por diante. Um membro da equipe clínica entra em contato com o paciente e lhe oferece a oportunidade de vir antes do horário agendado, para que os exames laboratoriais possam ser concluídos a tempo para a sessão (todavia sem obrigatoriedade). Existe uma etapa redundante em que o paciente chega e o horário é revisto novamente, quanto a quaisquer solicitações necessárias. A equipe também identifica os pacientes sem aviamento de receita ou que em breve precisarão disto.

O "Processo de Modelo de Assistência está padronizando o modo de fazer a assistência", comenta o Dr. David Caccamo, um médico da assistência primária da clínica *Cottage Grove*, do *HealthPartners*, "os pacientes podem ter expectativas de receber assistência confiável, padronizada e de alta qualidade sempre que procurarem o sistema". E, segundo Caccamo, à medida que a nova abordagem vem se tornando cada vez mais profundamente arraigada no *HealthPartners*, ao longo dos últimos anos, observa-se que existe uma atitude muito diferente entre os clínicos: "as pessoas agora têm uma mentalidade de sistemas que não tinham no passado".

Melhorando o acesso

Não importa o quão sólida a nova abordagem era na teoria, contudo, não teria funcionado se não houvesse acesso fácil aos agendamentos. "O acesso foi um grande desafio para nós", diz Brainerd.

> Tínhamos um péssimo acesso, tanto na assistência primária como na de especialidades, de modo que aquela era realmente uma mudança fundamental que precisávamos fazer. Contávamos com bastante trabalho de infraestrutura para buscar nossos pacientes na porta. Ao confrontar o acesso, nós confrontamos uma grande parte dos aspectos verdadeiramente assombrosos girando em torno da padronização – dos tipos de agendamento – criando, de fato, o acesso. Precisávamos fazer tudo que fosse necessário para garantir que os pacientes conseguissem chegar até nós. Com o tempo, o conceito foi ampliado e passou a incluir métodos mais

convenientes e acessíveis, tais como as consultas por *e-mail* e consultas por telefone. Chamamos isto de "telefone, clique ou venha".

Um serviço criado pelo *HealthPartners*, chamado *virtuwell*, permite que os pacientes tenham acesso ao tratamento *online* para mais de 40 condições comuns, desde gripe a uma infecção sinusal.

Aumentando a coordenação

Além do acesso, a coordenação era fundamental para o novo Processo de Modelo de Assistência, e Brainerd tinha uma perspectiva exclusiva da coordenação, como CEO e como paciente. "Tenho uma história pessoal que, para mim, é um guia poderoso", diz ela.

Há alguns anos, fui diagnosticada com câncer de mama e passei por um oncologista, um cirurgião e um radioncologista. Todos eles deram recomendações um pouco diferentes para o seguimento. Bem, como paciente, isto te faz pensar "Não sei em quem confiar, não sei em quem acreditar e também não entendo por que estas pessoas não conversam em si".

Penso que temos um longo caminho a percorrer para alcançar a perspectiva do consumidor, mesmo em termos de informação clínica básica. Nós criamos uma via comum e confiável através de todas as especialidades relacionadas (cirurgia torácica, pulmonar, oncologia) e da assistência primária para os nossos pacientes com nódulo ou câncer no pulmão, de modo que eles captem sempre a mesma mensagem de todos os prestadores, que (estes especialistas) criaram esta via juntos. Em um sistema fragmentado, essa coordenação está ausente e a mensagem transmitida ao paciente varia de prestador para prestador. Pense nas consequências disso para o paciente. Podemos fazer muito melhor.

Padronizar e depois personalizar

O *HealthPartners* tem aprendido que a padronização realmente é parte de um processo de duas etapas. "Quando você trabalha em padronização", diz McClure, "há sempre essa reação, 'É por isso que medicina é tudo a mesma coisa', e isto é repetido na forma de 'é isso ou isso'. Ou nós personalizamos a assistência ou nós padronizamos. Mas nós vemos padronização e personalização atuando juntas. Primeiro, é preciso projetar sistemas e processos confiáveis, para então e somente então personalizar de acordo com as preferencias e valores do paciente ou conforme as modificações nas diretrizes." Um exemplo de como isso pode funcionar tem a ver com a idade recomendada para triagem de pacientes afro-americanos e americanos nativos para câncer de cólon.

Desde 2.004, o *HealthPartners* tem reunido dados de pacientes referentes à raça e linguagem, com o propósito de identificar disparidades de assistência e preencher estes hiatos. Pouquíssimas organizações prestadoras coletam esse tipo de dados, entretanto o *HealthPartners* há muitos anos tem visto estas informações como elemento essencial para lidar com as disparidades raciais existentes na assistência e, para alguns pacientes, isso tem se mostrado imensamente valioso, talvez até como salvação da vida. Exemplificando, as diretrizes indicam que para pacientes afro-americanos e americanos nativos apresentando fatores risco medianos, a triagem de câncer colorretal deve ser iniciada aos 45 anos de idade e não aos 50, como no caso do restante da população. Como o *HealthPartners* é capaz de identificar a etnia de seus pacientes, o alerta incluído nos prontuários eletrônicos destes pacientes afro-americanos e americanos nativos hoje avisa para a realização desta triagem aos 45 anos.

McClure cita isso como exemplo de personalização em uma plataforma padronizada. "Outro exemplo", diz ela, "é a triagem do câncer de mama. Descobrimos, ao coletar dados em nossas avaliações de triagem por raça, que as mulheres de cor não passaram por triagens com a mesma frequência que as mulheres brancas. O nosso sistema nos leva a enviar lembretes para os pacientes e isto funciona para muitas mulheres. Entretanto, nós descobrimos que para algumas mulheres, em particular entre os novos americanos menos familiarizados com a assistência preventiva, particularmente, isto é ineficiente. Assim, nós delineamos uma etapa de redundância". E é aqui onde a padronização proporciona flexibilidade. Quando uma paciente atrasada para a realização de mamografia chega à clínica por outro motivo, tem a oportunidade de realizar a mamografia na hora – garantida dentro de 1 hora e, em geral, mais rápida. As equipes de radiologia, sabendo como isto é decisivo e que pode salvar vidas, são energizadas pelo trabalho. O *HealthPartners* tem realizado em média 500 mamografias de mesmo dia a cada mês, dentre as quais 150 envolvem mulheres na faixa etária de 50 a 75 anos, pertencentes ao grupo de alto risco, estão com a triagem atrasada. Esse esforço estreitou a lacuna existente entre mulheres brancas e mulheres de cor, no que se refere às mamografias de triagem, que passou de 12,4% em 2.007 para 4,9% ao final de 2.011, e a frequência de triagem de mulheres de cor no *HealthPartners* excede a frequência de triagem em todas mulheres alcançada por 90% das organizações no *Healthcare Effectiveness Data and Information Set* - HEDIS.

No *HealthPartners*, até que ponto são vantajosas a padronização, a confiabilidade e a personalização?

McClure: "Oh, é vantajoso em tudo".

Rank: "É a nossa base".

Pilotando estações de fluxo

O Processo de Modelo de Assistência tem funcionado bem. Em 2.004, no *HealthPartners*, um total de 8% de todas as consultas foram pré-planejadas. Em 2.009, este porcentual foi de 96%. Uma falha, porém, era a de que as equipes clínicas se viam perpetuamente como retardatárias. Quando elas recuavam e mediam, constatavam que suas consultas clínicas de 20 minutos na verdade estavam levando 23 minutos.

Para ajudar a resolver este problema, as equipes clínicas do *HealthPartners* estão pilotando estações de fluxo de assistência primária, desenvolvidas pelas equipes de assistência primária de Virginia Mason. O Dr. Laurel Morrison, da *VM Kirkland*, foi o primeiro a submeter à triagem este método de desagrupar resultados laboratoriais, prescrições, assistência por telefone e formulários médicos. Durante um *workshop* de uma semana sobre aprimoramento de processo, esta equipe de Virginia Mason montou estações de fluxo simples do lado de fora das salas de exame, onde um médico e seu assistente trabalhavam lado a lado ao longo do dia. Cada estação de fluxo tem dois computadores, um telefone e áreas projetadas para acomodar a papelada gerada no decorrer do dia. Pittenger e seus colegas constataram que, em média, ao longo do curso de um dia típico de um médico da assistência primária, eram geradas 3 folhas de papel por consulta. Então, um médico atendendo 20 pacientes geraria cerca de 60 folhas de papel requerendo sua atenção ao final do expediente. Este foi o principal motivo pelo qual os médicos do Virginia Mason estavam se atrasando, levando trabalho para casa e insatisfeitos com o equilíbrio trabalho-vida.

Trabalhar na estação de fluxo mudou tudo isto. O assistente do médico controla o fluxo de papelada em tempo real e é encarregado de tomar qualquer decisão que não exija conhecimentos médicos. O médico, em vez de ficar acumulando serviço para o final do expediente, lida com tudo em tempo real, entre as consultas, ao longo do dia. Esta abordagem, que hoje está disseminada em todas as clínicas de assistência primária de Virgina Mason, tem sido bem-sucedida em ajudar os médicos a desembaraçar quase toda a papelada no decorrer das horas de expediente normal, permitindo-lhes deixar o consultório no horário certo e ir para casa.

Essa atenção em tempo real ao trabalho também proporcionar uma assistência melhorada e mais centralizada no paciente. Isso implica em exames sendo solicitados mais rapidamente, resultados processados com maior rapidez e pacientes tendo todas as necessidades atendidas – informação, remédios e assim por diante – mais rapidamente. Em adição, o processo em estação de fluxo tem diminuído significativamente a possibilidade de erro humano que havia com as acumulações.

Nas clínicas do *HealthPartners* onde as estações de fluxo estão sendo pilotadas, todas têm funcionado muito bem. Se este resultado for permanente, Beth Averbeck os disseminará por todo o sistema de assistência primária do *HealthPartners*. "Usar as estações de fluxo intensifica o Processo de Modelo de Assistência", diz ela, e isto permitirá aos médicos da assistência primária eliminar aqueles 3 minutos excedentes, de modo que uma consulta de 20 minutos possa ser realizada em 20 minutos e não em 23 minutos.

Abordando a mudança cultural

As mudanças requeridas para fazer o Processo de Modelo de Assistência funcionar foram significativas. Muitas eram logicamente estruturais, contudo as mudanças culturais estavam entre as mais críticas. E esta mudança cultural era no sentido de tornar atraente para o médico a noção de que ele não só deveria sustentar a nova abordagem como abraçá-la. "Ambos, médicos e equipe de líderes juntos, diziam que nós precisávamos tratar desta coisa chamada cultura", diz Rank. E isto envolveria uma avaliação do que era de fato a cultura existente no *HealthPartners* e de qual tipo de mudanças culturais poderiam ser necessárias para criar uma nova forma de assistência.

O Dr. George Isham, diretor médico do *HealthPartners*, afirma que a organização tem:

> Um sistema de valores que está relacionado ao pensar de modo consistente, em termos de trabalho em equipe, que está em desacordo com as diversas especialidades, entre médicos que brigam entre si. Está errado o plano de saúde bater de frente com o grupo médico ou vice-versa. Nós somos uma equipe e precisamos trabalhar. Temos que confiar e respeitar uns aos outros para fazer as coisas acontecerem. Estes são todos os valores que considero importante compartilharmos e reforçarmos, e assim trabalharmos duro para fazer isto.

Talvez seja por isso que Rank acreditava que o processo de desenvolver um médico compacto seria relativamente direto. "Em minha ingenuidade, pensei que esta seria realmente uma discussão fácil", diz Rank. Entretanto, como os hospitais e práticas médicas em todo o país têm consistentemente observado, isso é tudo menos fácil.

Convenções entre médicos e entre médicos e a liderança do *HealthPartners* foram iniciadas e sustentadas ao longo de vários meses. "Admitimos que, como médicos, todos nós temos criado nossos próprios processos que, para a nossa própria prática, eram algo confiáveis, ainda que ao realizarmos medições encontrássemos uma ampla variação dos resultados", diz Rank. "Os médicos fizeram aquilo que nós precisávamos fazer para passar o dia, mas nós tínhamos que saber que há variação de resultados associada ao uso dessa abordagem. O Processo de Modelo de Assistência tinha a ver com a criação de processos de suporte confiáveis através da na nossa assistência".

Os médicos criavam seus próprios processos por períodos de tempo variáveis – alguns haviam concluído a residência ou a bolsa de estudos nos anos 1.970, outros nas décadas de 1.980, 1.990 ou mais recentemente. Mas, em geral, nenhum deles fora ensinado, durante os anos de instrução e treinamento, que a padronização era um componente essencial para a confiabilidade. Atul Gawande levantou este aspecto em seu discurso de formatura na Harvard, no qual falou sobre certas habilidade que seriam necessárias aos formandos, mas que não haviam sido ensinadas, tais como:

> A habilidade de implementar em escala; a habilidade de fazer os colegas avançarem ao longo de toda a cadeia da assistência atuando como grupos de poços para os pacientes. Há resistência, por vezes veemente, aos esforços que tornam isto possível. Em parte, porque o trabalho está enraizado em valores diferentes daqueles que temos mantido. Incluem humildade, a compreensão de que não importa o que nem o quão vivido ou inteligente se é, você falhará. Incluem disciplina, a crença de que a padronização, fazer certas coisas sempre do mesmo jeito o tempo todo, pode minimizar as suas falhas. E incluem trabalho em equipe, o reconhecimento de que outros podem salvá-lo do seu fracasso, não importa quem sejam na hierarquia.

A mudança cultural exigia aceitação pelos médicos da ideia de que a padronização e a confiabilidade eram elementos essenciais da prestação de uma assistência de qualidade.

Rank observa que, na prestação de assistência médica americana, "o conceito de ciência da confiabilidade é praticamente novo. E a ciência do aprimoramento da assistência também é muito recente. Tendo estes conceitos na frente dos médicos – de que você é parte de uma equipe e pode ser apoiado e de que o sistema em que você trabalha pode torná-lo um médico melhor ou pior – nossos programas de treinamento nas faculdades de medicina não entendem isto. Como resultado, os médicos em todo o país acreditavam que tinham que reinventar seus próprios poços do tempo, repetidamente."

No total, o diálogo cultural se estendeu por um ano e meio e, finalmente, foi encerrado em novembro de 2.006. O resultado foi o *HealthPartners Physician & Dentist Partnership Agreement*, um documento de uma página descrevendo uma relação ideal por meio de uma lista de concessões organizacionais e de concessões de médicos e dentistas. Entre os mais de 24 itens incluídos entre as concessões dos médicos, estavam as seguintes: "perseguir uma prática clínica consistente com os seis objetivos"; "buscar e implementar as melhores práticas de assistência para os pacientes"; e "diminuir a variação desnecessária na assistência, com o intuito de sustentar a confiabilidade da qualidade e assistência personalizada baseada nas necessidades dos pacientes". De certo modo, isso era o coração do acordo, porque captava a ideia de padronização como promovida no *Crossing the Quality Chasm* – e distanciava do tipo de autonomia que gerava variação desnecessária na prestação e nos resultados da assistência.

"Tinha tudo a ver com o modo como criamos o tipo de assistência incorporada no *Quality Chasm*", diz Rank. "Você não constrói um sistema de assistência confiável e padronizado sem trabalhar por meio da mudança cultural. O acordo de parceria estabeleceu um tom de que todos nós estávamos nisto juntos, de que abordaríamos uns aos outros com boa intenção, e de que todos nós queríamos o melhor para o paciente".

Quando o acordo de parceria foi concluído, Rank e todos os demais estavam interessados em garantir que isso não fosse engavetado. "Uma das coisas que ouvimos de nossos médicos foi 'às vezes vocês contratam pessoas que não se adaptam a nossa cultura e isso realmente transmite uma mensagem inconsistente', então todos nós queríamos que a parceria fosse parte essencial do processo de contratação", diz Rank.

Rank entrevista pessoalmente cada médico candidato a uma vaga e segue um processo. "Converso com cada médico que chega e então digo-lhe quem somos e pelo que nos empenhamos, a fim de que conheçam nossas expectativas e saibam aquilo que podem esperar de nós", diz. "Os médicos que entrevisto costumam ficar muito contentes ao ouvir que alguém está pensando nisso". Rank dá a cada médico 3 documentos: o acordo de parceria, o resumo executivo do *Chasm* e o artigo de Reinertsen sobre autonomia médica.

Rank tem usado esta abordagem há alguns anos, porque ele e seus colegas acreditam muito fortemente que estes elementos são peças essenciais da fundação prática e intelectual do *HealthPartners*. "Infelizmente, a maioria das residências e práticas não incorporou os princípios de delineamento do *Crossing the Chasm* em seus programas de treinamento e assistência", diz ele. "Acho que entrevisto entre 100 e 300 médicos por ano, e eu diria que menos de 1% ouviu falar deste documento transformador."

Diabetes: uma medida ideal

Já em 1.999, o dr. Gail Amundson, ex-diretor médico de qualidade e aprimoramento junto ao *HealthPartners*, buscava desenvolver uma medida composta do tipo "tudo ou nada" para o diabetes e arteriopatia coronariana. Mary Brainerd diz que é importante perseguir metas arrojadas em condições crônicas, considerando como é crucial para o bem-estar de um paciente manter sua condição sob controle. Daí a criação no *HealthPartners* da medida ideal do diabetes.

Com esta medida, as equipes de assistência e pacientes diabéticos trabalham no sentido de alcançar 5 metas para prevenção de complicações médicas, como amputações, ataques cardíacos e cegueira. A medida ideal do diabetes é reconhecida não só como uma das medidas mais difíceis usadas no país, mas também como uma das mais efetivas – tanto que o *Institute of Medicine* sugeriu que todos os prestadores a adotem para pacientes com diabetes. Os 5 alvos ou metas são:

- ⊙ Hemoglobina A1c ≤ 7,9;
- ⊙ Lipoproteína de baixa densidade ≤ 99;
- ⊙ Pressão arterial ≤ 139/89;
- ⊙ Não tabagismo;
- ⊙ Uso regular de aspirina.

A medida estabelece uma barreira alta. Se o paciente atinge as metas em 4 dos 5 itens da medida, não atinge o padrão – somente os pacientes que atingem todos os 5.

Brainerd queria transparência. Ela sentia que devia isso aos pacientes e sabia que isso intensificaria a competição entre os clínicos e, assim, conduziria a resultados. Queria que toda a organização estabelecesse uma meta arrojada e mostrasse os resultados – fossem quais fossem. A transparência na assistência médica às vezes pode ser bastante dolorosa e foi exatamente isto que aconteceu com os resultados iniciais das medidas ideais do diabetes. "Nós já não temos resultados ruins frequentes, mas a realidade não era essa quando começamos a usar a medida do diabetes", diz Brainerd. "Houve momentos em que era muito triste ver onde estávamos. Lembro que, quando começamos a medir nossos resultados de medidas ideais de diabetes, pensamos que tínhamos acertado em tudo e somente 5% dos pacientes atingiram a medida ideal. Aquele foi um dia lamentável".

Entretanto, com o trabalho combinado das equipes de assistência médica primária empregando o Processo de Modelo de Assistência e pacientes engajados, os resultados melhoraram de modo estável com o passar do tempo, até o ponto em que, no verão de 2.011, mais de 42% dos pacientes diabéticos do *HealthPartners* atingiram todas as 5 medidas. E a tendência continua subindo (**Figura 1.4**). Alguns prestadores junto às clínicas do *HealthPartners* – trabalhando implacavelmente com equipes excelentes – chegaram ao ponto em que 65% de seus pacientes diabéticos atingiram as 5 medidas. David Caccamo e sua equipe, por exemplo, tiveram mais de 60% dos pacientes rotineiramente atingindo todas as 5 marcas.

"Nossas equipes engajam pacientes de tal modo que, se você tem diabetes e está perdendo alguma coisa, nós criamos suportes para que você consiga atingir o próximo nível", diz Brian Rank. "Sabemos que nossos pacientes vivem por mais tempo e têm melhor qualidade de vida quando conseguem controlar a glicemia, pressão arterial, lipídios, não fumam e tomam uma aspirina todo dia. Temos 13.800 pacientes diabéticos e sabemos rotineiramente onde cada paciente está em termos de medida ideal do diabetes. E esta transparência se torna uma ferramenta para o paciente e para a equipe de assistência."

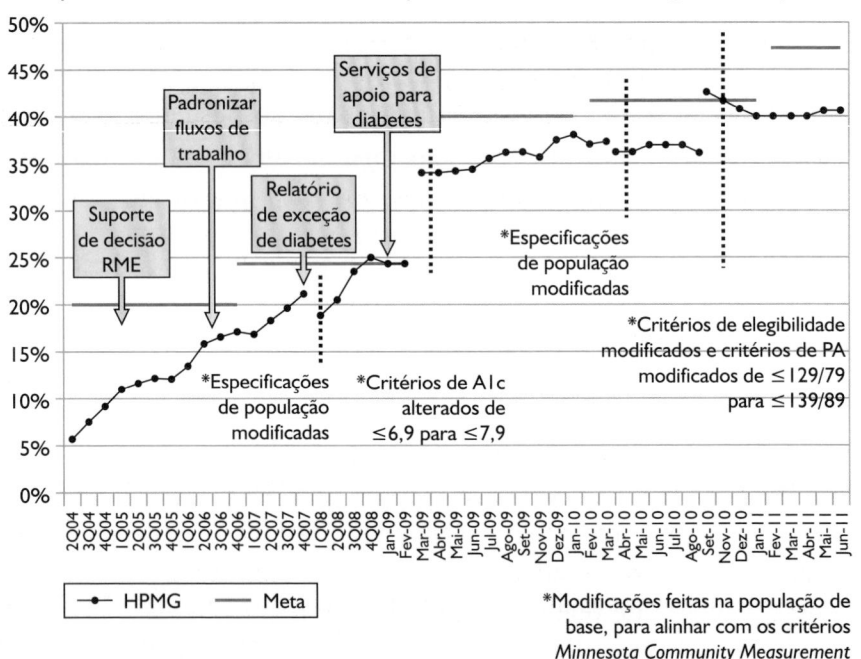

Medida: % de pacientes HPMG com diabetes que têm apresentado A1c nos últimos 12 meses com valor ≤7,9; triagem de LDL nos últimos 12 meses com valor ≤99; última leitura de pressão arterial ≤139 e ≤89; comprovadamente não fumante; comprovadamente usuário regular de aspirina.

Fonte: figura criada pelo *HealthPartners.*

Figura 1.4. **Medida ideal do diabetes, 2.004-2.011.**

Esse trabalho do diabetes afeta a qualidade e o custo. Quando as equipes tratam de pacientes diabéticos de forma efetiva, os custos da assistência atingem em média U$ 1.500 ao ano. Para pacientes com diabetes mal controlado, os custos anuais chegam a U$ 20.000. De fato, em comparação aos membros do *HealthPartners* que não conseguem toda a assistência recomendada para o seu diabetes, aqueles que conseguem sofrem 364 ataques cardíacos a menos (U$ 35.000 por episódio), 68 amputações de perna a menos (U$ 26.000 por episódio) e menos 625 complicações oculares com possibilidade de cegueira (U$ 250-3.000 por episódio). Em adição, houve 1.200 atendimentos a menos no serviço de emergência (SE) em um ano, considerando os pacientes diabetes que participaram do programa de controle do diabetes do *HealthPartners*, em comparação àqueles que não participaram. O custo médio do atendimento no SE é U$ 750, de modo que evitar 1.200 atendimentos representou uma diminuição de custos da ordem de U$ 900.000 (*HealthPartners*, 2.011).

Para alcançar resultados como este, é preciso dados confiáveis, oportunos e contestáveis. Todo mês, as equipes de assistência primária recebem dados atualizados sobre onde cada paciente está em relação às 5 metas. Os resultados gerais de cada grupo também são postados *on-line*. Isto não só permite aos pacientes comparar grupos como também impulsiona um senso saudável de competição entre os grupos.

Trabalho em equipe, trabalho em equipe, trabalho em equipe

"Há 5-6 anos, nós lidávamos com a assistência crônica usando a força bruta do médico na sala de exames", diz Caccamo. "Só era possível chegar a isto e isto não era de longe o bastante". Assim, Caccamo começou a melhorar o que ele chama "*teamness* de como realizávamos o nosso trabalho de diabetes". Trabalhando em colaboração com um enfermeiro, assistente de médico, educador de diabetes (em geral enfermeiro) e um farmacologista, a equipe de Caccamo absorvia os dados, identificando os pacientes sem cobertura básica. Um enfermeiro então chamava estes pacientes e os apressava a virem se submeter aos exames laboratoriais.

Caccamo e seus colegas estabeleceram várias categorias para seus pacientes: na meta, perto da meta, mais distante da meta e não engajado. Os pacientes que estão na meta recebem chamadas de lembrete no momento apropriado, da recepcionista da clínica. Para os pacientes próximos da meta, um enfermeiro faz uma avaliação detalhada das necessidades do paciente. Os pacientes mais distantes da meta são abordados pela equipe de assistência em uma conferência de manejo de assistência mensal, em que os membros da equipe revisam a lista do paciente e elaboram um plano para cada indivíduo. Os membros da equipe então seguem no exercício de suas diferentes funções ao longo da semana. Os enfermeiros fazem chamadas de lembrete para exames e medicações. Os educadores de diabetes fazem reuniões individuais com os pacientes no consultório ou discutem questões por telefone. Os farmacologistas trabalham com os pacientes seguindo as diretrizes de pressão arterial e fazendo ajustes de medicação. Cada chamada é roteirizada: **Trabalho com seu médico e estamos fazendo isto como uma equipe...**

Com os pacientes não engajados, a equipe de Caccamo garante que todos tenham oportunidades de se engajar, inclusive sugerindo consultas no consultório, para concluir os exames laboratoriais e assim por diante. Entretanto, com esta população de pacientes o progresso somente é possível a partir do momento em que o paciente decide agir.

As equipes do *HealthPartners* constataram que há arte e ciência por trás do trabalho de diabetes. A ciência se concentra na medida dos tipos de medicação e nas melhores práticas de controle da pressão arterial, glicemia e assim por diante. Mas há também um componente artístico significativo no trabalho em áreas como engajamento efetivo com os pacientes e a determinação das medicações corretas nas dosagens corretas.

A pressão arterial, o mais importante dos fatores de risco, impõe desafios particulares. Quando um paciente é diagnosticado com diabetes, diz Caccamo, "isto muitas vezes implica mais medicação, por vezes com aumento de dose e adição de novos fármacos isolados ou combinações de medicamentos. Geralmente, 2-3 medicações são necessárias para controlar a pressão arterial em pacientes diabéticos – a média é algo em torno de 2,7". Caccamo considera que os farmacologistas clínicos realizam um excelente trabalho atuando com os pacientes na identificação de medicações que minimizem os efeitos colaterais e o número de comprimidos a serem tomados diariamente. Isso é decisivo, porque "o número de comprimidos é uma barreira para os pacientes", explica Caccamo, "assim como o custo". Assim, quando a equipe trabalha efetivamente com um paciente para minimizar o número de comprimidos e o custo, a aderência dos pacientes aumenta.

Atingir o nível alvo de LDL (lipoproteína de baixa densidade) tipicamente requer uso de estatinas. Outra vez, essa é uma área em que o farmacologista exerce papel importante na equipe, integrando medicamentos para pressão arterial e colesterol. Muitos pacientes são levados a esta meta pelo uso efetivo de medicações e dieta, sendo que, não raro, algum paciente diabético apresentando níveis de LDL bastante altos (por exemplo, acima de 200) responde bem às estatinas. "Mesmo quando os níveis de colesterol não podem ser diminuídos até a meta, sabemos que o tratamento por nós oferecido continua exercendo impacto significativo sobre o risco de cardiopatia destes pacientes", diz Caccamo. "Alguns pacientes que chegam com níveis de LDL de mais ou menos 210-120 e, mesmo assim, não estão abaixo de 100 e não atingiram a meta, estão muito melhores e são mais saudáveis".

Controlar a glicemia é, novamente, parte arte e parte ciência, com as medicações e o manejo vigilante exercendo papeis importantes. Os clínicos têm escolhas de numerosas medicações orais distintas, além de insulina injetável.

Cada membro da equipe é um especialista respeitado

Caccamo inclui os pacientes recém-diagnosticados com diabetes em um programa e rapidamente introduz outros membros na equipe. Os novos pacientes são significativamente beneficiados pelo tempo que passam com o educador de diabetes. Caccamo diz, "Sou especialista nisto, mas os outros membros da equipe também são. O educador de diabetes é muito bom com o uso da insulina, em reconhecer padrões de glicemia e em ajudar os pacientes a fazerem ajustes de medicação para melhorar seus açucares. Quando tenho pacientes com dificuldades para controlar o açúcar, os envio para o educador de diabetes".

O único dos 5 alvos da medida ideal que não pode ser medido particularmente bem é o uso de aspirina. Essa é uma métrica autor-relatada, por isso a equipe tem que acreditar na palavra dos pacientes quando eles dizem que de fato tomam aspirina regularmente.

De todos os 5 alvos, o mais difícil de lidar é sem dúvida o tabagismo. Caccamo diz que, para pacientes diabéticos, não fumar é quase tão importante quanto controlar a pressão arterial, porém mais vastamente difícil de conseguir. "O tabagismo é uma besta diferente", diz. Entretanto, ele acredita que se a equipe conseguir fazer algum progresso com um paciente em outras áreas, digamos pressão arterial ou colesterol, este paciente algumas vezes dedicará atenção e energia para parar de fumar.

"O segredo é não desistir", diz Rae Ann Williams. "Nós sabemos que realmente é difícil mudar. Tive uma reunião com uma líder médica que relatou uma incidência de tabagismo de 40% entre seus pacientes diabéticos. Eu disse a ela, 'não vamos nos concentrar nisto. Você lidará com isto quando ele vierem, mas agora vamos olhar para outros componentes. Sabemos que o tabagismo afetará seu resultado ideal de diabetes, mas vamos olhar para as oportunidades referentes à LDL, à A1c e à pressão arterial, porque ainda há muitas oportunidades com relação a estes aspectos".

Nitidamente, quando um paciente diabético fuma, a medida ideal permanece sem ser atingida, mesmo que este paciente atinja a perfeição nas outras 4 metas. Entretanto, isso não significa que você deve se desesperar, diz Williams. Existem várias formas de olhar para o progresso, além de se fixar no ponto de partida da medida ideal. E Williams salienta que mesmo quando os clínicos trabalham com diligência no abandono do tabagismo, também relatam que é útil olhar para outros componentes que apresentem oportunidade de melhora.

Embora a média alcançada pelo *HealthPartners* em termos de atingir a medida ideal do diabetes permaneça em 42%, algumas equipes de prestadores chegaram na média dos 60%, que Caccamo acredita ser praticamente o mais alto que é possível alcançar. "O máximo que pode alcançar depende da equipe de trabalho, do grau de habilidade da equipe e também do grau de habilidade do médico", diz ele. De fato, embora a liderança do médico seja decisiva, existem indicações de que algumas equipes são extremamente habilidosas neste trabalho. Caccamo diz que, quando uma determinada médica tirou férias sabáticas de 6 meses, reuniu-se com sua equipe antes de partir e os incentivou a continuarem o bom trabalho de diabetes. Em geral, seus pacientes tinham indicadores altíssimos de medida ideal e a médica esperava que a equipe fosse capaz de manter estes indicadores até a sua volta. E a equipe fez melhor do que isso: quando ela voltou, viu que eles haviam melhorado os indicadores!

Os resultados de medida ideal também dependem logicamente da população que está sendo tratada. Uma população afluente e bem-educada de pacientes diabéticos tende a alcançar indicadores mais altos do que uma população que esteja em uma faixa demográfica diferente.

Williams concorda com Caccamo que não há nenhuma estratégia ou abordagem isolada que funcione no tratamento do diabetes, a menos que se baseie num esforço combinado da parte de todos os membros da equipe clínica. "Os médicos sozinhos não podem fazer este trabalho", diz. "Trata-se de usar a sua equipe de assistência, farmacologista clínico, enfermeiro educador de diabetes e usar seu enfermeiro para ajudar a alcançar o objetivo, de modo que não há uma estratégia isolada que funcione. Antes de termos uma abordagem baseada em equipe, isto realmente tinha ser deixado nas mãos de um médico. Se o paciente viesse se consultar, nós abordaríamos seu diabetes, mas um paciente facilmente poderia faltar à consulta e nós então não nos moveríamos com relação à medicação dele para tentar fazê-lo atingir a meta."

O *Diabetes Wizard* e o PEP

Rae Ann Williams conta que um aspecto decisivo do trabalho de melhora do diabetes é sustentar os esforços com pacientes que, por uma ampla gama de motivos, não estejam atingindo as metas. A dificuldade às vezes é a inércia da parte do paciente, mas Williams diz que muitas vezes é a inércia da parte da equipe de assistência. Há vários anos, a *HealthPartners Research Foundation* conduziu um estudo (financiado pelo *National Institute of Diabetes and Digestive and Kidney Diseases*) que constatou que uma ferramenta relativamente simples – apelidada de *Diabetes Wizard* (Mágico do Diabetes) poderia melhorar o desempenho entre pacientes diabéticos.

O *Diabetes Wizard* atualmente está embutido nos prontuários eletrônicos dos pacientes e ajuda a guiar os clínicos na tomada de decisão acerca dos tratamentos que poderiam ser melhores para os pacientes. Permite aos clínicos padronizar e personalizar o tratamento usando uma única ferramenta e tem resultado em um melhor controle da glicose e da pressão arterial em pacientes cujos prestadores de assistência a usam. Mary Brainerd diz que a beleza do *Diabetes Wizard* está em identificar os tratamentos certos para os pacientes diabéticos, personalizados para as intervenções específicas mais convenientes as suas necessidades.

O uso pelo *HealthPartners* do *Diabetes Wizard* foi incluído em um estudo conduzido por Sperl-Hillen *et al.* e discutido no *Diabetes Spectrum* em 2.010. Esse estudo constatou "que a 'inércia clínica', definida como falha na intensificação à terapia farmacológica, durante um encontro clínico quando o paciente está fora das metas clínicas recomendadas, é a segunda maior barreira para o aprimoramento da assistência do diabetes", além da falta de complacência do paciente. De fato, esse e "outros estudos de confrontação direta sugerem que a inércia clínica é um problema maior do que a falta de complacência do paciente". Ao investigar formas de superar a inércia clínica no contexto da assistência primária, Sperl-Hillen *et al.* (2.010) descobriram que os prontuários eletrônicos dos pacientes (PEPs) poderiam exercer papel decisivo no manejo de pacientes diabéticos, em particular quando combinados a uma ferramenta de suporte para tomada de decisão clínica, como o *Diabetes Wizard*. Esses autores notaram que, em 2.007, essa ferramenta foi adotada em 6 clínicas do *HealthPartners* selecionadas aleatoriamente e que as equipes de assistência primária "relataram altos níveis de satisfação com a ferramenta, em termos de conteúdo clínico e interface de usuário e que os resultados preliminares aparentemente eram bastante favoráveis". Ao discutir o *Diabetes Wizard* e sua incorporação ao PEP, alguns membros da equipe de liderança do *HealthPartners* salientaram que, embora os PEPs fossem essenciais para empregar ferramentas como o *Wizard*, eram amplamente reconhecido junto ao *HealthPartners* que os PEPs por si sós não resolviam nada; que precisavam ser usados de formas estratégicas e objetivas no contexto do processo de assistência mais amplo. A experiência do *HealthPartners* com os PEPs data dos anos 1.990 (o primeiro local de teste β, em 1.996). Em um projeto-piloto, a clínica de assistência primária que usou prontuários eletrônicos teve desempenho quase igual ao de qualquer outra clínica do *HealthPartners*.

"Era um caso perfeito em que apenas ter o PEP não necessariamente levava a resultados melhores", diz Beth Waterman. "Quando nós o implementamos integralmente, é provável que o tenhamos feito na ordem errada, porque o fizemos pouco antes do lançamento do Processo de Modelo de Assistência". De modo ideal, teríamos construído primeiro os fluxos de trabalho. É desejável que os fluxos de trabalho conduzam o PEP e não o contrário."

Evoluindo para o *Triple Aim*

Quando David Caccamo, trabalhando em sua clínica há alguns quilômetros da sede do *HealthPartners*, é indagado sobre o quê o *Triple Aim* tem a ver com sua prática, ele ri como se a resposta não pudesse ser mais evidente. "Tem tudo a ver", responde.

Quando o IHI lançou a iniciativa do *Triple Aim*, em 2.007, a meta era ajudar simultaneamente as organizações a melhorarem a experiência da assistência por meio da prestação de uma assistência segura, efetiva e confiável para todos os pacientes, o tempo todo; melhorarem a saúde de uma população, enfocando a prevenção e o bem-estar e diminuírem os custos *per capita*. Os líderes do *HealthPartners* viram isso como uma evolução lógica dos 6 objetivos que eles tinham adotado do *Crossing the*

Quality Chasm, reconhecendo que todos os 6 estavam essencialmente embutidos no *Triple Aim*.

"O *Triple Aim* cristalizou a questão do valor", diz Mary Brainerd. "Devemos melhorar a saúde da população e a experiência da assistência, mas precisamos fazer isso de modo a tornar as coisas mais acessíveis. Tivemos a percepção de que o custo estava nítido nos 6 objetivos, na eficiência e na efetividade, mas ainda um pouco escondido." Então, naquele momento, o *HealthPartners* mudou de linguagem, e começou a falar sobre usar o *Triple Aim* em vez dos 6 objetivos.

Desde então, o *HealthPartners* tem disseminado os princípios de confiabilidade, personalização, acesso e coordenação do projeto do Processo de Modelo de Assistência por todas as áreas de seu sistema de prestação. Um exemplo de como isto funciona na prática é a assistência atualmente prestada para lombalgias. O *HealthPartners* implementou a melhor prática baseada em evidência para tratamento conservativo de lombalgia em toda a assistência primária e de especialidades. "Temos concentrado nossos esforços nas áreas onde vemos um retorno real no *Triple Aim*", diz Nancy McClure.

Brian Rank acrescenta que "a ideia é fazer tudo isto não só em silos de assistência primária e hospital, mas também de forma ininterrupta ao longo do contínuo da assistência".

Funcionando como *Medical Home* e ACO

Com o replanejamento da assistência primária e o *Triple Aim* no coração do trabalho dos clínicos, o *HealthPartners* está particularmente bem posicionado como *medical home* e como *accountable care organization* (ACO). Estas abordagens dispensam qualquer modificação significativa no modelo de prestação de assistência da organização. De fato, também são consistentes com aquilo que o *HealthPartners* tem feito e que conseguem enxergar propriamente como evoluções do processo do *HealthPartners*. (O *HealthPartners* foi o primeiro sistema de assistência médica dos EUA a ter todas as clínicas asseguradas com a designação de medical home no nível mais alto, pelo *National Committee for Quality Assurance*.)

"Estamos prontos para participar dos modelos de pagamento ACO", diz Nancy McClure, "mas temos passado a maior parte do tempo reprojetando nossos sistemas para que possamos produzir de modo confiável os resultados do *Triple Aim*. Se o sistema não for capaz de entregar resultados, não importa o tipo de contrato ACO que venhamos a assinar." George Isham (2.011) escreveu que, com seu plano de saúde integrado, hospitais e grupo médico, o *HealthPartners* "já opera de muitas formas como uma ACO autocontida". No mesmo artigo, ele notou que as ACOs são projetadas para abordar "a natureza fragmentada e desconexa da taxa por prestação de serviço de assistência médica que vigora na maior parte dos EUA – e as formas pelas quais esta taxa recompensa o volume e não os resultados. Na prática, uma ACO deveria permitir que hospitais, clínicas, administradores e clínicos trabalhassem juntos – em geral ao longo dos sistemas – para resolver os desafios de modo planejado e mensurável." Exatamente como o *HealthPartners* faz.

Um problema de comportamento médico, mais do que um problema de assistência médica

A prevenção e o bem-estar – parte referente à população do *Triple Aim* – está no âmago daquilo que o *HealthPartners* objetiva para os próximos anos. Brainerd e Rank observam que "quatro comportamentos de estilo de vida poderiam evitar 25% dos custos de assistência médica: dieta saudável (5 porções de frutas/verduras/dia); exercício regular; não fumar; evitar o consumo arriscado de bebidas alcoólicas". Eles também mencionam uma estatística particularmente sóbria: assim como em 2.009 um total de 8,6% dos membros do *HealthPartners* atenderam a 4 dessas metas de estilo de vida.

O cardiologista do *HealthPartners*, Dr. Thomas Kottke, e Nico Pronk, dois especialistas em comportamento e saúde da população atuando junto ao *HealthPartners*, estão intensivamente enfocados no ramo da saúde da população do *Triple Aim*, uma área na qual eles trabalham há muitos anos. Um aspecto importante deste trabalho enfocou os empregadores. "Trabalhar com empregadores tem sido a melhor forma de conseguir o alcance e a frequência de mensagens necessárias aos membros", diz Kottke. "Em alguns grupos-chave, mais de 90% dos empregadores estão conduzindo avaliações médicas, e quase 60% têm se envolvido em programas de prevenção". Pronk salienta que eles "têm conseguido documentar que os programas de bem-estar baseados no empregador, que contam com suporte de comunicação e incentivos pesados, podem exercer um impacto impressionante sobre a salubridade, reduzir custos e aumentar a produtividade".

Pronk acredita que é muito mais desafiador fazer o trabalho de prevenção e bem-estar no contexto de clínica de assistência primária, do que no local de trabalho, onde existe uma população claramente definida "e você tem uma exposição mais ampliada às pessoas e é possível ficar com elas por períodos mais longos. Isso nos dá oportunidade de interagir com as mesmas pessoas de forma bem mais intensa ao longo do tempo".

A maior parte dos programas de local de trabalho do *HealthPartners* tem como alvo a mudança comportamental (p. ex., tabagismo, exercício e controle do peso). Há também ajuda e suporte para o manejo de condições crônicas. Tipicamente, ao abordar uma empresa, o *HealthPartners* ajuda o empregador a criar incentivos para os funcionários participarem e a se comunicar agressivamente com eles acerca do programa e de seus potenciais benefícios.

"Nós identificamos o nível de risco que as pessoas apresentam e olhamos para o risco específico de diabetes e cardiopatia", diz Pronk. "Muitos dos fatores de risco são comportamentais e, portanto, modificáveis". Os programas que se saem melhor, diz Pronk, são aqueles em que há incentivo acumulado no processo, "então, se você faz uma avaliação médica e participa do seguimento, consegue uma quebra de franquia e copagamento". O trabalho é feito com um empregador de cada vez, permitindo assim que a equipe do *HealthPartners* investigue e compreenda as necessidades deste empregador.

O *HealthPartners* atualmente está explorando um modo de integrar melhor este trabalho à consulta clínica. "Temos pilotado uma avaliação médica em que o paciente pode ser encaminhado ao médico antes da consulta", diz Beth Averbeck. "Isto dá a chance de engajar o paciente em uma conversa sobre mudança de comportamento e nós estamos treinando nossas equipes de assistência em habilidades de instrução médica básica".

Colaboração e transparência

O *HealthPartners* tem uma longa história de colaborações. Desde o início da década de 1.990, o *HealthPartners* trabalha em conjunto com a *MayoClinic*, *Park Nicollet Health* Services e outros, para criar uma colaboração exclusiva focada na identificação das melhores práticas e na medição de resultados. O *Institute for Clinical Systems Improvement* - ICSI está se tornando um centro nacionalmente reconhecido de conhecimentos sobre diretrizes baseadas em evidência, práticas de aprimoramento e medidas. O resultado é que "Minnesota se tornou o primeiro estado americano onde a assistência médica foi construída em torno do uso sistemático das melhores práticas médicas baseadas na ciência, desenvolvidas por médicos e patrocinadas pelos principais planos de saúde" (*Institute for Clinical Systems Improvement*, 2.010).

"Como você cria um padrão?", pergunta Brian Rank que, além do papel de líder junto ao *HealthPartners*, também atua como presidente do conselho de diretores do ISCI. "O que a evidência mostra e como nós colocamos a informação em um algoritmo e em processos que podem dar suporte a equipes, médicos e pacientes no aprimoramento da assistência? Como nós sintetizamos a literatura mundial para os clínicos?" Responder este tipo de pergunta em tudo a ver com o que o ICSI faz. A organização inclui mais de 60 grupos médicos que representam uma estimativa de 85% dos médicos de Minnesota. E Nancy McClure observa que os principais planos de saúde têm adotado os padrões do ICSI, "portanto, nós não temos planos de saúde diferentes com padrões distintos nem sistemas de medida diferentes, de um modo geral". Brian Rank diz que o ICSI tem tudo a ver com fornecimento de diretrizes baseadas em evidência que ajudam o clínico a prestar a melhor assistência possível. E o ICSI declarou que o *Triple Aim* se tornou seu "princípio".

Ao lado de sua história de colaborações, o *HealthPartners* tem uma tradição de medir e relatar com transparência seus resultados, tendo sido um dos fundadores da *Minnesota Community Measurement*, a colaboração de medição do estado que conta com suporte de todos os sistemas e planos de assistência de Minnesota. Os resultados do Processo de Modelo de Assistência podem ser vistos no relatório *2.010 Minnesota*

Community Measurement, em que o *HealthPartners Medical Group* teve resultados com intervalos de confiança acima da média do estado em 10 dentre 11 medidas (**Figura 1.5**) – os melhores resultados entre todos os sistemas amplos de prestação de assistência no estado.

Grupo médico	Asma	Infecção no trato respiratório superior	Faringite	Bronquite	Diabetes ideal	Vascular ideal	Controle de PA elevada	Triagem de câncer colorretal	Triagem de câncer de mama	Triagem de câncer cervical	Triagem de câncer combinada	Triagem de *Chlamydia*	Estado de imunização na infância	DPOC
Clínicas do HealthPartners 12 de 14		•	•		•	•	•	•	•	•	•	•	•	•
Park Nicollet Health Services 9 de 14		•	•		•	•	•		•	•			•	•
Clínica Quello 9 de 14					•	•	•	•	•	•	•	•	Ø	•
CentralCare Health System 8 de 14	•	•			•	•		•	•	•	•			
HealthEast 8 de 14		•	•		•	•	•				•		•	
Fairview Health Services 8 de 14		•	•	•	•	•			•	•	•			

• – Taxa de grupo médico e totalmente acima da média do estado.

Ø – Quantidade muito pequena de dados.

Vazio – Medida relatada, porém com taxa menor ou igual à média

Fonte: figura criada pelo *HealthPartners*.

Figura 1.5. *Minnesota Community Measures*: grupos médicos de alto desempenho em 2.010, assistência primária.

O futuro

O *HealthPartners* continua a estabelecer metas ambiciosas, enquanto olha para o futuro em busca de transformação. As lideranças atualmente trabalham no *Partners for Better Health Goals 2.014*, que enfoca os 3 objetivos do *Triple Aim* e inclui os seguintes:

⊙ Melhor bem-estar, vidas com maior satisfação e mais saúde;
⊙ Os melhores resultados de saúde aos níveis local e nacional, e os melhores custos de desempenho em saúde da região.

Experiência – proporcionar uma experiência excepcional que seja desejada e merecida pelos consumidores, a um custo acessível, medida:

⊙ Pelo melhor desempenho em termos de disposição do consumidor para recomendar as clínicas, hospitais e planos de saúde do *HealthPartners* aos familiares e amigos;
⊙ Pela sensação de estar bem amparado, de ser respeitado e de ser importante ao longo da vida.

Acessibilidade – custos reduzidos de assistência médica para consumidores, medidos:

⊙ Tendências de custo menor ou igual ao CPI;
⊙ Melhor desempenho de custos gerais de assistência médica na região;
⊙ Clínicas e hospitais do *HealthPartners* incluídos entre os 10% melhores na região, em termos de custos gerais de assistência médica.

George Isham atua junto ao *HealthPartners* há 21 anos e tem uma excelente perspectiva de onde a organização tem estado e para onde está direcionada. "Com o passar do tempo, temos conseguido melhorar de modo bastante significativo a assistência prestada aos diabéticos", diz ele. "Temos conseguido diminuir uma quantidade expressiva do nosso custo de assistência relativo neste mercado. Temos contribuído para a redução das taxas de mortalidade por doença cardiovascular em Minnesota – agora, as nossas taxas de mortalidade cardiovascular são mais baixas em relação às taxas de mortalidade cardiovascular da maioria dos outros estados. Estarmos organizados do modo como estamos no *HealthPartners* nos permite alcançar estes resultados mais amplos e bastante significativos na saúde dos cidadãos de Minnesota, além de sermos capazes de prestar uma proeminente assistência clínica individual".

O segredo para fazer este trabalho

Os líderes do *HealthPartners* compartilham generosamente suas ideias de aprimoramento. Eles acreditam que uma organização que deseja adotar algumas de suas melhores práticas requerem os seguintes elementos essenciais para o redelineamento bem-sucedido de seu processo de assistência:

- ⊙ **Uma visão clara.** Uma visão clara e compartilhada entre os líderes sênior e membros do conselho é essencial. O progresso rumo à visão requer o estabelecimento de metas ambiciosas e relato transparente dos resultados.

- ⊙ **Foco no *Triple Aim*.** Medir o progresso alcançado em todos os três elementos do *Triple Aim* simultaneamente é uma forma poderosa de manter uma organização no caminho.

- ⊙ **A estrutura da liderança certa.** O sistema de liderança do *HealthPartners* estabelece um par constituído por um líder administrativo e um líder médico em cada área. Os dois administram suas áreas como uma equipe, concordando em todas as decisões antes da concretização de quaisquer mudanças. Isto une os dois pontos de vista, administrativo e clínico, por vezes bastante diferentes. Juntos, "eles enxergam o quadro como um todo", diz Beth Waterman.

- ⊙ **Princípios de projeto.** Para colocar o projeto intencionado em prática, o *HealthPartners* aplica seu conjunto de princípios de projeto em todo o sistema: confiabilidade, personalização, acesso e coordenação. O PEP é essencial, mas não basta por si só para conduzir à mudança.

- Mudança cultura. A mudança cultural requerida para ter êxito com a medicina baseada em equipe é considerável. Para o *HealthPartners*, esta mudança foi um processo longo e não totalmente fácil, mas não por isso menos essencial. A cultura organizacional precisa não só aceitar a padronização e a confiabilidade como também abraçá-las, para agir a cada dia segundo a crença de que o centro do universo do *HealthPartners* é o paciente e não o prestador.

- Envolvimento dos pacientes e seus familiares. Conforme diz Nancy McClure, "Descobrimos que o envolvimento do paciente realmente muda o foco da discussão".

- Trabalho em equipe. O Modelo de Processo de Assistência funciona, em parte, porque as equipes estão trabalhando em novas formas de fazer os indivíduos trabalharem usando sua capacidade total, para reunir e projetar a assistência juntos, exercendo novos papeis e atuando em novos processos de comunicação.

Intel e Virginia Mason Medical Center

2

Colaborações de mercado para prestação de cuidados melhores, mais rápidos e mais acessíveis

Imagine como seria se as empresas americanas usassem sua influência no mercado para exigir certo nível de qualidade dos prestadores de assistência médica? Como seria se essas empresas – individual e coletivamente – insistissem na aderência aos padrões de desempenho para uma assistência de alta qualidade destinada às condições médicas que exercem maior impacto sobre a saúde de seus funcionários e sobre a linha de base da própria empresa? E se as empresas controlassem os serviços de assistência médica do mesmo modo como administram todos os outros fornecedores, com intenso rigor e parâmetros claros? O presente capítulo enfoca essas ideias, conforme foram sendo aplicadas pelo Virginia Mason Medical Center e pela Intel – com resultados surpreendentes e encorajadores. O trabalho destacado aqui indica um caminho para a obtenção de ganhos significativos em termos de saúde de funcionários em diversos contextos de trabalho – aprimoramentos essenciais para atingir o Objetivo Triplo. O mais importante é que esse trabalho também mostra de forma bastante clara que uma assistência melhor também é alcançada a custos reduzidos quando o desperdício é eliminado.

A base desse trabalho foi construída quando o Dr. Gary Kaplan, CEO do *Virginia Mason Medical Center* em Seattle, conduziu sua equipe na adaptação dos métodos do sistema de produção da Toyota para a assistência médica, criando o que foi chamado de sistema de produção do Virginia Mason. O sistema Toyota baseava-se na ideia de manufatura enxuta, sendo que métodos e ferramentas *lean* (enxutas) se tornaram centrais ao novo sistema do Virginia Mason. A partir de 2.001, Kaplan liderou esforços para identificar o desperdício no sistema Virginia

Mason, proporcionar transparência total com relação a esse desperdício e eliminá-lo. Esse foi um esforço notável que deu aos clínicos do Virginia Mason condições de identificar muitas abordagens de situações que levavam ao trabalho com alto grau de desperdício e não centralizado no paciente. Foi essa abordagem de transparência e eliminação do desperdício que criou o cenário para a realização do trabalho descrito nesse capítulo.

Avanços no Virginia Mason

O avanço inovador que o Dr. Robert Mecklenburg e seus colegas do Virginia Mason Medical Center alcançaram teve início com uma crise. Em 2.004, Mecklenburg era diretor médico no Virginia Mason, quando a seguradora Aetna ameaçou excluir sua organização de assistência médica de uma rede de elite. A Aetna ostentava uma posição de destaque, como compradora de assistência para empresas importantes na área da Grande Seattle, entre as quais Starbucks, Costco e Alaska Airlines, entre outras. Perder esse negócio seria um golpe não só para as finanças do Virginia Mason como também para o prestígio considerável que o centro médico possuía.

A Aetna não estava fazendo aquilo por capricho. Os dados de que a Aetna dispunha tinham mostrado que o Virginia Mason estava mais caro do que os principais competidores em várias especialidades importantes. Mecklenburg e seus colegas estavam alarmados, embora quanto mais Mecklenburg pensasse sobre isto mais enxergasse a situação como uma oportunidade em potencial. Ele estava profundamente engajado na adaptação do Virginia Mason ao sistema de produção da Toyota como seu método de administração, além de também estar trabalhando de perto com Gary Kaplan e os outros líderes da equipe do Virginia Mason nesse processo. Kaplan, Meckelnburg e seus colegas estavam no quarto ano do processo de estabelecimento do sistema de produção do Virginia Mason e, mesmo assim, embora tivessem alcançado grandes avanços no sentido de melhorar a qualidade e controlar custos, sabiam que ainda havia um caminho difícil pela frente. Kaplan estava recebendo respostas vigorosas e frequentemente hostis de muitos profissionais no Virginia Mason, mais notavelmente de alguns médicos, por uma razão: a ideia de que uma metodologia de fábrica de automóveis poderia se aplicar à assistência médica lhes parecia ridícula. Mas Kaplan conseguia ver claramente sua aplicação e fez pressão com o suporte ativo e engajamento dos líderes médicos, entre os quais Mecklenburg.

Durante uma série de discussões com a Aetna e em uma conversa com os diretores de benefícios de algumas empresas importantes que eram clientes da Aetna, Mecklenburg começou a focar intensamente a questão de quem eram os seus clientes. No Virginia Mason, o paciente estava no topo de uma pirâmide que embutia o plano estratégico do centro médico e sua visão para transformação da assistência médica. Mas o fato era que os empregadores pagavam as contas – enormes somas em dólar pela assistência de seus funcionários. Mecklenburg percebeu que nem ele nem seus colegas médicos haviam realmente considerado as empresas que pagavam as contas como consumidores. De fato, Mecklenburg não tinha certeza se ele ou qualquer um de seus colegas alguma vez tinham encontrado ou conversado com as pessoas que assinavam os cheques.

Mecklenburg refletiu sobre isto e percebeu que todas estas empresas importantes adquiriram serviços e materiais de uma ampla gama de fornecedores. Ele conseguia ver que o Virginia Mason era um desses fornecedores – na verdade, um fornecedor que fornecia um conjunto de serviços criticamente relevantes a custos cada vez mais altos aos funcionários. Os custos da assistência médica eram tipicamente uma das principais despesas dos empregadores e a grande maioria dessas empresas controlava seus fornecedores com rigor e disciplina – com a notável exceção dos fornecedores de assistência médica.

Para conhecer melhor o que os empregadores queriam dele, Mecklenburg visitou Annette King, a administradora de benefícios da Starbucks, cuja sede fica em Seattle. King ficou perplexa, porque nenhum médico jamais viera em seu escritório para lhe perguntar como ele poderia melhorar a assistência dos seus funcionários. Mecklenburg e King tiveram uma discussão cordial, que acabou ficando tensa ao centralizar o problema de lombalgia entre os funcionários da Starbucks.

King dizia que era um problema significativo de sua força de trabalho, que causava dor e faltas no trabalho e assim aumentava seus gastos ao mesmo tempo em que feria a produtividade.

Mecklenburg ficou genuinamente surpreso com o grande número de funcionários da Starbucks que sofriam de lombalgia e com o fato de isto ter um impacto negativo significativo sobre a empresa. Ele saiu do escritório de King com uma sensação de excitação. Tinha trabalhado para adaptar os princípios e métodos da Toyota ao trabalho do centro médico e, agora, via uma oportunidade de levar aqueles métodos para o mercado. Era, pensou Mecklenburg, uma oportunidade grandiosa e Gary Kaplan a viu como "um chamado à luta". Foi o evento catalítico que nós precisávamos para desenvolver as correntes de valor de clínico", diz Kaplan. "Nós estávamos focados no fato de precisarmos entender os dados e melhorar a assistência para as pessoas que a recebiam, os nossos pacientes, bem como mais acessível para aqueles que a adquiriram, seus funcionários".

Após uma série de discussões internas, Mecklenburg convidou a Starbucks e a Aetna para se unirem ao Virginia Mason na formação do que chamou um mercado colaborativo, para identificar e resolver as questões de qualidade e custo girando em torno de tratamentos de rotina ou dor nas costas simples. A Starbucks e a Aetna concordaram imediatamente e começaram a trabalhar lado a lado com Mecklenburg e sua equipe, incluindo o Dr. Andrew Friedman, chefe da clínica especializada em coluna do Virginia Mason. Após uma série de discussões, a parceria foi estabelecida com base em cinco princípios. Foi combinado:

1. Enfocar os altos custos dos consumidores;
2. Adotar a definição de qualidade do consumidor;
3. Criar correntes de valores clínicos baseados em evidência;
4. Usar um modelo de negócio de redução de custo.

Friedman e sua equipe tinham descoberto que cerca de 80-85% dos pacientes com lombalgia sofriam de uma condição médica não complicada, para a qual a melhor opção de cura era a fisioterapia. Os demais pacientes necessitavam de tratamento mais avançado. A parceria identificou a lombalgia simples como alvo de oportunidade para melhorar a eficiência e a efetividade da prestação de assistência.

O primeiro avanço da parceria

Nesse ponto, o sistema de produção Virginia Mason começou a exercer um papel determinante. Mecklenburg e seus colegas desenvolveram um mapa de fluxo de valor da assistência para lombalgia no Virginia Mason. Esse mapa definia cada etapa do processo e revelava o estado corrente da assistência – a realidade. Kaplan referiu-se a isto como "drenagem do pântano", para ver o que tinha sob a superfície. E aquilo que estava por baixo da superfície era angustiante. O processo era caótico, imensamente esbanjador, inefetivo para os pacientes – e, nem é preciso dizer, caro.

O mapa de fluxo de valor revelou que os pacientes entravam na clínica especializada em coluna através de vários caminhos – por meio de um médico da assistência primária ou especialista em neurologia ou neurocirurgia. Essas consultas, em especial com os especialistas, eram extremamente caras e faziam muito pouco ou nada para ajudar pacientes com lombalgia simples. As esperas para agendamento de consulta com esses especialistas podiam chegar a meses. Andrew Friedman comentou que os pacientes podiam se submeter ao exame de ressonância magnética – RM e "então, passar por outra espera para revisão do resultado do exame e, em seguida, por mais outra espera para finalmente entrar na fisioterapia".

Após o estudo minucioso do mapa de fluxo de valor, Mecklenburg disse a Annette King e aos representantes das outras empresas da parceria de mercado algo que nenhum deles nunca ouvira de um médico, algo verdadeiramente surpreendente: "O mapa de fluxo de valor mostrou que a maior parte do nosso processo de assistência não ajudava em nada", diz Mecklenburg. O potencial ganho com relação aos pacientes com lombalgia simples era evidente: muitos estavam recebendo exames de RM, por exemplo, a um custo de U$ 1.200 cada para o Starbucks, embora as evidências indicassem que um exame de RM para pacientes com lombalgia sem complicação tinha valor clínico igual a zero. As esperas desnecessárias e os atrasos na prestação de assistência eram substanciais e não acrescentavam nenhum valor. Era puro desperdício.

Os membros da parceria então passaram a enfocar aquilo que King desejava para seus funcionários e eles então definiram a assistência de qualidade – a partir da perspectiva do consumidor – como tendo cinco componentes:

1. Assistência baseada em evidência;
2. 100% de satisfação do paciente;
3. Acesso no mesmo dia;
4. Retorno rápido à função;
5. Custos acessíveis para prestadores e empregadores.

Esses elementos guiaram Mecklenburg, Friedman e seus colegas no remodelamento da via de prestação de tratamento para lombalgia simples do Virginia Mason. Eles começaram com uma chamada inicial do paciente com queixa de lombalgia. A equipe projetou uma série de perguntas padrão baseadas em evidências, que separavam os pacientes com lombalgia simples daqueles que necessitavam de tratamento emergencial ou assistência complexa. Aqueles incluídos na categoria sem complicação não esperariam. Esses seriam atendidos no dia – o mesmo dia, como eles denominaram. O paciente chegaria e encontraria com um fisioterapeuta para uma discussão de 15 minutos sobre sua condição. Para mais 15 minutos de discussão, um médico se juntaria a ambos e, sentado ao lado do fisioterapeuta, discutiria o caso e aprovaria o programa de tratamento. O paciente então teria seus primeiros 60 minutos de tratamento com o fisioterapeuta.

Essa parceria de mercado com a Starbucks e a Aetna dificilmente poderia ter sido mais bem-sucedida. Decorridos 90 dias, a nova via tinha reduzido o tempo de espera de agendamento dos pacientes de, em média, 31 dias, para o acesso no mesmo dia. Com base nisso, os dados referentes ao primeiro ano mostraram que 94% dos pacientes voltaram a trabalhar no mesmo dia ou no dia seguinte ao do atendimento. Em ¾ dos casos, não houve necessidade de prescrição médica e as avaliações de satisfação do paciente atingiram o teto máximo. Os resultados foram enormemente positivos para os pacientes, para a Starbucks e para a Aetna. E o Virginia Mason reverteu a perda de lucros decorrente de procedimentos desnecessários (inclusive exames de imagem desnecessários) em capacidade adicional, de modo a permitir que a equipe passasse a ver e tratar um número muito maior de pacientes.

Mais parcerias importantes

Mecklenburg e seus colegas estabeleceram parcerias de mercado comparáveis com diversas empresas adicionais, com o objetivo de melhorar o tratamento de enxaqueca, nódulos mamários, dor no ombro, joelho e quadril, refluxo ácido, e cardiopatias. Todas as parcerias alcançaram melhora significativa de valores para compradores e pacientes.

A equipe do Virginia Mason também iniciou uma parceria de mercado na área de exames de imagem com a ramificação responsável pelas aquisições do Estado de Washington, o *Health Care Authority*. Ao processo em uso no Virginia Mason para determinar se os casos de lombalgia e cefaleia requeriam exames de imagem, essa parceria adicionou um processo similar para exames de imagem sinusal. O resultado obtido foi a eliminação de cerca de 25% dos exames de imagem avançada nessas 3 áreas de alto volume. A drástica redução do uso da ressonância magnética foi um achado importante que Mecklenburg e seus colegas compartilharam com a comunidade médica mais ampla no *Journal of the American College of Radiology* (Blackmore, Mecklenburg & Kaplan, 2.011).

A solução da parceria mostrou-se mais simples, mais efetiva e bem mais eficiente do que os métodos previamente relatados na literatura médica para redução de exames de imagem desnecessários. O aspecto importante foi a **verificação de erro**, um método aprendido da Toyota. Um prestador que desejasse solicitar um exame de RM da parte inferior da coluna dorsal, por exemplo, seria apresentado a uma série de *checkboxes* na tela de um computador. Cada *box* representaria uma indicação baseada em evidência do uso do exame. O exame era agendado quando o paciente marcava um *box*, indicando um motivo fundamentado em evidência para a realização do exame. Um clique do cursor tanto agendava o exame como garantia que o exame de imagem era baseado em evidência. Se o paciente não mostrasse nenhum indicador baseado em evidência, o exame não poderia ser solicitado. Esse método diminuiu imediata e drasticamente a utilização dos exames de imagem avançada. E de modo igualmente significativo eliminou a necessidade de sistemas comerciais onerosos que requeriam pré-autorização demorada ou auditorias retrospectivas, relatórios, atrasos de pagamento ou ciclos de recurso demorado. Esses custos inicialmente são absorvidos pelos prestadores, mas são rapidamente transferidos pelos empregadores através da elevação dos preços. Outros grupos de prestadores no mercado de Seattle têm replicado esse método obtendo êxito similar e a equipe do Virginia Mason oferece o método de graça a qualquer um que deseje usá-lo.

Disseminando o conceito de mercado colaborativo

O êxito singular alcançado pelo Virginia Mason na adaptação do sistema de produção da Toyota à assistência médica despertou interesse internacional significativo. Um fluxo estável de prestadores do mundo todo têm viajado até Seattle para aprender com o Virginia Mason. Para acomodar a demanda crescente, Kaplan fundou o *Virginia Mason Institute*, com o intuito de compartilhar o conhecimento da organização.

Similarmente, as parcerias de mercado foram tão bem-sucedidas que, em 2.007, Kaplan, Mecklenburg e vários colegas fundaram o *Center for Health Care Solutions*, no *Virginia Mason Medical Center*. Esse foi um dos esforços mais tangíveis empreendidos pela organização na busca de seu compromisso com a transformação da assistência médica e Mecklenburg transitou de médico-chefe para diretor médico do novo centro. Mecklenburg estava convencido de que o modelo de parceria de mercado poderia ser adotado em qualquer parte dos EUA e que poderia exercer impacto significativo sobre os desafios de custo e qualidade da assistência médica enfrentados pelo país. Nós acreditávamos que isto também melhoraria o acesso à assistência. Embora Mecklenburg apreciasse grande parte do conteúdo do *Affordable Care Act* de 2.010, ele se preocupava com a possibilidade de isto não ajudar de forma suficientemente rápida as empresas que lutavam contra os custos crescentes da assistência destinada aos funcionários. "O sistema fundamental é disfuncional e a legislação faz pouco no curto prazo para mudar isso", disse ele pouco tempo depois de a lei ter sido promulgada. De fato, disse ele, milhões de pessoas novas seriam trazidas para esse sistema esbanjador estabelecido.

À medida que concentrava seu trabalho no papel dos empregadores no aprimoramento dos custos e da qualidade, Mecklenburg se preocupava com o fato de que, sem mudanças significativas, as mesmas tendências que haviam existido por alguns anos persistiriam e os empregadores continuariam a transmitir o ônus financeiro da assistência médica inacessível aos seus funcionários. Essa transmissão de custo poderia se tornar um ciclo vicioso, em que os funcionários, ainda menos capacitados do que os empregadores a enfrentar os custos crescentes da cobertura, poderiam terminar em uma posição terrivelmente vulnerável.

Na perspectiva de Mecklenburg, a oportunidade real estava onde não havia alívio significativo a curto prazo para os empregadores. A chave para impulsionar uma mudança rápida e o aprimoramento da qualidade e dos custos estava em alavancar o poder de compra dos empregadores. "O poder de compra pode externalizar o melhor que há na assistência médica", diz ele, porque devidamente alavancado melhoraria a qualidade, abaixaria os custos e criaria novas oportunidades de acesso.

A lição deixada por estas parcerias era clara, diz Mecklenburg. O que nós precisamos dos prestadores é a habilidade de produzir assistência médica de qualidade. Quando os prestadores eliminam o desperdício e produzem assistência confiável e de boa qualidade, os custos declinam. Entretanto, os planos de saúde também exercem papel essencial. Devem alinhar reembolso com valor, pagando por "alta qualidade e acesso rápido, em vez de baixa qualidade, esperas e atrasos". Ele argumenta que, se os planos de saúde continuarem dispostos a pagar por uma assistência de baixa qualidade, o mercado continuará produzindo assistência de baixa qualidade. Contudo, se os empregadores e as agências públicas comprarem assistência de alta qualidade, a assistência ineficiente e inefetiva será distanciada do mercado.

Produzir qualidade, pagar por qualidade, comprar qualidade

Um problema fundamental, de acordo com a perspectiva de Mecklenburg, é o fato de os empregadores terem terceirizado a aquisição de um dos insumos mais importantes para suas organizações: a assistência médica. E eles têm confiado essa importante responsabilidade aos planos de saúde que muitas vezes não têm incentivo econômico para adquirir assistência de alta qualidade para os empregadores. Ele argumenta que os planos de saúde muito frequentemente não compram assistência de maneira eficiente ou inteligente para seus clientes. Em um sistema melhor, diz ele, "o trabalho dos planos de saúde é simplesmente pagar por qualidade. É tudo que eles deveriam fazer."

Entretanto, como os planos de saúde não fazem isto, Mecklenburg acredita que a solução é fazer os empregadores darem um passo à frente e fazerem isto por conta própria – ou usarem suas alavancas para assumirem um papel ativo por si sós", diz ele. "Eles devem saber o que é qualidade e comprá-la". A dificuldade, diz ele, é que a vasta maioria dos empregadores não contrata assistência médica com prudência por si só ou por seus funcionários, nem reconhece a diferença entre assistência de alta qualidade e de baixa qualidade. Os funcionários acabam recebendo uma assistência médica inconsistente e cara, enquanto o empregador – com uma combinação de funcionário e dinheiro da empresa – paga a conta.

Gary Kaplan costuma observar que o processo todo seria favorecido se a métrica do custo e da qualidade na assistência médica fosse bem mais transparente do que é.

A principal crença de Mecklenburg e a ideia por trás das parcerias de mercado é que "se você pode definir e medir a qualidade, por que não procurá-la com o mesmo cuidado com que você compra outros bens e serviços? É bastante possível definir, medir e relatar indicadores de qualidade para assistência médica. A reforma na assistência médica precisa é de empregadores desejosos de exigir o melhor dos prestadores e planos de saúde para seus funcionários".

A Intel se volta para a assistência médica para melhorar o custo e a qualidade

Bob Mecklenburg e Pat McDonald se encontraram pela primeira vez em 18 de setembro de 2.007. Ambos tinham seguido caminhos profissionais radicalmente diferentes. Mecklenburg atuava como médico em um centro amplo e McDonald era gerente de fábrica da Intel, uma das líderes mundiais de tecnologia e a maior produtora de *chips* semicondutores de todos os tempos. O início de Pat na Intel foi modesto: no verão de 1.985, começou como interna no setor de produção e, em 2.007, já havia ascendido e se tornado gerente da FAB 20 (indústria de produção de microchip), que era a fábrica de *chips* da Intel de maior desempenho do mundo. Mesmo assim, essas diferenças marcantes – combinadas à paixão mútua de ambos pelo aperfeiçoamento – logo transformariam Mecklenburg e McDonald em uma das equipes mais inovadoras da área de assistência médica.

Quando se encontraram pela primeira vez, McDonald e vários dos associados da Intel estavam visitando Seattle para irem a uma conferência em que Mecklenburg era um dentre a meia dúzia de palestrantes do Virginia Mason que se apresentariam naquele dia. Como parte da conferência, foi oferecido um *tour* pelo Virginia Mason do qual McDonald e sua equipe se apressaram em participar. Na Intel, é impossível entrar em uma fábrica para um *tour*, então eles agarraram a chance de ver as operações do Virginia Mason. Ela estava intrigada com todo o conceito de aplicação de métodos e pensamento enxuto na assistência médica e ansiava para ver exatamente o que aquilo realmente significava.

O plano era fazer um *tour* pelas clínicas de pediatria e medicina do esporte. Quando o grupo foi conduzido para a pediatria, lembrou McDonald, "o que mais me impressionou foi que não havia ninguém na sala de espera. Pensei, bem, deve ser encenação ou está hora do intervalo". Mas a realidade era que o fluxo de trabalho na pediatria tinha sido completamente reprojetado pelas equipes de pais e prestadores – todos os prestadores envolvidos na assistência pediátrica. Como resultado, os pacientes eram atendidos em 10 minutos após chegarem na clínica.

Como mãe, McDonald estava impressionada com o fato de "as crianças não terem que ficar esperando na sala de espera, tossindo e engatinhando ao seu redor. Se você estivesse lá com uma criança sadia, nenhuma criança adoentada ficaria lá com ela". Ela também pode ver que todos os suprimentos eram mantidos nas salas de exames, de modo que a equipe de assistência não tinha que sair à procura de nada. "Estava claro que eles tinham as coisas certas no momento certo e nos lugares certos, então aquilo era bastante análogo ao que se faz no setor de produção. Por outro lado – por trás das cortinas na área de trabalho – eles dispunham de um grande sistema de monitoramento para as unidades de assistência e as equipes de prestadores se sentavam juntas, de modo a favorecer o trabalho em equipe e a comunicação. Era possível ver o engajamento e a facilitação da comunicação e estava claro como aquilo levaria à verificação do erro na assistência prestada ao paciente".

Similarmente, McDonald ficou impressionada com a seção de medicina do esporte, onde um médico que conduzia o *tour* fez uma pergunta a um membro da equipe do Virginia Mason. Disse que era bom ver a melhora do fluxo promovida pela metodologia *lean*, mas ele queria saber como ou se as técnicas *lean* haviam sido usadas na assistência clínica.

A resposta foi absolutamente – as técnicas da Toyota são aplicadas em todos os processos clínicos. Exemplificando, explicou um enfermeiro, médicos e fisioterapeutas do Virginia Mason tinham reconhecido que o tratamento das lesões de manguito rotador era amplamente variável e isso implicava em nem todos os pacientes conseguirem a melhor assistência. A equipe clínica trabalhou unida para identificar e padronizar uma prática que fosse melhor para esse tipo de lesão e os pacientes, subsequentemente, passaram a receber essa prática de melhor assistência padrão sempre – independentemente do prestador.

Ao deixar o Virginia Mason para voltar para Portland, McDonald pensou bastante seriamente em seu próprio trabalho. Ela tinha participado de um programa de treinamento enxuto de cinco dias em Detroit, há alguns meses, e voltara não totalmente certa sobre como as abordagens *lean* se aplicariam ao seu próprio negócio. Entretanto, ver as aplicações na assistência médica – dada a sua imensa complexidade

– a impressionou. Ela percebeu que, embora tivesse aplicado algumas abordagens *lean* em sua fábrica, somente o fizera em algumas áreas. E ela não havia aplicado as técnicas tentando resolver os problemas mais desafiadores e complexos de seu negócio. Durante a viagem de volta a Portland, diz ela, "minha lâmpada se acendeu e eu pensei que, se o Virginia Mason conseguia aplicar a metodologia *lean* à assistência médica, onde as vidas e a qualidade de vida das pessoas estavam em jogo, com certeza eu poderia voltar e aplicá-la aos problemas mais complexos da minha fábrica".

Mas isto não seria fácil. A fábrica de McDonald era reconhecida no mundo inteiro como líder em qualidade e seu diretor lhe dissera: "A sua maior desvantagem na implantação da metodologia *lean* é o seu sucesso". Irônico, sem dúvida, porém verdade em certo sentido. Por que mexer com o sucesso?

McDonald, porém, tinha um motivo muito bom para querer trazer as ferramentas e técnicas *lean* para a fábrica: ela estava determinada a alcançar o estado ideal – zero de defeitos e nenhum evento de qualidade (na Intel, os **eventos de qualidade** eram incidentes que causavam desorganização das operações de produção normais). Ela tinha atingido o nível de elite em termos de realizações, por meio dos métodos de administração tradicionais, mas acreditava que para seguir adiante até o espaço ideal precisava de algo mais rigoroso; um método que desnudasse o processo de produção e, ao fazer isto, revelasse quaisquer falhas até então ocultas. Ela também acreditava que a administração *lean* eliminaria o desperdício e tornaria sua operação ainda mais eficiente.

McDonald e sua equipe intensificaram os esforços, desenvolvendo ferramentas e processos para a promoção de aprimoramentos enxutos rápidos em ciclos de três semanas. Essencialmente, a equipe identificaria uma questão ou um desafio, examinaria isso no contexto de fluxo de valor e determinaria o que constituía desperdício ou atraso e o que constituía valor. Em seguida, a equipe trabalharia para eliminar o desperdício e os atrasos, enfocando somente o que acrescentava valor.

E isso funcionou bem em algumas áreas. Quando sua equipe se tornou mais acessível aos métodos enxutos, ela decidiu que era hora de lidar com o pior problema que enfrentava. Os pesadelos imprevisíveis e recorrentes em sua vida profissional eram os raros e, todavia, profundamente problemáticos eventos de qualidade na produção. Esses problemas algo silenciosos e muitas vezes ocultos não eram exclusivos da Intel. De fato, são inerentes na produção de tecnologia. O aspecto mais problemático era o de que, quando um problema de qualidade ocorria, poderia não ser reconhecido naquele momento e permanecer por muito tempo sem ser detectado – às vezes, até ser tarde demais – no processo de produção. Os eventos de qualidade podiam ser tão graves a ponto de levar à necessidade de retardar ou mesmo parar a linha de produção de uma vez, enquanto o problema não fosse resolvido. Os engenheiros da Intel eram capazes de resolver esses problemas, tão logo fossem descobertos, mas McDonald e sua equipe estavam determinados a fazer melhor – descobri-los com uma antecedência bem maior no decorrer do processo, antes que tivessem a chance de causar a interrupção das operações de produção.

Quanto mais profundamente McDonald e sua equipe mergulhavam no problema usando ferramentas enxutas e rápidas – incluindo observação direta e mapeamento do fluxo de valor – mais descobriam partes dos processos de engenharia em que a padronização proporcionava aprimoramentos atraentes. Identificar e eliminar a variação permitia à equipe detectar e consertar os problemas com mais rapidez e isto melhorava a qualidade dos produtos e controlava o custo da produção.

O trabalho inicial enfocava uma parte do processo de produção conhecida como litografia. Seria difícil exagerar a importância da litografia – o processo de impressão de um padrão em bolachas de silicone – na produção de chips semicondutores. "A litografia é o coração e a operação mais complexa do processamento dos semicondutores", diz McDonald. "E a configuração deve ser precisamente correta". Controlar esta operação é o trabalho diário de uma sofisticada organização de engenharia, nas instalações de produção de semicondutores. A variação é o inimigo. Se McDonald e sua equipe puderem identificar a variação durante o processo de manufatura, em vez de mais adiante, isto lhes permitiria fazer correções mais rápidas e custo-efetivas.

Eles aprenderam através do processo enxuto que parte do problema era a variabilidade humana, especificamente a variação entre os engenheiros. "Nós não tentamos resolver a variação na tomada de decisão entre os engenheiros, porque eles eram os especialistas, muitos dos quais atuando como tal há décadas", diz McDonald. "Lembre-se do pano de fundo – que era a fábrica de mais alta qualidade e menor custo. E você diz ao especialista que ele não está fazendo o trabalho dele?"

Em um dado momento, McDonald pensou que o trabalho enxuto tinha resolvido a questão, mas pouco depois houve um evento de qualidade. "Nós estávamos pensando, 'a vida é boa...' e, então, batemos em uma lombada. Nós tivemos um evento de qualidade repetido onde não fizemos padronização", diz McDonald. Com a implantação das ferramentas enxutas e rápidas, "constatou-se que foram rápidas e consertaram o problema com rapidez". Eles tiveram êxito na padronização do processo e na tomada de decisão. Os aprimoramentos foram um avanço importante. Em menos de um ano, McDonald e sua equipe alcançaram o pretendido ideal de zero eventos de qualidade no processo de litografia. O resultado desse trabalho não foi apenas um drástico aprimoramento do processo de produção, mas também um respeito renovado pelo processo enxuto de um modo geral e, em particular, pelo trabalho conduzido no Virginia Mason.

Mais tarde, ao ouvir de Pat McDonald sobre o trabalho realizado na Intel, Bob Mecklenburg ficou satisfeito que tudo tenha corrido tão bem e que a inspiração do Virginia Mason tenha sido parte fundamental. Ele também acho isto bastante irônico. "O que para mim era maravilhoso era o fato de uma empresa produtora de alta tecnologia e de alto desempenho, como a Intel, aprender alguma coisa com o Virginia Mason relacionada a sistemas de engenharia", diz ele. "A outra ironia é que nós tínhamos passado anos traduzindo nossas abordagens da produção japonesa para a assistência clínica dos EUA e, depois, traduzindo a linguagem da assistência clínica para a dos compradores de assistência médica. E aqui estávamos nós outra vez traduzindo a linguagem dos compradores de assistência médica em linguagem de assistência clínica e para a linguagem de produção. Isso me acertou de um modo inusitado e notável e reforçou o pensamento de que nós todos estávamos convergindo em abordagens similares para lidar com os mesmos problemas fundamentais".

O caminho certo para fazer isso é incumbir o comprador da responsabilidade

Como gerente de fábrica, Pat McDonald exercia um dos papeis mais desafiadores e decisivos na Intel Corporation. Parte do que acontecia na Intel implicava administração e parceria com fornecedores e McDonald assim atuara ao longo dos anos. Ela também tinha sido bem-sucedida no controle dos gastos de várias áreas que afetavam a produção. Entretanto, ela nunca dera muita atenção para os custos de assistência médica dos funcionários da Intel. Isso mudou em 2.009, quando ela foi convidada a participar de um comitê – conhecido na Intel como **discussão estratégica corporativa** – para explorar formas de controlar os custos rapidamente crescentes da assistência médica dos funcionários da Intel. "A assistência médica era a única área do nosso negócio em que nós não controlávamos a qualidade e o custo", diz ela. "E os custos estavam fora de controle. Quando administramos os fornecedores de equipamentos, medimos a segurança, qualidade e custo. Não estávamos fazendo isto com os fornecedores de assistência médica".

Afirmar que a Intel administrava os fornecedores com disciplina e rigor era subestimar a realidade em uma ordem de magnitude. O programa *Supplier Continuous Quality Improvement* - SCQI, da Intel, "é um programa comprovadamente organizado para obter desempenho extraordinário do fornecedor", segundo a empresa. "Os fornecedores melhoram continuamente seus produtos e serviços fornecidos para a Intel. O programa recompensa os fornecedores pelos resultados de qualidade e comportamentos". A *Quality of Service Health Assessment* da empresa "é usada para avaliar os sistemas de qualidade do fornecedor em contraposição a um conjunto preestabelecido de critérios de escore, para determinar se os sistemas existem, a efetividade dos sistemas e quais áreas precisam de atenção (Intel Corporation, n.d.[a]).

Esses e vários programas adicionais administram e refinam o processo do fornecedor na Intel, empregando administração rigorosa e tecnologia de última geração. Mesmo assim, o comitê em que McDonald estava servindo poderia ver que um rigor similar não estava sendo aplicado na assistência médica.

O comitê era bem grande, com mais de 20 membros oriundos de muitas áreas diferentes da corporação. A ideia era explorar todo o tópico de saúde e bem-estar, e perguntar como a companhia poderia prestar melhores serviços aos funcionários e, ao mesmo tempo, diminuir os custos. Os membros do comitê passaram meses ouvindo as apresentações de convidados especialistas e lendo muitos estudos de caso. Por fim, o grupo foi convocado para uma discussão sobre o que fazer. Richard Taylor, vice-presidente e diretor de recursos humanos da Intel, liderou a reunião e pediu que todos, um de cada vez, fizessem uma recomendação. Também sucedeu que Pat McDonald foi a última a falar.

"Se esse problema estava na produção, a forma como poderíamos abordá-lo seria como aplicaríamos a metodologia *lean*", disse ela. Um dos membros que já havia se pronunciado fez alusão ao trabalho do Virginia Mason com a Boeing, em Seattle, e McDonald comentou isso acrescentando, "Tenho acompanhado o Virginia Mason e eles começaram a trabalhar com empregadores, então por que nós não aplicamos a metodologia *lean* na assistência médica e vemos se é possível copiar o que eles estão fazendo e reproduzir isto aqui?"

Richard Taylor gostou da ideia e deu a McDonald autorização para seguir esse caminho. Subsequentemente, ela levou o grupo de discussão estratégica corporativo para Seattle, para conhecer o Virginia Mason e, como ela diz, para mostrar ao grupo "por que eu acreditava na abordagem deles para aplicar a metodologia *lean* à assistência médica e nas parcerias de mercado de assistência médica. A minha visão era a de que nós poderíamos fazer aquilo em Portland".

A equipe de McDonald na Intel incluía os profissionais sênior de metodologia *lean* e executivos de RH, inclusive Richard Taylor, que eram também o executivo patrocinador do projeto. A equipe também incluía uma pessoa do *Intel Digital Health Group*, uma *joint venture* com a GE para desenvolvimento de serviços que ajudavam as pessoas a leverem uma vida saudável e independente em suas casas. Ao todo, a equipe somava oito membros e eles passaram a maior parte do dia no Virginia Mason. "Esperávamos assistir uma apresentação de *slides* com um ou dois apresentadores e não uma equipe inteira de médicos e enfermeiros se alternando para nos conduzir em um *tour* pelo Virginia Mason", diz McDonald. "Eles nos deram acesso irrestrito – diálogo contínuo, aberto e livre. Foi incrível. A abertura e transparência deles impressionou bastante".

McDonald e seus associados da Intel também recordavam vividamente do encontro com Mecklenburg, quando eles o visitaram, há dois anos.

McDonald diz que o conhecimento e a postura profissional dele, aliados ao seu notável senso de transparência, contribuíram para uma poderosa apresentação. Mecklenburg falara sobre seu trabalho e também sobre o sistema de produção do Virginia Mason, bem como sobre seus esforços para alcançar zero de déficits. Ele reconhecera que o Virginia Mason ainda não tinha chegado lá e contou uma história fascinante e trágica sobre um de seus pacientes – a Sra. Mary McClinton – que recebeu uma injeção intravascular de antisséptico incolor no lugar da injeção pretendida, que também era incolor. A injeção de antisséptico foi letal, desencadeando a parada fatal dos sistemas internos da Sra. McClinton até a sua morte, semanas depois. A equipe da Intel foi golpeada pelo fato da liderança do Virginia Mason ter liberado publicamente essa notícia, de modo a possibilitar que o conhecimento desse erro – e das ações corretivas que se seguiram para prevenir sua repetição – pudesse ajudar outras organizações de prestadores a evitar erros semelhantes. Para a equipe da Intel, Mecklenburg tinha demonstrado não só compromisso com a excelência como também coragem e eles perceberam um sentido real de confiança em seu profissionalismo.

Em sua visita seguinte, McDonald e seus colegas ficaram igualmente impressionados com um *tour* pela unidade de oncologia do Virginia Mason, que fora totalmente reprojetada com aplicação dos princípios e ferramentas do sistema de produção da Toyota. "Eles mostraram o replanejamento que fizeram para reunir todos os serviços de oncologia em um mesmo andar", diz McDonald.

Era possível ver que as pessoas não estavam esperando em uma sala amontoada, quase sentando umas em cima das outras. Elas tinham uma área espaçosa, tranquila e agradável. Nas salas de tratamento, você podia ver como tudo era conduzido ao ponto do serviço – o paciente. Era muito sereno, sem pressa nem precipitação. Eles conversaram sobre a enorme mudança eu precisou acontecer para fazer todos os médicos e enfermeiros concordarem com o arranjo do andar da oncologia – para levar o tratamento ao ponto de atividade e prestar a assistência certa na hora certa.

Lá, nós vimos que eles realizavam o trabalho dedicado em tempo real e, para nós, como engenheiros, observar o rigor com que eles faziam esse trabalho – ver as incríveis reduções dos tempos de taxa de transferência em termos de retorno dos resultados aos pacientes que esperavam para ouvir seus últimos resultados em suas batalhas pela vida – foi bastante impressionante.

Em uma sala de conferencias, a equipe do Virginia Mason exibiu uma lista precisa daquilo em que eles tinham trabalhado, com medidas indicativas de progresso ou falta de progresso. "Era uma parede inteira de indicadores-chave", lembra McDonald, "exatamente igual ao modo como nós trabalhávamos em termos de aprimoramento contínuo e prestação de assistência. E até para nós, como leigos, estava bastante claro o progresso que eles estavam fazendo".

Quando os líderes do Virginia Mason falaram sobre seu sistema de produção, enfatizaram o trabalho específico que tinham feito em torno da segurança, qualidade e custo, e McDonald ouvia "muitas das mesmas especificidades sobre as quais eles conversavam na Intel, quando falavam de produção". A equipe da Intel também ficou impressionada pela abertura demonstrada por Mecklenburg e pelos demais apresentadores do Virginia Mason. Eles falaram abertamente sobre os desafios e barreiras, sem tentar de nenhum modo vender qualquer tipo de ideia de que seu método era isento de imperfeições ou desafios. Quando Mecklenburg mostrou a pirâmide, uma representação gráfica do plano estratégico do Virginia Mason, um guia de tomada de decisões sempre presente em que o paciente estava no topo, era nitidamente similar à abordagem da Intel de identificação do consumidor como estando no topo de suas prioridades.

A mensagem de Mecklenburg dificilmente poderia ter sido mais direta: empresas como a Intel devem usar seu poder de compra para conseguir a assistência médica que merecem e pela qual pagam. Ele comparou o custo da assistência nos Estados Unidos ao custo em outros países industrializados e disse enfaticamente que a Intel "não deveria pagar 40% a mais do que os (seus) concorrentes mundiais".

"Passamos horas juntos e conversamos detalhadamente sobre as barreiras à reforma da assistência médica", diz Mecklenburg. "Conversamos sobre os desafios de produzir qualidade, de reembolsar pela qualidade e de comprar qualidade". Ele falou com certo grau de detalhamento sobre sua experiência com as parcerias de mercado em Seattle e sobre o que havia aprendido com essa experiência, que a parceria era um modelo prático de aproveitamento do poder de compra dos empregadores. Ele recontou algumas das dificuldades que encontrara ao longo do caminho e expressou sua convicção fortemente sustentada de que "o caminho certo para fazer isto seria incumbir o comprador".

"Tínhamos a percepção de que não tínhamos a obrigação de dar um monte de explicações para eles", diz Mecklenburg. "Eles rapidamente entenderam sobre o que estávamos falando. A conversa fluiu facilmente e sem tensão. Eles realmente entenderam o que estávamos tentando fazer, porque já tinham seguido um caminho de espinhos. Nós estávamos prestes a aspirar à produção do mesmo valor e ritmo de aprimoramento que eles haviam demonstrado".

E Mecklenburg continuou, mencionando a previsão do cofundador, Gordon Moore, de que "o número de transistores incorporados a um *chip* irá praticamente duplicar a cada 24 meses". Como a Intel apontou, "Essa previsão sobre o ritmo da tecnologia do silício, popularmente conhecida como Lei de Moore, foi mais do que apenas uma previsão, essencialmente descrevendo o modelo de negócio básico para a indústria de semicondutores. Por mais de 4 décadas, a Intel tem resgatado o desafio da Lei de Moore". É claro que, na assistência médica, alcançar o equivalente à Lei de Moore é mais complicado. Atul Gawande observou que um médico com um novo paciente enfrenta algo em torno de 13.600 opções diagnósticas e mais de 6 mil medicamentos a partir dos quais escolher. Ele observou ainda que, na metade da década de 1.970, um paciente em um hospital requeria 2,5 FTEs (*full time equivalents* – equivalentes de tempo completo, que é o tempo de trabalho integral de um profissional) de equipe para o tratamento e, decorridos 20 anos, na metade da década de 1.990, esse requerimento passou a ser maior que 15 FTEs (comunicação pessoal com Maureen Bisognano, 2.011).

Transferindo as lições de metodologia *lean* da assistência médica para a produção

Em 1º de maio de 2.009, pouco dias após a visita ao Virginia Mason, Pat McDonald e os demais membros da equipe da Intel se reuniram novamente em Portland para uma discussão de seguimento. Os membros do grupo discutiram as coisas que tinham visto e aprendido no Virginia Mason, e que julgavam ser aplicáveis à situação deles na Intel. A pergunta básica deles – se o Virginia Mason era sério – tinha sido respondida. A equipe da Intel partiu com a certeza de que o Virginia Mason não só era sério como seu pessoal tinha alcançado um alto nível de excelência na aplicação da metodologia *lean* em toda a organização. A equipe seguiu por um processo frequentemente usado na Intel, com várias etapas, incluindo uma discussão em que os membros respondiam a pergunta "O que você vê?".

Eles viram, por exemplo, "casos de mudança de médico como consumidor para paciente como consumidor". Eles viram uma equipe que tinha superado a "estrutura hierárquica da indústria médica" e se transformado em uma "estrutura de equipe de parceria". Viram um compromisso de cima para baixo dos executivos e do ex-diretor médico (Mecklenburg), bem como "ideias vindas de baixo sendo ouvidas e aproveitadas". A equipe da Intel viu salas de espera vazias em um serviço em que as salas de exame estavam lotadas; colaboração com parceiros de negócios; uma cultura em que as pessoas estavam dispostas a assumir riscos para melhorar a assistência dispensada aos pacientes. "Vimos que eles eram o negócio", diz McDonald. "Nós vimos que eram praticantes avançados da metodologia *lean*. Nós seguimos confiantes. Esses caras sabem genuinamente o que estão fazendo e estavam dispostos a compartilhar e a serem transparentes em suas práticas. Eles eram sérios".

Tanto que McDonald quis replicar o modelo de parceria de mercado do Virginia Mason em Portland. Os membros da equipe da Intel gostaram da experiência colaborativa de pagar por valor e foram atraídos pelo modo como as empresas de Seattle tinham se engajado com os prestadores de assistência médica diretamente, em vez de trabalharem via seguradora. Eles também foram atraídos pela ideia de que os experimentos do Virginia Mason tinham informado e conferido poder aos pacientes. Suas anotações da reunião exprimiam claramente seu pensamento: a equipe da Intel gostou da "abordagem de economias compartilhadas vs. ganhador/perdedor (tempo do especialista direcionado para o paciente certo, praticando sua especialidade – paciente certo, hora certa, prestador certo)". A ideia de que as parcerias de mercado de Seattle tinham sido bem-sucedidas na eliminação de tratamentos caros e desnecessários – ressonâncias magnéticas, por exemplo – e, ao mesmo tempo, estavam trazendo as pessoas de volta ao trabalho no pico de eficiência e de forma bastante rápida era, sem dúvida, imensamente atraente para a Intel, uma vez que isto era onde a linha basal da empresa poderia ser significativamente melhorada.

McDonald conseguia ver claramente que a Intel não dispunha do conhecimento necessário na área, porém Mecklenburg era um técnico especializado com enorme experiência e, portanto, ideal como parceiro e conselheiro no empreendimento. Conforme indicavam suas anotações, quando da reunião da equipe da Intel novamente em Portland, "o Dr. Mecklenburg é o especialista/consultor de parcerias de mercado". Ela também reconheceu uma diferença fundamental entre o que acontecera em Seattle e o pensamento da equipe para a Intel. Em Portland, a parceria de mercado seria liderada pela Intel – um empregador – e não por uma organização prestadora, como tinha ocorrido em Seattle. Essa não era uma diferença sutil. Na verdade, era isto que Mecklenburg queria urgentemente – era essa a visão do Virginia

Mason de onde a assistência médica nos EUA poderia ir para melhorar a qualidade e diminuir o custo: fazer os empregadores exercitarem seu poder de mercado e influência para comprar assistência de alta qualidade e somente assistência de alta qualidade.

"É importante que a parceria seja conduzida por um empregador e não por um prestador ou plano de saúde", diz Mecklenburg. Um dos principais motivos para isto é que as razões de ambos, prestadores e planos de saúde, costumam ser suspeitas. "Quando um prestador dirige uma parceria de mercado, essa não tem tanta credibilidade como quando um empregador dirige a parceria. Os prestadores nem sempre se empenham ao máximo nas compras". Em adição, "um prestador ou plano de saúde que conduza uma parceria orientada para (uma assistência) melhor, mais rápida e mais acessível, provavelmente não será tão efetivo como quando o comprador real – a parte interessada responsável pela saúde e pelo bem-estar dos funcionários – assume esse papel. O empregador tem forte incentivo para assegurar uma assistência rápida e de alta qualidade que garanta uma força de trabalho saudável e produtiva para competir no mercado global. O empregador encontra imenso suporte na boa saúde de seus funcionários".

Com o empregador dirigindo o processo, rapidamente se torna claro quem está pagando as contas, quem tem o poder de compra. Torna-se evidente que ambos, prestadores e planos de saúde, são empregados dos empregadores; que esses estão pagando os salários dos prestadores e da equipe do plano de saúde. Nas parcerias de mercado em que atuava em Seattle, Mecklenburg descobriu que "muitas vezes era um desafio conseguir que os empregadores fossem flexíveis e usassem seu poder de compra; que não fossem indevidamente influenciados pelos planos de saúde e pelos médicos. Os empregadores costumavam hesitar em encarregar médicos ou planos de saúde de proporcionar o melhor em termos de qualidade e valor".

Em 2 de junho de 2.009, decorridas algumas semanas da visita da equipe da Intel ao Virginia Mason, Mecklenburg e Diane Miller, diretora executiva do *Virginia Mason Institute* - VMI, aceitaram um convite para viajar a Portland para encontrar com McDonald e sua equipe. "Eles estavam seriamente interessados em explorar o estabelecimento de uma parceria com o VM (Virginia Mason) para criar uma parceria de mercado em Portland – com o objetivo de copiar exatamente o que o VM fizera em Seattle", diz Mecklenburg. "Isto era um ótimo negócio. Pensei que seria incrível alinhar essas duas organizações em torno da assistência médica. Eu tinha exercido a prática por mais de 30 anos e não havia muitas coisas que fizessem a minha pulsação subir demais, mas isto era uma dessas coisas: um momento decisivo". Com o envolvimento da Intel, Mecklenburg acreditava que a comunidade dos negócios de todo o país provavelmente ficaria sabendo e, assim, haveria aumento da demanda de empregadores por assistência medica de alta qualidade e alto valor.

A mensagem de McDonald para Mecklenburg e Miller era simples: gostaríamos de copiar exatamente o que vocês estão fazendo. Para tanto, McDonald quer formalizar uma parceria com o VMI, em que Mecklenburg atuaria como consultor e guia da Intel ao longo de todo o processo. Antes de elaborar e chegar a um acordo assinando um contrato, todavia, McDonald promoveu uma reunião em Portland, em que as equipes da Intel e do Virginia Mason seguiram em processo de identificação do que seria dado e recebido por cada uma das partes.

O encontro de 2 de junho reuniu Bob Mecklenburg e Diane Miller, do Virginia Mason, com a equipe da Intel composta por Pat McDonald, Kevin Carmody, Brian DeVore, Dr. Don Fisher e Richard Taylor. Os facilitadores foram Matt Brownfield e Wendy Fedderly, especialistas administrativos sênior em metodologia *lean* da Intel.

Os objetivos estavam claramente estabelecidos no *slide* que iniciou o encontro:

- ⊙ Formar uma equipe de parceria com a Intel e o VMI.
- ⊙ Entender e concordar acerca da proposição de valor adicionado para a Intel e o VMI (nota: valor adicionado é definido como sendo aquilo que cada um irá adicionar e aquilo pelo que cada um deseja pagar).
- ⊙ Planejar o processo para a seleção de parceiros da Fase I, de forma a romper positivamente o sistema de assistência médica em Portland, e conseguir a atenção dos maiores prestadores existentes na área de Portland.

O grupo identificou o estado ideal a partir da perspectiva da Intel: "pagar por valor" e fornecer a assistência certa no lugar certo, ao custo certo e no momento certo. O estado ideal incluiria um foco no bem-estar e uma "ausência de necessidade de assistência reativa em consequência de um desempenho perfeito na assistência proativa". Também seria definido pela "eliminação de erros: zero de defeitos".

Essa abordagem, que tinha ajudado a guiar o trabalho de parceria no Virginia Mason, "realmente repercutiu em nós", diz McDonald. "A eliminação de erros – zero de defeitos – é a linguagem que usamos em nossas fábricas".

Com a aspiração da Intel por um estado ideal definido, a questão passou a ser como a equipe tentaria alcançá-lo? E a resposta veio na forma de uma pirâmide (Figura 2.1) – em grande parte, porém não inteiramente, copiada da pirâmide que representa os princípios do Virginia Mason e sua visão sobre "ser líder de qualidade e transformar a assistência médica".

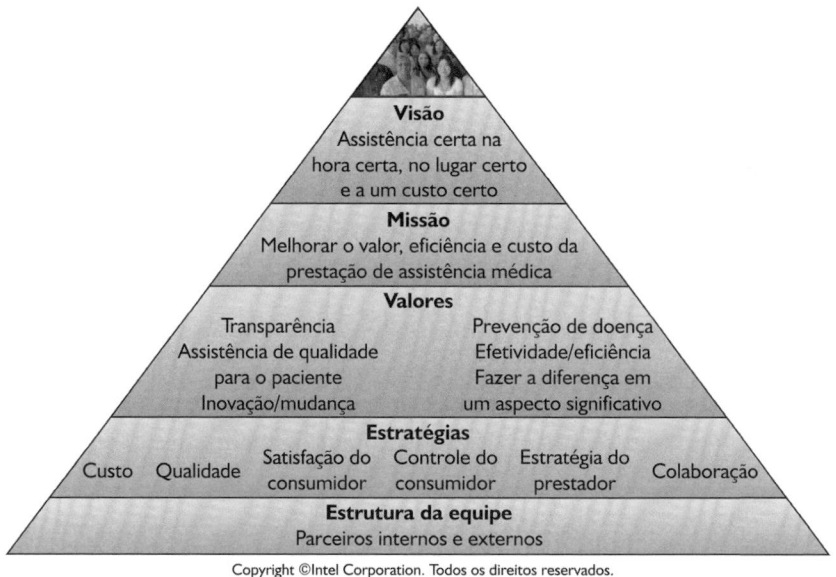

Figura 2.1. Princípios orientadores da Intel.

"Nós conversamos sobre nossas metas mútuas", diz McDonald, "a contribuição que cada um de nós tinha a dar para a formação de uma parceria de mercado e o que conseguiríamos trabalhando juntos".

A equipe do Virginia Mason estava familiarizada com a abordagem do "dar e receber". Na verdade, no início de seu mandato como CEO, Gary Kaplan e sua equipe de líderes tinham atravessado um processo difícil que levou a um acordo com os médicos do Virginia Mason – essencialmente, um acordo de dar e receber entre os médicos e a organização. A reunião entre a Intel e o Virginia Mason foi planejada para identificar áreas de concordância e discordância entre as equipes das duas organizações. Entretanto, no decorrer do encontro, tornou-se claro que não havia áreas de desacordo significativas e havia muitas áreas em que os interesses de ambas as partes estavam alinhados.

A Intel poderia dispor da excelente orientação clínica do desenvolvedor do conceito de parceria de mercado, enquanto o Virginia Mason poderia testar seu trabalho em um novo mercado com uma das empresas de primeira classe do país. Mais importante, se a parceria fosse bem-sucedida, os funcionários da Intel contariam com assistência médica de melhor qualidade a um preço mais acessível. Ou, nas palavras de McDonald, "assistência certa na hora certa e a um custo certo".

Do ponto de vista de McDonald, a Intel queria se afiliar a uma organização prestadora de assistência médica de alta credibilidade. "Na Intel, um de nossos valores internos é o conhecimento especializado, e nós tínhamos bastante consciência de que não éramos técnicos especializados em assistência médica", diz ela. McDonald enfatiza ainda o papel central que Mecklenburg exerceu desde o início. "Ele de fato era a nossa voz de confiança – 'vocês podem fazer isto'", diz ela. "E ele tinha comprovação da teoria, uma vez que podia conversar sobre o trabalho já realizado pela equipe do Virginia Mason. Não penso que nós realmente tínhamos dominado o conceito de usar nosso poder de compra, porque nós estávamos intimidados pelo fato de não sermos técnicos especializados. Entretanto, a mensagem dele era, 'vocês são o empregador e vocês pagam a conta; precisam se sentar com os prestadores e especificar pelo que irão pagar.'"

Por fim, logicamente, isto fazia sentido perfeitamente para McDonald. "É assim que nós lidamos com nosso fornecedores", diz ela. Os fornecedores de equipamento de produção da Intel estavam aprimorando a qualidade e reduzindo custos ano após ano, "mas nós não estávamos adotando a mesma abordagem na assistência médica".

McDonald se sentia esperançosa. Ela e seus colegas haviam feito um bom trabalho com Mecklenburg e Miller, e para McDonald estava claro então – mais claro do que tinha estado antes – que o compasso do trabalho estava certo e que Mecklenburg estava certo quando disse que a Intel, como empregadora, possuía influência de mercado significativa, "Já participei de milhares de encontros e muitos são algo vagos; os líderes acenam afirmativamente com a cabeça, mas quando você termina a reunião, é como se não tivesse sido firmado um acordo forte, é mais frequentemente como se fosse um acordo casual", diz Mecklenburg. "Não é o caso com a Intel. Essas são pessoas decididas".

Havia uma definição clara sobre qual seria a contribuição e o retorno para cada lado. Mecklenburg, para o Virginia Mason, forneceria conteúdo e aconselhamento com base em sua experiência com as parcerias de mercado em Seattle. Ele poderia ajudar a guiar a Intel na tentativa de copiar o que foi feito em Seattle. Mecklenburg revisaria e analisaria os dados das alegações para identificar as áreas que representam um custo elevado pra a Intel. Ele daria conselhos aos prestadores sobre o que eles poderiam fazer para terem êxito na parceria.

Em troca, a principal doação da Intel seria disseminar o conceito do Virginia Mason para outro mercado importante, bem como compensar ao Virginia Mason pelo tempo usufruído de Mecklenburg e pela compra dos mapas de fluxo de valor que o Virginia Mason tinha criado para diversas áreas de assistência, entre as quais a lombalgia. As Figuras 2.2 e 2.3 mostram como ficaram as ações de dar e receber acordadas no encontro, após a sessão.

Embora a equipe da Intel a princípio não tivesse certeza de que a empresa tinha poder de compra de mercado suficiente para influenciar os prestadores, Mecklenburg os tranquilizava continuamente. "Descobrimos que (em 2.008) 20% de todos os atendimentos foram responsáveis por 64% do custo total da assistência médica no Oregon", diz McDonald. "Que 5% dos atendimentos levam a 39% desse custo e os 5% seguintes levam a 12%".

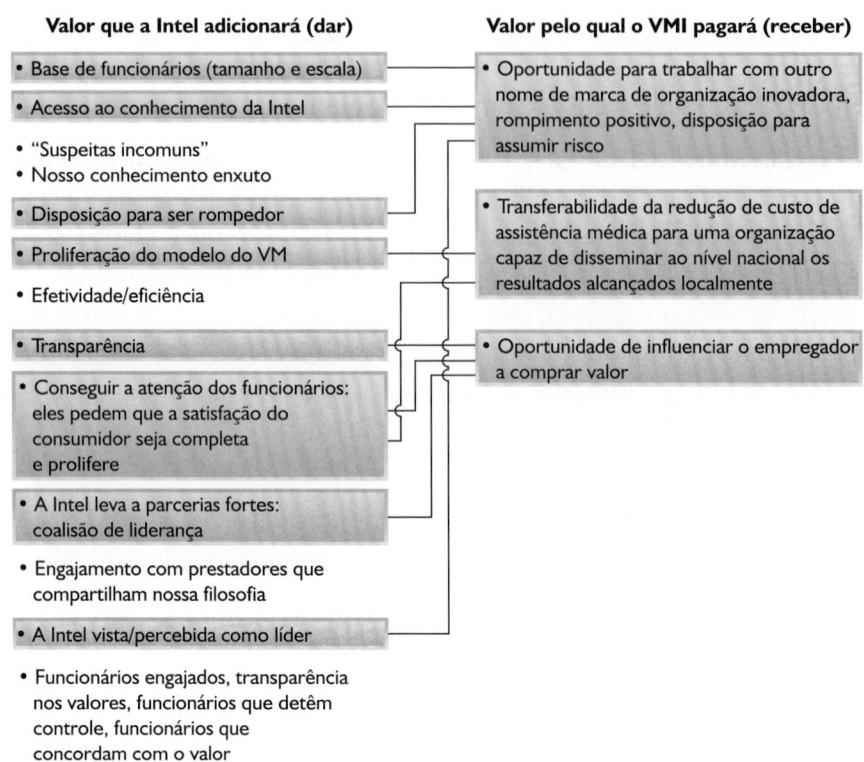

Valor que a Intel adicionará (dar)

- Base de funcionários (tamanho e escala)
- Acesso ao conhecimento da Intel
- "Suspeitas incomuns"
- Nosso conhecimento enxuto
- Disposição para ser rompedor
- Proliferação do modelo do VM
- Efetividade/eficiência
- Transparência
- Conseguir a atenção dos funcionários: eles pedem que a satisfação do consumidor seja completa e prolifere
- A Intel leva a parcerias fortes: coalisão de liderança
- Engajamento com prestadores que compartilham nossa filosofia
- A Intel vista/percebida como líder
- Funcionários engajados, transparência nos valores, funcionários que detêm controle, funcionários que concordam com o valor

Valor pelo qual o VMI pagará (receber)

- Oportunidade para trabalhar com outro nome de marca de organização inovadora, rompimento positivo, disposição para assumir risco
- Transferabilidade da redução de custo de assistência médica para uma organização capaz de disseminar ao nível nacional os resultados alcançados localmente
- Oportunidade de influenciar o empregador a comprar valor

Figura 2.2. O que a Intel dá e o VMI recebe.

McDonald aspirava gastar 80% dos dólares da Intel destinados à assistência médica em prevenção e bem-estar, deixando cerca de 20% para cobrir aqueles que necessitassem de assistência e tratamento mais intensivos. Os dados da empresa eram interessantes por mostrarem que, nos anos de 2.008 e 2.009, cerca de 25% dos doenças apresentadas pelos funcionários da Intel eram musculoesqueléticas. Entretanto, esse porcentual representava 55% dos gastos da empresa com assistência médica. Em adição, essas doenças faziam os funcionários faltarem no trabalho e, assim, aumentavam ainda mais as despesas da Intel. Em uma análise atenta dos dados de assistência médica de muitos empregadores, Mecklenburg descobriu quais eram seus principais gastos. Em primeiro lugar, estava o custo da triagem e prevenção, que incluía consultas, exames de sangue e exames como mamogramas e colonoscopias. Em segundo lugar, estavam as doenças do trato respiratório superior e, em seguida, os problemas musculoesqueléticos, incluindo problemas na coluna, joelhos, quadril e ombros.

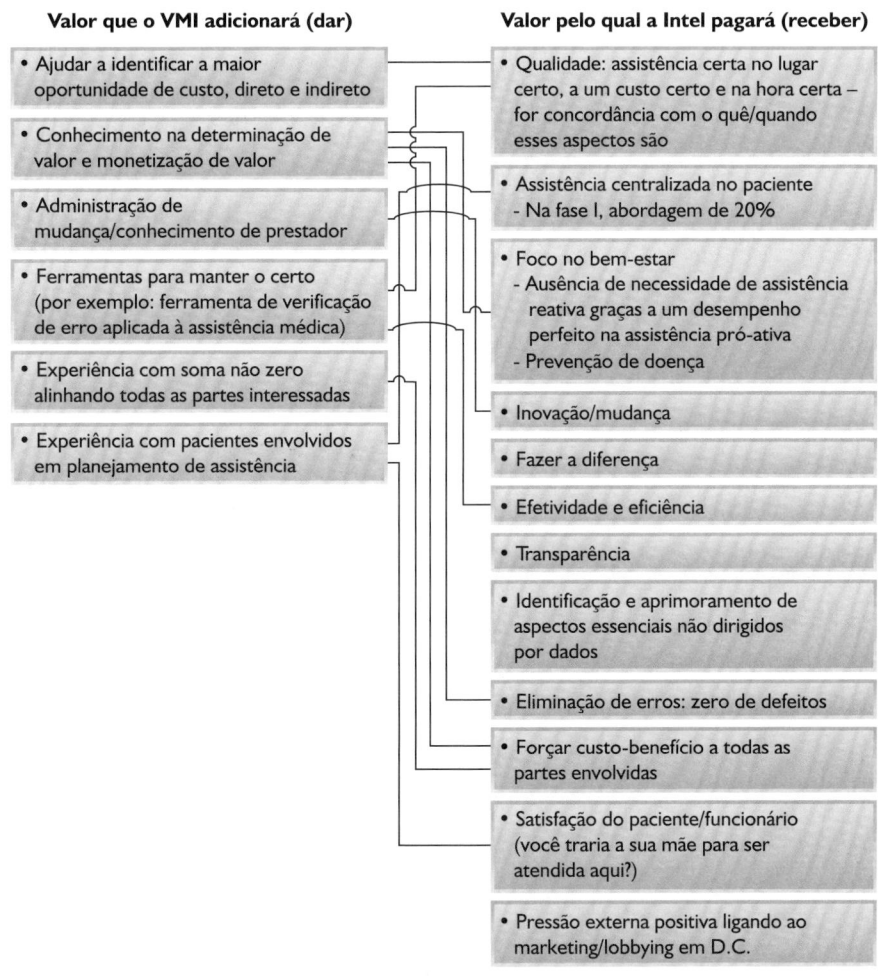

Valor que o VMI adicionará (dar)	Valor pelo qual a Intel pagará (receber)
• Ajudar a identificar a maior oportunidade de custo, direto e indireto	• Qualidade: assistência certa no lugar certo, a um custo certo e na hora certa – for concordância com o quê/quando esses aspectos são
• Conhecimento na determinação de valor e monetização de valor	• Assistência centralizada no paciente - Na fase I, abordagem de 20%
• Administração de mudança/conhecimento de prestador	• Foco no bem-estar - Ausência de necessidade de assistência reativa graças a um desempenho perfeito na assistência pró-ativa - Prevenção de doença
• Ferramentas para manter o certo (por exemplo: ferramenta de verificação de erro aplicada à assistência médica)	• Inovação/mudança
• Experiência com soma não zero alinhando todas as partes interessadas	• Fazer a diferença
• Experiência com pacientes envolvidos em planejamento de assistência	• Efetividade e eficiência
	• Transparência
	• Identificação e aprimoramento de aspectos essenciais não dirigidos por dados
	• Eliminação de erros: zero de defeitos
	• Forçar custo-benefício a todas as partes envolvidas
	• Satisfação do paciente/funcionário (você traria a sua mãe para ser atendida aqui?)
	• Pressão externa positiva ligando ao marketing/lobbying em D.C.

Figura 2.3. O que o VMI dá e a Intel recebe.

O grupo podia ver que a *Providence Health & Services*, uma rede de hospitais, planos de saúde e médicos sem fins lucrativos, e o *Tuality Healthcare*, um prestador bem menor de base comunitária sediado em Portland, eram as opções lógicas de parceria para a Intel, bem como o CIGNA, um dos planos de saúde contratados pela Intel. Inicialmente, havia certa preocupação entre os membros do grupo com relação à disposição para participar dos médicos do *Tuality* e do *Providence*. Mecklenburg se divertia com isto.

"Nós realmente podemos conversar com esses médicos?", perguntou McDonald a Mecklenburg.

"Ei", respondi. "Pat, eles estarão aqui em 10 minutos", lembra Mecklenburg. "Praticamente não houve necessidade de fazer esforços no sentido de alinhar os prestadores. A Intel é o consumidor que todo prestador quer".

A Intel usa o poder de compra para colocar o paciente em primeiro lugar

Em 28 de setembro de 2.009, McDonald e Mecklenburg promoveram um encontro de participantes de parceria no *Venetian Restaurant*, em Hillsboro, Oregon. Compareceram no total cerca 35 pessoas, vindas da Intel, *Providence, Tuality* e CIGNA. McDonald falou sobre o trabalho de Mecklenburg em Seattle e explicou que queria um alcance melhor do aprimoramento da qualidade e do controle de custos para os funcionários da Intel. Ela também falou sobre o papel decisivo os princípios da metodologia *lean* no Virginia Mason e em sua fábrica da Intel, citando os resultados que alcançou com seu trabalho baseado na metodologia *lean*.

Para McDonald, um dos aspectos mais impressionantes do encontro foi a unanimidade entre os prestadores com relação ao desejo de colocar o paciente no topo da pirâmide. O encontro reuniu médicos, enfermeiros, fisioterapeutas e administradores profundamente comprometidos em proporcionar o melhor para o paciente. "Todos eles compartilham o mesmo objetivo de nível superior", diz McDonald. "Isto é singular na área deles. Estive envolvida em consórcios de semicondutores por muitos anos e pude notar que não havia nenhum objetivo de nível mais alto que pudesse unir a todos. Entretanto, aqui, nós conversamos sobre algo que era para o bem de um ser humano. Esta é uma área maravilhosamente poderosa de inclusão, da qual é muito difícil para qualquer pessoa se distanciar".

O encontro também foi um momento decisivo para Mecklenburg, que testemunhou o poder de compra da Intel. "Pat conseguiu ver o poder e a influência que tinha como compradora", diz ele. "Pat sentiu sua autoridade, sua habilidade de ajudar prestadores e planos de saúde a seguirem na direção certa. Ela entendeu que é o consumidor e aqueles eram seus fornecedores, que fariam tudo que ela quiser e o encontro foi um momento maravilhoso – para ver Pat ganhar confiança nesse domínio".

Ao falar na reunião, Mecklenburg procurou convencer *Providence*, *Tuality* e CIGNA de que, mudando o modo como eles fazem a prestação de determinados tipos de assistência, terão chance de melhorar significativamente a qualidade e a eficiência. Ele também procurou assegurar aos prestadores de que "isto seria bom, de que eles não iriam prejudicar as finanças de suas instituições".

O fato de Mecklenburg ter atuado como médico por mais de 30 anos, e também como diretor médico no Virginia Mason e membro do conselho de diretores dessa instituição – além da experiência com parcerias de mercado – lhe deu grande credibilidade junto aos grupos de prestadores. Esses estavam hesitantes, diz Mecklenburg, para pedir prestação de contas aos planos de saúde, que controlam o fluxo de informação essencial. O papel dos planos de saúde é um ponto de discórdia em particular para Mecklenburg, que se sente frustrado com o fato de os planos de saúde controlarem a informação essencial que prestadores e empregadores precisam para melhorar o quadro dos custos para os funcionários. "Os planos de saúde controlam dados de faturamento e estão em posição de usar esses dados para interpretar o valor para os empregadores", diz ele.

Os dados de faturamento claramente abrangem informação sobre custo, que é muito importante, porém os dados de faturamento não se destinam a medir a qualidade ou o valor e apresentam sérias limitações nessas áreas. Exemplificando, os dados de faturamento não podem informar se um exame de ressonância magnética é necessário ou não, se foi interpretado corretamente ou se a assistência prestada em seguida ao exame foi apropriada. A ausência dos dados de faturamento de uma injeção para gripe administrada por um prestador da assistência primária não implica que o paciente não tenha recebido a injeção para gripe no trabalho. Os planos de saúde estão em posição adequada para serem árbitros do custo, mas não estão em boa posição para ser árbitros confiáveis da qualidade ou do valor.

Mecklenburg também se preocupa com o fato de os prestadores em geral não estarem particularmente capacitados para reunir dados eficientes referentes à qualidade da assistência prestada a seus pacientes e que os prestadores têm cedido esse papel decisivo aos planos de saúde. Assim, diz ele, "os planos de saúde se tornam o padrão de árbitros da qualidade".

Entretanto, em uma parceria de mercado, o empregador e o prestador definem e medem a qualidade juntos. Para que as parcerias de mercado sejam bem-sucedidas, é preciso que tenham aquilo que Mecklenburg descreve como informação contestável: ou seja, dados que revelam áreas que podem ser alvo de aprimoramento da qualidade e do custo. "O plano de saúde deveria contribuir com informação contestável de custo, baseada nos milhões de transações e atendimentos, organizada de forma a ajudar a informar as decisões", diz ele. Não é típico dos planos de saúde, porém, fornecer os dados dessa forma. "Ela não chega como informação contestável", diz ele. "Essa informação chega em forma de dados bagunçados e não abordáveis. Você tem que encontrar todos os diversos itens de linha usados pelos planos de saúde para processar o faturamento nas entradas de lombalgia, para poder entender o custo real para o empregador de uma lombalgia sem complicação. Quando você começa a usar uma abordagem um pouco mais sofisticada para analisar os dados, consegue criar informação adicional a partir dos dados de atendimentos médicos. Você pode descobrir as 10 condições principais que, em termos de custo para o empregador, são apropriadas para redução de gastos desnecessários. Então, torna-se evidente onde há oportunidade para prestadores e empregadores".

Para os membros da parceria de Portland, a primeira etapa tinha que ser o treinamento. As equipes de *Providence, Tuality* e CIGNA concordaram em participar de um curso de 5 dias sobre métodos enxutos, promovido pela Intel, pouco antes do feriado de ação de graças do ano de 2.009. E foi durante a sessão de uma semana que os participantes da parceria começaram a descobrir um terreno comum. Embora McDonald soubesse que o treinamento estabeleceria uma linguagem comum, bem como ferramentas *lean* para aprimoramento, não tinha previsto que as duas organizações competidoras começariam a compartilhar tão rápido, mas foi o que aconteceu. "Elas tinham esse valor primordial e é maravilhoso ver esses dois prestadores de assistência médica unidos", diz ela. "Aquilo que os unifica, que os ajuda a transcender sua posição ou organização, é o comprometimento com o agir para o bem dos seres humanos".

Tornando a assistência melhor, mais rápida e mais acessível

O *Portland Healthcare Marketplace Collaborative*, dirigido pela Intel, foi lançado oficialmente em 1º de dezembro de 2.009. As paredes da sala de reunião foram cobertas com dados – sobre o estado atual e o estado ideal. McDonald enfatizou o trabalho baseado na metodologia *lean*, e Mecklenburg, discorrendo sobre um tema central, explicou como ele considerava aquilo duplamente benéfico para prestadores e empregadores.

Ele conduziu o grupo pelo mapa de fluxo de valor para lombalgia sem complicação, que revelou a existência de desperdício em massa, e enfocou uma solução que não estava junto aos especialistas e sim com os fisioterapeutas – a chave do êxito dos esforços empreendidos em Seattle. A sala estava lotada de representantes das duas organizações de prestadores – *Providence* e *Tuality* – e, embora eles estivem comprometidos com o trabalho, estavam também apreensivos. Havia preocupação manifesta com a perda de dinheiro e com o não preenchimento de horários. Como é possível manter horários livres para que os pacientes recebam assistência no mesmo dia? E se as vagas de horário não forem preenchidas? Havia preocupação entre os médicos com relação a uma das diferenças significativas entre esse esforço e o trabalho realizado em Seattle. No Virginia Mason, os médicos são funcionários do centro médico, enquanto em Portland os médicos trabalham em grupos independentes. Como isto poderia ser superado?

Nesse ponto, Mecklenburg deu um passo atrás, explicando que ele acreditava que a assistência médica nos Estados Unidos era inacessível, porque os processos de pagamento por assistência, aquisição de assistência e prestação de assistência tinham fracassado. O desafio para os prestadores, disse ele, era produzir assistência com valor incluído. Ele enfatizou o alto custo de uma qualidade imperfeita, dizendo que os itens de linha incluídos nos dados de alegações para complicações – "qualidade imperfeita" – custavam ao empregador o dobro dos gastos com tratamento de câncer de mama, diabetes e depressão" e "quatro vezes os gastos com derrames e câncer de cólon". Ele estimou que "pelo menos metade daquilo era evitável". Ele disse que os atrasos no acesso também exigiam custos altos. "Quanto custa ter alguém fora do trabalho?", perguntou. "Uma espera de 3 dias por um horário pode custar ao empregador mais do que um exame de ressonância magnética, por exemplo. É por isso que o acesso no mesmo dia e o retorno rápido à função são tão importantes".

Tudo isso significava que havia necessidade de mudança. Uma abordagem de sistemas padronizada acrescentaria qualidade por meio de uma assistência médica baseada em evidência e centralizada no paciente. Acrescentaria velocidade, proporcionando aos pacientes exatamente aquilo que era necessário, quando e onde fosse preciso. O resultado seria menos desperdício e custo menor; uma assistência que seria, nas palavras do mantra de Mecklenburg, "melhor, mais rápida, mais acessível".

Ele explicou que o modelo de parceria de mercado permitiria que seus participantes produzissem uma assistência melhor, mais rápida e mais acessível se acontecessem três coisas: os empregadores usassem seu poder de compra para "especificar os padrões de qualidade, tempo e preço"; os prestadores "produzissem valor, melhorassem (a) qualidade da assistência médica e aumentassem o acesso"; e os planos de saúde "reduzissem os custos para os empregadores alinhando rapidamente o reembolso ao valor". Ele explicou que as parcerias de mercado de Seattle demonstraram que os consumidores – indivíduos e empregadores que pagam pela assistência – precisavam de 5 dimensões de qualidade a partir dos prestadores: (1) assistência baseada em evidência; (2) 100% de satisfação do paciente; (3) acesso no mesmo dia; (4) retorno rápido à função; e (5) custo acessível para prestadores e empregadores.

Ele apresentou um *slide* do mapa de fluxo de valor para lombalgia do Virginia Mason original, que revelou que quase tudo que o centro médico estava fazendo era desperdício: ou seja, nenhum valor estava sendo acrescentado. "Eu queria ver as oportunidades de aprimoramento", diz ele. "Eu queria transmitir a humildade que a necessária primeira etapa representa para o autoaprimoramento. Quando você diz que, em uma escala relativa, nós nos destacamos, mas nós não somos bons em uma escala absoluta, isto mostra uma grande oportunidade de aprimoramento."

Ele então exibiu o novo fluxo de valor para assistência a partir da parceria de mercado de Seattle, que mostrou uma ordem de magnitude de aprimoramento em cada medida. Ele ofereceu métricas demonstrando que as empresas economizaram milhões de dólares com a nova abordagem, que os pacientes voltaram a trabalhar mais rápido, que a satisfação do paciente atingiu o teto e que as finanças do prestador não só sobreviveram às mudanças como também prosperaram. "Nós mostramos que esse modelo não prejudica financeiramente os prestadores", diz ele. "O acesso é melhorado e a taxa de transferência é aumentada, porque eles têm um produto desejável e o custo de produção é reduzido, porque requer menos FTEs para prestação de mais assistência. A margem para os prestadores aumenta à medida que o custo para os empregadores diminui".

O caso demonstrado para as parcerias de mercado foi convincente, se não surpreendente. Entretanto, Mecklenburg também sabia que havia uma questão além do caso demonstrado, um aspecto ou talvez uma série de questões que preocupavam os médicos, em particular. E ele fez o melhor que podia para resolver essas questões durante a reunião.

Eles tinham os mesmos temores e preocupações que eu tinha quando nós iniciamos o processo em Seattle, no VM.

Eu passei por isso. Havia uma questão sobre a minha identidade como médico, quando nós começamos a criar equipes que usavam processo padronizado e um papel proeminente para os prestadores não médicos. Quando você fala sobre trabalho padrão e valor aumentado dos fisioterapeutas *versus* médicos, há preocupação. "Você quer dizer que terei que passar o controle desse paciente para alguém que não tem o conhecimento nem o treinamento que eu tenho?" "O fisioterapeuta vai estar acima disto?" "Ainda tenho valor como médico?"

A coisa mais difícil sobre ser médico é, **de longe**, o medo de causar dano às pessoas. Acordo às 4 horas da madrugada com os "demônios", preocupado com o tratamento que dispensarei a um paciente. Será que estou cuidado direito da sra. Jones que está na UTI? Solicitei potássio sérico ou me distrai com outras chamadas, páginas e cuidando de outros pacientes? Então levanto e telefono para a UTI, porque não consigo lembrar se solicitei a determinação dos níveis séricos de potássio. Essa situação é típica de um sistema que depende do desempenho individual dos médicos. Os médicos fazem um esforço extraordinário para controlar o ambiente dinâmico da assistência prestada aos pacientes, como indivíduos isolados e sem ajuda de sistemas à prova de falha, então não surpreende que tenham preocupações quanto a poderem delegar suas tarefas a outros.

Nós temos essa verdade sagrada e, quando não a seguimos, podemos matar pessoas. Então, agora, nós estamos dizendo aos médicos que eles devem entregar o paciente a alguém menos treinado, em um sistema que nós sabemos ser disfuncional, e continuamos pedindo aos médicos que sejam os responsáveis. "O fisioterapeuta vai deixar passar itens médicos relevantes pelos quais eu seja responsabilizado? Eles serão capazes de detectar um tumor espinal?" "Qual é o meu valor para o sistema?" "Eles serão capazes de fazer um trabalho tão bom quanto o meu?"

"E quais serão as consequências disto para as minhas finanças, na educação dos filhos e sobre o pagamento da hipoteca?" "O meu salário vai diminuir?" Estas são as preocupações que eu tinha como profissional independente, como chefe de seção e como diretor médico. Eu sabia que esses médicos de Portland ficariam preocupados com isto e tentei garantir-lhes que é claro que eles são altamente valiosos, que o fisioterapeuta faria um bom trabalho porque eles iriam instalar sistemas à prova de falha para a equipe toda, que eles não teriam perdas de salário, que as práticas seriam seguras; que eles fariam um trabalho melhor com mais pacientes; e que essa abordagem nova lhes permitiria prestar mais assistência e uma assistência de melhor qualidade.

A parceria de mercado de Portland começou com a lombalgia sem complicação por se tratar de um problema corrente entre os funcionários da Intel e representam uma condição onerosa para a empresa, em termos de custo de assistência direto e indireto – funcionários faltando no trabalho ou indo trabalhar com dores. Era um bom ponto de partida, por ser um problema bastante direto. Além disso, o mapa de fluxo de valor que o Virginia Mason tinha criado em Seattle mostrou um caminho nítido para uma forma mais eficiente de prestação de assistência.

Talvez, de modo mais significativo, também tenha sido uma afirmação da Intel que a empresa tinha decidido usar seu poder de compra "para cutucar os prestadores no sentido da padronização", conforme colocou Mecklenburg. Logicamente, era incomum na América as empresas se envolverem no lado clínico dos esforços para aprimoramento da assistência e controle de custos para seus funcionários. Mas o aumento inexorável e aparentemente descontrolado dos custos de assistência médica por parte dos prestadores, ao longo dos últimos anos, levou a Intel ao ponto de não ter outra alternativa a não ser tentar administrar a assistência médica, como fizeram outros fornecedores.

Entretanto, nada era automático. Nada era dado. McDonald e Mecklenburg não tinham intenção de barganhar na comunidade médica de Portland e lançar um desafio. Com certeza, porém, a influência da Intel no mercado era um dos principais fatores determinantes de sua habilidade de convocar rapidamente prestadores do sistema de saúde *Providence* e do *Tuality*, um pequeno hospital comunitário situado na região geográfica onde muitos funcionários da Intel viviam e trabalhavam.

Mecklenburg, em particular, era sensível quanto a não ultrapassar suas fronteiras com os colegas médicos em Portland. Os médicos do *Providence* e do *Tuality* eram "profissionais bem qualificados e altamente experientes", diz ele.

O Dr. Tom Lorish, do *Providence*, é a autoridade local nesse assunto. Eu não sou uma autoridade em lombalgia. Tenho trabalhado com autoridades, entre as quais o Dr. Andrew Friedman, colega no Virginia Mason. E tenho estudado muito esse assunto, mas não tenho credenciais diretas como profissional especialista em doença musculoesquelética. Tom é fisiatra, com licença em fisiatria. O mesmo ocorre com a Dra. Mary K. O'Neil, do CIGNA, que é fisiatra licenciada pelo conselho. Eu me dirijo a eles com um modelo diferente de configuração de assistência, para tentar e alcançar um terreno comum com os especialistas nessa condição. A minha tarefa era conseguir um acordo com especialistas nesses dois assuntos.

Contudo, a evidência para uma abordagem diferente de tratamento da lombalgia simples de uma forma diferenciada era esmagadora – e não era nova para Lorish nem para O'Neil. Eles haviam estudado essa área por anos e concordavam que os pacientes com lombalgia sem complicação recebiam uma quantidade bem maior de recursos médicos do que o necessário ou apropriado e que uma nova forma de assistência se fazia necessária.

"Todos nós sentimos que essa era uma área de aprimoramento para a comunidade e que era particularmente importante para os pacientes e empregadores, e que tínhamos a obrigação de fazer melhor", diz Mecklenburg. "Mary Kay e Tom são profissionais que se importam com a equipe e com a comunidade. Eles tinham capacidade de abraçar a mudança e assim o fizeram. Isto é muito importante no que refe à mudança da parte administrativa. Você precisa de pessoas que sejam confiantes e não temam a mudança, que fundamentalmente não sejam ameaçadas pela mudança". E Lorish certamente correspondia a essa descrição. Ele tinha desenvolvido programas inovadores para lombalgia ao longo das últimas décadas e foi atraído pela abordagem de Mecklenburg, porque o engajamento de grandes empregadores implicava na obtenção de uma base de pacientes ampla o bastante para fazer funcionar um programa especializado em coluna dorsal.

Mapeando o fluxo de valor e encontrando aprimoramentos para o processo do VM

A Intel contava com um processo preciso, de duas etapas, para abordar problemas complexos e amplos. E a equipe da Intel aplicou esse processo nas parcerias. A etapa um envolvia o pré-mapeamento – identificação de elementos-chave da solução – e o mapeamento envolvia reunir todos os numerosos elementos discrepantes do plano de execução.

Em 17 de dezembro de 2.009, os participantes da parceria se reuniram para uma sessão de pré-mapeamento. Essa foi uma prática de experimentado-e-comprovado da Intel, em que McDonald confiava bastante. "Com projetos amplos e complicados, se você reúne especialistas com antecedência, pode criar uma linha do tempo dividida em fluxos de trabalho paralelos e, então, ter eventos e entregas para cada fluxo de trabalho", diz ela. "O pré-mapeamento permite que os especialistas no assunto comecem a preencher a via específica em sua área de conhecimento".

A sessão de pré-mapeamento terminava com uma determinação do grau de preparo dos participantes para o dia de mapeamento, quando o plano altamente detalhado para a parceria de lombalgia seria traçado. A técnica da Intel requer que os participantes indiquem o quão fortemente eles concordam com duas questões específicas: qual é o objetivo e como o objetivo será realizado. McDonald diz que "quando você pergunta, 'Todos nós sabemos o que estamos tentando alcançar e como iremos conseguir isto?', em geral as pessoas sabem com mais de 90% de clareza o que estão tentando alcançar, mas muito frequentemente com cerca de 50% de clareza como isto será feito. Então, nós perguntamos, 'O que seria preciso para fazer você se aproximar de 100% em ambos?'"

Respondendo as perguntas sobre o como, McDonald e Mecklenburg repassaram o processo no Virginia Mason e outros processos usados nas parcerias de mercado em Seattle. "O VM desenvolveu e implementou o processo e eles compartilharam seu aprendizado e o fato de os resultados serem clínica e financeiramente previsíveis", diz McDonald. "Estava claro para as pessoas que nós podíamos aprender a partir do fluxo de valor, para implementar e desenvolver o nosso em Portland".

O dia do mapeamento era 8 de janeiro de 2.010. Os participantes – cerca de 50 pessoas ao todo da Intel, *Providence*, *Tuality* e CIGNA – se reuniram no Courtyard Marriott para mapear o estado então vigente do tratamento da lombalgia simples. O grupo amplo foi dividido em segmentos menores, com cada subgrupo designado para uma área em particular do processo de tratamento da lombalgia, com o intuito de estudar e mapear. Quando os participantes chegaram, todo o trabalho para as várias raias – uma representação visual das etapas do processo – já estava colocado no mapa. Ao todo, o mapa media 2,44 m de altura e ocupava duas paredes, estendendo-se por mais de 9 m. Os colaboradores então começaram a avançar pelo mapa, etapa por etapa, semana por semana, determinando precisamente quais tarefas tinham que ser realizadas para implementar o fluxo de valor em lombalgia em *Providence* e no *Tuality*.

Quando eles começaram a escavar especificidades, se depararam com a definição de cinco dimensões da qualidade que tinha sido desenvolvida pelas parcerias de mercado de Seattle e que a Intel queria adotar em Portland: (1) assistência baseada em evidência; (2) 100% de satisfação do paciente; (3) acesso no mesmo dia; (4) retorno rápido à função; e (5) custo acessível para prestadores e empregadores. Para que essa parceria viesse a dar certo, o grupo como um todo teria que aprovar as cinco dimensões do modelo. E, após alguma discussão, assim foi feito. Entretanto, no curso dessa discussão, tornou-se claro que alcançar essas cinco dimensões exigiria uma abordagem de sistemas para prestação de assistência. Uma abordagem de sistemas com controle rigoroso de variação, para aumentar a confiabilidade. Seria uma abordagem, conforme colocou Mecklenburg, "dependente de sistemas e não de operador".

Embora aparentemente os astros estivessem precisamente alinhados em Portland para esse tipo de abordagem, ainda havia questões sem resposta. "Uma das dimensões precárias e menos certas acerca da reforma da assistência médica em uma escala maior", diz Mecklenburg, "é se um plano desenvolvido em outro lugar qualquer seria aceitável e transferível aos prestadores, para um novo plano de saúde, um novo empregador, um novo mercado talvez com uma cultura diferente".

Em Seattle, a equipe do Virginia Mason tinha eliminado enormes quantidades de desperdício do processo de tratamento da lombalgia. O tempo de espera tinha ido de 31 dias para o acesso no mesmo dia. Foi eliminado o empregador que desperdiçava com exames de imagem e consultas a especialistas. O processo foi podado até exatamente aquilo que o paciente precisava para ficar melhor e nada além disso. Pelo menos é nisto que a equipe acreditava. Entretanto, em Portland, o Dr. Tom Lorish e outros agilizaram ainda mais o processo, para torná-lo ainda mais enxuto e menos oneroso, mantendo ao mesmo tempo tudo de que precisavam para garantir a qualidade. E a principal mudança sugerida por Lorish foi eliminar o médico do processo. Sua teoria básica era a de que a ferramenta de acesso – as cinco perguntas de triagem feitas por telefone pelo funcionário que agendava a consulta e, em seguida, revisadas pela segunda vez pelo fisioterapeuta – era suficiente e qualquer coisa a mais seria desperdício. Ele argumentou que o médico não acrescentava nenhum valor.

Mecklenburg foi pego um pouco de surpresa por isto. Embora ele seus colegas do Virginia Mason tivessem discutido esta possibilidade, eles decidiram manter o envolvimento médico durante o segmento de 15 minutos, quando então médico e fisioterapeuta se encontrariam, juntos, com o paciente. Entretanto, a equipe de parceria de mercado de Portland queria impulsionar o processo ainda mais e acreditava que os pacientes ficariam bem tendo a consulta apenas com fisioterapeuta, na ausência do médico. Em adição, Lorish notou que eliminar o médico da parte correspondente à rotina do processo facilitaria vastamente o trabalho de marcar horários de pacientes na clínica. Em vez de terem que coordenar os agendamentos de horário de fisioterapeutas e médicos, como acontecia em Seattle, seria então apenas uma questão de encaixar um paciente nos horários do fisioterapeuta.

Mecklenburg estava apreensivo. O que acontece, disse ele, se a ferramenta de acesso – as cinco perguntas de triagem projetadas para identificar pacientes com lombalgia simples – de algum modo se mostrasse falha ou pouco confiável? E se os pacientes subestimassem seus sintomas? Ou representassem os sintomas de modo duvidoso? Mecklenburg descobrira que, em Seattle, entre 5 e 10% dos pacientes submetidos à ferramenta de acesso na verdade manifestavam sintomas mais desafiadores do que aqueles que o fluxo de tratamento sem complicação poderia lidar, sendo que esses pacientes eram encaminhados a outros médicos para realização de exames e tratamento. "Quando o médico está lá com o paciente imerso no processo, isto é o menor dos problemas", diz Mecklenburg. "O médico dá suporte ao fisioterapeuta, retomando as partes pertinentes da história. Isso é algo conservativo que fizemos em Seattle, pela redundância do suporte ao fisioterapeuta".

Mas isto era necessário? Porque se fosse desnecessário para o bem-estar do paciente, seria desperdício. E era assim que Lorish e outros, em Portland, viam isto. Mecklenburg e seus colegas, em Seattle, tinham discutido a mesma questão com certa profundidade, mas no fim decidiram ser conservadores. Lorish tinha uma percepção diferente. Anteriormente, ele havia estabelecido um programa no *Providence*, em que grupos centrais de fisioterapeuta atuando em várias clínicas enfocavam o tratamento ativo da lombalgia. Nesse programa, quando os pacientes telefonavam, eram agendados para consultar fisioterapeutas sem passar por um médico no ínterim. Lorish constatou que, em um caso típico, o paciente melhorava drasticamente em algum momento entre a 2ª e a 6ª sessão com o fisioterapeuta. Nos casos em que os pacientes tinham problemas mais complexos, os fisioterapeutas os encaminhavam aos médicos.

Tendo atuado como membro do conselho de fisioterapia no Oregon, Lorish afirma que sabia que os fisioterapeutas "poderiam fazer a avaliação inicial e a triagem". Lorish também sabia que o acesso aberto era bem mais facilmente alcançado em uma clínica de fisioterapia, que contava com estrutura para atender o paciente com ampla carga de exames mais rapidamente do que seria possível com um médico. Além disso, Lorish acredita que quando os médicos tratam a lombalgia sem complicação, estão atuando no extremo inferior de suas licenças, ao passo que quando os fisioterapeutas tratam essa condição, atuam no limite superior de suas licenças. Dada a sua experiência e conhecimento sobre o modo como os fisioterapeutas trabalhavam, Lorish confiava bastante que os fisioterapeutas seriam capazes de tratar seus pacientes muito bem, sem precisar da intervenção de um médico. E ele notou que, no Oregon, a lei permitia que os pacientes tivessem acesso direto aos fisioterapeutas sem encaminhamento de médico, diferentemente do que ocorre em muitos estados americanos.

Mecklenburg foi persuadido pela experiência e pelo raciocínio de Lorish, mas tinha ainda um pedido, diz ele: "Pedi que houvesse médicos disponíveis por perto, para o caso de haver uma daquelas situações em que o fisioterapeuta não está em posição de tentar convencer um médico a atravessar a rua ou a vir de uma distância de 4 quarteirões, assim haveria um médico com disponibilidade imediata para atender o paciente".

Antes de tomar uma decisão final sobre essa questão, os membros da parceria de Portland decidiram tentar um experimento de 3 meses. Eles estabeleceram processos para tratar lombalgia simples no *Providence* e no *Tuality*, em que tudo seria igual a não ser pelo fato de no *Tuality* os médicos se envolverem precisamente do mesmo modo como faziam os médicos no Virginia Mason, enquanto no *Providence* não havia envolvimento dos médicos. "Nós propusemos experimentar os dois modelos de modo paralelo, para ver se havia diferença", diz Mecklenburg. "Para ver se os pacientes apresentavam índices de satisfação menores na ausência de envolvimento de um médico, para ver se eles se recuperavam com a mesma velocidade, para ver se os fisioterapeutas ficavam ansiosos por não contarem com a presença de um médico junto deles".

O experimento não era perfeito, porque os números de pacientes envolvidos durante esse período eram pequenos, porém a linha basal era a de que aparentemente não havia diferença discernível ente as duas abordagens. A parceria de Portland tinha melhorado o fluxo de valor alcançado em Seattle e, ao mesmo tempo, retido a padronização e a confiabilidade.

Eventualmente, a parceria de mercado de Portland desenvolveu um novo serviço de assistência médica para lombalgia, chamado *DirectLine to Healthcare*. Esse serviço inicialmente foi oferecido apenas para os funcionários da Intel pelo *Providence* e pelo *Tuality* em suas próprias instalações médicas. Entretanto, um mês depois, o serviço passou a ser oferecido a todos os pacientes desses prestadores. Em vez de esperar dias por um horário, um usuário do *DirectLine to Healthcare* era atendido por um médico dentro de 24 horas após a solicitação via telefone.

Apagando uma lacuna no fluxo de valor

A questão sobre os médicos serem ou não envolvidos no processo de tratamento da lombalgia sem complicação não era o único obstáculo a ser enfrentado pela parceria, antes da instituição do novo serviço. Durante o processo de mapeamento do fluxo de valor da parceria, cada subgrupo identificava as atividades relacionadas a sua área em particular. Cada subgrupo também tinha um líder ou porta-voz acompanhando o mapa, explicando a proposta do grupo para o novo processo. Os grupos, então, conseguiam identificar redundâncias, desperdício e lacunas. O produto desse trabalho foi um mapa de fluxo de valor altamente detalhado, que mostrava cada etapa do processo em que o paciente seguia ao longo do tratamento no *Tuality* e no *Providence*.

Quando eles concluíram o processo de mapeamento, Pat McDonald olhou para o mapa e detectou uma lacuna imensa. Muitas atividades do projeto ficaram amontoadas no período entre janeiro e 1º de abril de 2.010, e depois havia um espaço em branco até 1º de junho, que era a data escolhida para o lançamento do projeto e atendimento do primeiro paciente. McDonald perguntou ao grupo por que os prestadores não podiam ver o primeiro paciente em 1º de abril. Então, teve início uma discussão intensa, com muitos motivos propostos para explicar por que era sensível e prudente aguardar até 1º de junho e por que 1º de abril não daria certo. McDonald, porém, não acreditou naquilo. Um aprimoramento desenvolvido no *Intel's Rapid Integrated Lean Process* é a cadência, um tempo de ciclo de 3 semanas para aprimoramentos. Era essa abordagem que McDonald tinha em mente ao apressar os atendentes para revisarem o esquema e quebrarem o trabalho remanescente em tempos de ciclos de 3 semanas.

Com o avanço da discussão, McDonald perguntou: "Qual é a coisa a certa a fazer para o paciente?"

E Janet Meyer, do *Tuality*, respondeu imediatamente, "Você está certa. Estamos esquecendo quem está no topo da pirâmide".

Subsequentemente, toda semana, os membros do comitê da direção se encontravam para percorrer o mapa – literalmente, caminhar ao longo do mapa discutindo tarefas, desafios, prazos, coordenação e outros aspectos. "Nós percorríamos o mapa em todas as reuniões", diz McDonald. "Qual é o *status* de treinamento, comunicações, finanças, clínica?"

McDonald e outros líderes da parceria também investiram tempo fazendo observações diretas de trabalho nas clínicas do *Providence* e do *Tuality*, para determinar o *status* atual. Os prestadores "nos permitiram entrar em suas clínicas e observar diretamente o processo, desde o *check-in* até o tratamento, com permissão do paciente", diz ela. "O que realmente me impressionou foi o quanto os fisioterapeutas eram dedicados e sociáveis em relação à vida inteira dos pacientes, e não só com relação à lombalgia. Eles tinham conversas pessoais, e não apenas 'você está aqui e precisamos concluir o tratamento para você retomar seu caminho'. Essas conversas pessoais permitiam aos fisioterapeutas aprender mais e mais sobre os hábitos dos pacientes e, assim, eles conseguiam prestar um aconselhamento mais eficiente em termos de cuidados com a lombalgia, peso e tabagismo".

No início de fevereiro, os fisioterapeutas (que seriam tão decisivos para o êxito da parceria para lombalgia simples) foram convidados a irem ao Virginia Mason, em Seattle, para ver a clínica especializada em lombalgia do VM em ação.

Lançamento do programa de tratamento

Decorridas 5 semanas do início da parceria, Pat McDonald forneceu uma atualização do *status* do projeto a Steven Megli, seu chefe na Intel, vice-presidente do *Technology and Manufacturing Group*, e co-diretor geral da *Assembly Test Manufacturing*. Megli gostou tanto do trabalho da parceria que autorizou um orçamento para contratar funcionários para trabalharem em tempo integral na parceria junto a Intel. Isto ajudou bastante McDonald, que naquele momento estava se mudando para um trabalho maior dentro da Intel, passando de gerente de fábrica no FAB 20 a diretora da *Product Health Enhancement Organization*, que fora projetada para aplicar programas de software para testar a qualidade e a confiabilidade dos produtos da Intel antes da expedição.

Quando o projeto teve início, em 1º de abril, foi supervisionado por uma equipe liderada por McDonald, que incluía prestadores do *Tuality* e do *Providence*, pessoal do CIGNA e Bob Mecklenburg. Os membros dessa equipe central se reuniam semanalmente – chamando alguns participantes em casos de necessidade – para rever em que pé estava o projeto e o trabalho que precisava ser feito para seguir adiante.

Em 17 de agosto de 2.010, foram lançados os esforços da parceria de mercado de Portland com enfoque nos ombros, joelhos e quadril. Os membros da equipe aplicaram as lições aprendidas em seu trabalho de lombalgia, para definição e mapeamento de um processo de tratamento de problemas simples de ombro, quadril e joelho, e esse novo programa foi implementado em 18 de outubro de 2.010. Passados exatamente 8 meses, foram relatados os seguintes resultados:

- ⊙ Satisfação do paciente: 97%.
- ⊙ Acesso à assistência no mesmo dia: 91%.
- ⊙ Rápido retorno à função: 100%.
- ⊙ Uso de medicina baseada em evidência: 78%.

Os números individuais impressionam, mas McDonald olha para o trabalho a partir de uma perspectiva mais ampla. Considerando o programa de tratamento da lombalgia simples, por exemplo, ela diz que o tempo de ciclo para a assistência foi reduzido de 52 para 21 dias. "Quando você pensa em uma melhora de tempo de 30 dias, significa que o funcionário está retornando 30 dias de melhora da produtividade", diz ela. "O funcionário então se sente melhor 30 dias antes. Vamos assumir que o funcionário tenha proporcionado uma melhora de 20% na produtividade – que é conservativa. Considerando o lucro por funcionário por ano e multiplicando pelo número de funcionários afetados pela lombalgia ao ano, calcula-se o aumento dos lucros que você consegue como benefício do oferecimento de assistência efetiva antecipada para seus funcionários e por ajudá-los a seguirem adiante. Isto representa muitos milhões de dólares para muitos empregadores. Existe realmente aqui algo que capaz de mudar o paradigma".

Em 16 de março de 2.011, decorridos 11 meses do início oficial efetivo do programa de tratamento da lombalgia simples, os resultados das cinco medidas foram os seguintes:

- ⊙ Uso de medicina baseada em evidência: 96%.
- ⊙ Satisfação do paciente: 98%.
- ⊙ Acesso à assistência no mesmo dia: 98%.
- ⊙ Rápido retorno à função: 100%.
- ⊙ Economia evidente de 10-30% para pacientes que participam do processo de fluxo de valor, em comparação aos pacientes não participantes. Os resultados da métrica de custo foram preliminares – com base em 6 meses de alegações – porém encorajadoras. (A maioria dos empregadores logicamente fica aterrorizada ao ver uma elevação na tendência de custos de assistência médica. Os resultados do programa mostraram uma tendência negativa.)

A equipe da Intel aprendeu uma grande lição com esse programa. Por algum motivo, constatou-se que o acesso no mesmo dia era desafiador. Houve dias em que a métrica caiu 80%, mas de modo geral os prestadores sempre administraram a situação para se saírem bem no cumprimento da promessa. A equipe também aprendeu que obter dados em tempo real era muito difícil, em muitas circunstâncias.

No fim de 2.011, os esforços empreendidos pela parceria de mercado conduzidos pela Intel em Portland tinham estabelecido a assistência padronizada para lombalgia simples, nódulos mamários, enxaqueca e problemas de ombro, joelho e quadril. Em cada caso, o modelo do Virginia Mason foi usado como molde. No caso da assistência para enxaqueca e nódulos de mama, o delineamento do Virginia Mason não usava médicos como prestadores de assistência inicial. No caso da assistência para problemas de ombro, joelho e quadril, o Virginia Mason reteve uma consulta combinada com um médico e um fisioterapeuta, enquanto mais uma vez a parceria de Portland, estimulada pelo Dr. Tom Lorish, delegava a assistência inicial a um fisioterapeuta na ausência de um médico, promovendo uma redução de gastos com agendamento e prestador superior à alcançada pelo Virginia Mason.

Em adição, Bob Mecklenburg e seus colegas do Virginia Mason perseguiam a criação de mais seis fluxos de valor para a parceria da Intel, em 2.011. Eles abordaram:

- Sintomas do trato respiratório superior;
- Triagem e prevenção;
- Depressão;
- Diabetes;
- Dor abdominal;
- Dor torácica.

Dessa forma, ao final de 2.011, a parceria da Intel se concentrava em avançar a melhora da qualidade e a redução do custo em 10 das condições mais frequentes e onerosas para os funcionários da empresa.

Embora a triagem e a prevenção evidentemente não sejam uma enfermidade, são mesmo assim um item de alto custo para a Intel e para outros empregadores e o Virginia Mason estavam encontrando ampla variação no modo como as triagens e a prestação de assistência preventiva eram realizadas – variação essa que não fazia bem para os pacientes e ainda era extremamente onerosa para os empregadores. Foi constatado que os problemas do trato respiratório superior, segundo mostravam os dados de alegações e registros hospitalares, representavam um porcentual significativo da assistência recebida pelos pacientes e, também nesse caso, a um custo elevado. Kim Pittenger, colega de Mecklenburg, constatou que o Virginia Mason estava "gastando muito com recursos médicos desnecessários" em triagem e prevenção e também com problemas do trato respiratório superior. "Ambas são importantes", diz Mecklenburg, "e os pacientes com problema de trato respiratório superior precisam de assistência, contudo isto significa que eles precisam de uma consulta médica. Com a triagem e a prevenção, um número exagerado de pessoas está sendo submetida a exames desnecessários, enquanto outras não estão recebendo a assistência de que necessitam. Em muitos casos (a assistência apropriada) dispensa a consulta médica para triagem e prevenção – certamente não em muitos casos de pacientes jovens e sadios, sem sintomas nem preocupações nem história familiar".

Avançando

Pat McDonald começou sua atual jornada no Virginia Mason obtendo algum aprendizado inicial sobre as ferramentas *lean* que lhe permitiram administrar a fábrica de maneira mais eficiente. Ela então trouxe a abordagem de parceria de mercado do Virginia Mason para Portland, obtendo sucesso considerável. Entretanto, algo mais aconteceu no processo desse trabalho. Pat McDonald e seus colegas da Intel perceberam como o sistema de assistência médica americano está disfuncional e prometeram atuar de alguma forma no sentido de ajudar a consertar isto. Agora, eles declaram que estão engajados na missão de "transformar a assistência médica nos EUA". E acreditam que as parcerias de mercado são uma forma poderosa de ajudar a atingir esse objetivo. A Intel está replicando mais do que um modelo de parceria de mercado, está adotando a visão do Virginia Mason de transformar a assistência médica.

Assim, a próxima fase do trabalho é enfocar a expansão do conceito de parceria de mercado além da Intel e do Oregon, para outras companhias importantes localizadas em outros estados. A meta é listar algumas das outras empresas dispostas a usar seu poder de compra, aliadas a alguns grupos adicionais de prestadores que, como coloca Mecklenburg, "não querem ficar para trás, no frio".

"Você escolhe um assunto, define o fluxo de valor e seus membros e dá um pontapé", diz McDonald. "Você observa o trabalho, mapeia, observa a variação e a redundância, elimina o desperdício, determina um novo padrão operacional e desenvolve um conjunto de indicadores que lhe diz se você está ou não obtendo resultados. Em seguida, você aprimora continuamente o fluxo de valor". O trabalho da Intel em Portland tem realizado tudo que Gary Kaplan visualizou e o que Bob Mecklenburg esperava, e mais ainda. "Nesse ponto, a Intel está demonstrando claramente o sucesso de uma parceria liderada por empregador implementando fluxos de valor", diz ele. "Prestadores de outros mercados com culturas diferentes podem replicar os resultados alcançados pela parceria do Virginia Mason. Os resultados obtidos em Portland são quase idênticos aos de Seattle. Eles copiaram a receita".

A expectativa de Mecklenburg era que, na primavera de 2.012, a parceria da Intel tivesse "implementado fluxos de valor efetivos para as 10 condições mais onerosas e isto demonstraria em escala os resultados alcançados com os fluxos de valor iniciais. Isto então mostrará que podemos pegar uma enorme fatia das 10 condições principais e concretizar uma redução de custos de 20-30%. Não um índice de tendência menor e sim uma redução dos custos de assistência médica. E isto é feito melhorando a qualidade e a velocidade do acesso à assistência".

O trabalho de parceria de mercado do Virginia Mason mostra progressos no sentido de usar as métricas para controlar o desempenho dos fornecedores de assistência médica, na busca de atingir os padrões de aprimoramento da qualidade e redução de custos. Trata-se de um modelo de gestão de fornecedor que pode ser replicado na Intel e em outras empresas.

Pontos-chave para a realização desse trabalho

⊙ **Conhecer seu consumidor.** Conheça os principais empregadores aos quais você serve, a demografia da força de trabalho deles e os desafios de saúde que eles enfrentam em relação ao tipo de trabalho que realizam.

- Conhecer as necessidades de seu consumidor. Saiba quais são os principais diagnósticos dos principais empregadores aos quais você serve, incluindo os aspectos mais relevantes para a sua própria equipe.

- Estabelecer uma definição clara e mensurável de qualidade para guiar a produção, pagamento e compra de assistência médica. Trabalhar com um empregador para definir a qualidade mercado-relevante que eles necessitam para os cinco diagnósticos principais.

- Disposição para avançar. Estar disposto a dar um salto de fé como líder e aplicar os conceitos de parceria, mapeamento de fluxo de valor e priorização do paciente em seus problemas mais complexos.

- Engajamento da equipe financeira. Use os dados de finanças e compras para perseguir e orientar o progresso.

CareOregon e Clínicas Afiliadas

3

Produzindo saúde, transformando vidas

Administrar a saúde e as despesas para uma população do Medicaid é um dos desafios mais assustadores na assistência médica. Neste capítulo, nós enfocamos o CareOregon, um plano de assistência administrado pelo Medicaid em Portland, Oregon, que conseguiu melhorar a qualidade da assistência prestada aos seus pacientes e, ao mesmo tempo, controlar os custos. Das 150 mil pessoas que recebem assistência do CareOregon, 95% estão no ou abaixo do nível da linha da pobreza, quase metade não é branca e cerca de 2/3 têm menos de 18 anos.

Não foi o poder de mercado – muito pequeno – do CareOregon o responsável por esse sucesso e sim a identificação de formas inovadoras de estabelecer parcerias com organizações prestadoras para aprimorar a saúde de sua população e, ao mesmo tempo, diminuir o uso de algumas das formas mais caras de assistência. Na busca pelo *Triple Aim* (Objetivo Triplo), o CareOregon mudou e deixou de atuar como uma empresa administradora de benefícios tradicional para se tornar uma integradora – um papel central por meio do qual a empresa estabelece parcerias com vários prestadores para melhorar a saúde individual e populacional e, simultaneamente, reduzir os custos.

"Nós sabíamos que não poderíamos fazer isso sozinhos", diz Dave Ford, CEO do CareOregon. "Tivemos que nos concentrar cada vez mais nas parcerias na comunidade para serviços médicos, serviços sociais e outros. Mudamos de um modelo... (que usávamos) de simples intermediário econômico, cujo trabalho era coletar dinheiro de qualquer um que fizesse uma aquisição e pagar aos prestadores, para uma organização focada no aprimoramento – no *Triple Aim*."

Crise de 2.003

O renascimento do CareOregon começou, como frequentemente ocorre na assistência médica, com uma crise. Em 2.003, esse plano de saúde que atende uma "população segurada" em Greater Portland foi atingido por um colapso financeiro. A receita total disponível era suficiente para cobrir 4 dias de operação. E estava claro que as taxas cobradas das populações do Medicaid e do Medicare atendidas pelo CareOregon não iriam melhorar, mas quase certamente piorariam. "Nós assumimos taxas públicas que jamais acompanhariam a inflação médica, e aquela velocidade de compressão iria se manter com o passar do tempo", diz o CEO Ford, "o que significa que, para prestar serviços, nós tínhamos que ser sempre uma empresa inovadora de ponta, continuamente e em múltiplas frentes. A questão era: nós conseguiríamos superar as taxas?" Ou, como Ford sempre diz, poderiam eles ser rápida e efetivamente inovadores a ponto de conseguirem "ultrapassar o urso"?

Na CareOregon, conversas envolvendo Ford, o Dr. David Labby, diretor médico do CareOregon, e outros levaram a organização a deixar de enfocar a planilha de gastos para passar a enfocar a qualidade da assistência que seus pacientes estavam recebendo. "Nós estávamos discutindo nossa perspectiva e a declaração da nossa missão, e uma das frases que havia nela dizia que nós tínhamos que ter assistência de qualidade", lembra Ford. "E um dos médicos integrantes do nosso conselho de diretores parou tudo e disse 'nós não queremos assistência de qualidade. Nós temos que prestar assistência de alta qualidade'."

E aquela nuance – aquele único conceito – colocou o Care-Oregon em uma jornada para presta nada menos do que uma assistência de classe mundial aos seus pacientes, forçando assim Ford, Labby e sua equipe a reavaliarem seus processos de trabalho, sistemas – tudo.

O desafio era imenso. Muitos se não todos os pacientes do CareOregon eram pobres, desempregados, sem-teto ou moradores de habitações abaixo do padrão, que sofriam de depressão ou doença mental. Havia um porcentual significativo de viciados em drogas ou alcoólatras. Quase 2/3 dos adultos eram acometidos por alguma doença crônica, e quase 1/3 lutava contra múltiplas doenças crônicas. Como apontava um relatório, a população de pacientes incluía casos como "mulheres grávidas usando metadona; sem-teto com doença mental grave ou fazendo uso abusivo de substâncias; pacientes duplamente elegíveis para o Medicare e para o Medicaid apresentando fatores de risco sociais complexos; pacientes com insuficiência cardíaca congestiva e outras condições crônicas; pacientes em transição de hospitais para clínicas ou instituições especializadas; e pacientes que haviam sido internados devido a alguma doença psiquiátrica" (Klein & McCarthy, 2.010).

No curso da pesquisa por métodos de aprimoramento, os membros da equipe do CareOregon buscaram ativamente aprender com outros inovadores. Eles se engajaram com Göran Henriks e sua equipe, do Jönköping County, Suécia; Helen Bevan e seus associados, na Inglaterra; a Southcentral Foundation, no Alasca; o HealthPartners, em Minnesota; o Group Health, em Seattle; e vários outros. Eles se engajaram com o Institute for Healthcare Improvement (IHI) e, em particular, como o associado sênior do IHI, Thomas Nolan. Pelo menos um ano antes da crise de 2.003, Ford e sua equipe tinham começado a centralizar seu trabalho em torno dos 6 elementos da qualidade (segura, efetiva, focada no paciente, oportuna, eficiente e justa) identificados no relatório de 2.001 do Institute of Medicine, *Crossing the Quality Chasm: A New Healthcare System for the 21th Century*. "O relatório do *Chasm* serviu de base para estruturamos o nosso pensamento sobre como, no papel de pagador, deixar de ser apenas um processador de transações para essencialmente moldar e promover mudança estrutural nos sistemas de prestação de assistência", diz Ford. "O *Chasm* disse que não poderíamos mais aceitar desperdício, ineficiência e falta de centralização no paciente."

CareSupport

David Labby, em alusão à preocupação de Ford com "ultrapassar o urso", diz que, como as taxas de pagamento "pelo estado jamais aumentarão tão rápido quanto os custos médicos", o CareOregon tinha que "atingir a questão dos custos modificando o sistema de prestação de assistência médica – ou teríamos uma crise de sustentabilidade a longo prazo".

Parte do desafio consistia em o CareOregon ter que gastar 60% de seu dinheiro com 12% de seus pacientes. Como um plano de saúde, poderia identificar os indivíduos incluídos na categoria de despesas muito altas, mas o que poderia ser feito para ajudar os paciente a melhorarem de saúde e, assim, reduzir os custos? Os pacientes mais caros, diz Labby, eram aqueles com múltiplas condições crônicas, "e não havia ninguém coordenando a assistência deles. Eles iam a múltiplos médicos e sozinhos negociavam a forma como entravam no sistema. A nossa população muitas vezes não tem habilidade para negociar efetivamente através do sistema em seu próprio interesse. Eles não têm suporte em casa nem contam com condições de vida estáveis, e voltariam para um estabelecimento e definhariam".

Próximo do fim do ano de 2.003, Ford, Labby e sua equipe identificaram essa população-alvo e colocaram os enfermeiros para trabalhar arduamente nos casos dos pacientes: o paciente contava com suporte familiar? O paciente estava pronto para modificar certos comportamentos de saúde? Quais eram as condições de moradia do paciente? O paciente tinha um relacionamento consistente e efetivo com o prestador de assistência primária? "Nós tínhamos pessoas apenas com diabetes ou asma", diz Labby. As pessoas tinham múltiplas condições e necessitavam de um conjunto inteiro de serviços – médicos, sociais e comportamentais.

Em 2.004, o CareOregon criou um programa chamado Care-Support, como forma de abordar os seis objetivos de aprimoramento destacados no *Crossing the Quality Chasm*. O programa CareSupport propiciou a administração dos casos desses pacientes social e medicamente complexos, usando equipes de enfermeiros, assistentes sociais e coordenadores de assistência com base no plano, designados para praticas específicas de assistência primária. Essencialmente, a ideia era identificar e trabalhar com os pacientes que usavam a assistência mais onerosa e melhorar seus resultados como forma de controlar os gastos. O CareOregon empregou modelagem preditiva na identificação dos 3-5% desses pacientes que apresentavam maior risco, e trabalhou com as equipes de assistência clínica para enfocar intensivamente em ajudar esses pacientes a alcançarem melhoras.

Um dos métodos usados para impulsionar essa população, a que muito frequentemente faltava um sentido de esperança e motivação, é a entrevista motivacional. Rebecca Ramsay, diretora sênior do Care-Support & Clinical Programs do CareOregon, introduziu a entrevista motivacional ao programa do CareSupport. Ela constatou que, quando começou a trabalhar com as equipes clínicas para identificar oportunidades de melhorar os resultados, os administradores de casos lhe diziam "este paciente não está motivado para fazer nenhuma 'mudança' de comportamento", ou não há nada que possamos fazer, porque ele simplesmente não ouvirá nenhum conselho que lhe dermos". Os administradores de caso, já sobrecarregados de trabalho, então encerravam o caso. "Isso me aborrecia, porque eu ouvia isso tantas vezes e sabia que não iríamos causar impacto na população se não encontrássemos uma forma de trabalhar com esses pacientes ambivalentes", diz Ramsay. Ela discutiu a questão com um de seus professores da graduação e, subsequentemente, manteve esse professor como seu conselheiro por 2 anos "com o objetivo de construir a entrevista motivacional como uma competência central junto a nossa equipe de administração de casos".

A equipe do CareOregon enfocou os serviços de integração que requeriam alto grau de coordenação, não só entre os cuidadores como também com uma gama de agências de assistência social. E os membros da equipe sabiam que a abordagem teria que trabalhar no sentido de capacitar, ao máximo possível, os pacientes a cuidarem de si mesmos. Durante cerca de 2 anos, após a crise – de 2.003 a mais ou menos 2.005 – eles alcançaram um progresso notável, conforme a situação financeira do CareOregon foi se estabilizando e, depois, melhorou gradativamente.

Após se recuperar e depois de sua receita ter atingido o pico, o CareOregon se dirigiu a sua rede de prestadores e comunicou que a organização estava em condições de pagar um pouco mais. Seria apenas em torno de U$ 2 por mês a mais a cada membro e o CareOregon ainda estaria pagando uma taxa significativamente menor que a dos planos comerciais, mas já era alguma coisa. De acordo com Labby, a resposta dos prestadores foi, basicamente: "Vocês pagam uma miséria. Miséria mais U$ 2 continua sendo uma miséria."

Entretanto, foi lançada a ideia de que, se o CareOregon pudesse pagar o fundo adicional às organizações de prestadores como um montante fixo destinado à inovação, então esse dinheiro poderia ser significativo. Em muitos casos, as contas dos prestadores estavam tão apertadas que eles passaram por momentos difíceis identificando fundos para experimentar. Então, em 2.005, o CareOregon criou um programa chamado CareSupport System, para financiar projetos de aprimoramento nas organizações de prestadores da rede. A cada ano, as organizações de prestadores deveriam submeter propostas de programas e receber fundos. O conselho de diretores do CareOregon aprovou uma verba anual de 3 milhões de dólares destinada à iniciativa, que rapidamente se transformou em uma estratégia-chave para ajudar os prestadores da rede a transformarem a assistência.

O problema de produzir saúde

Esse progresso significativo foi impressionante, mas apenas levou o CareOregon até aí. O desafio era que o CareOregon, como um plano de saúde, tinha muita influência para afetar o modo como a assistência era prestada aos seus membros. Estava claro que o sistema de prestação clínica precisava ser mais centralizado no paciente. "Nós tínhamos que ir além daquilo que, historicamente, as companhias de seguros fazem", diz Ford. "Nós precisávamos redefinir como se produz medicina. Percebemos que tínhamos que mudar coletivamente o modo como os prestadores interagiam com os pacientes." Essa noção de que um plano de saúde pequeno abrigava a ambição de redefinir como se produz medicina soou como arrogância ou desespero. Mas não era uma coisa nem outra. Era a constatação da realidade. Os problemas de custos do CareOregon somente seriam resolvidos se a saúde da população sofresse melhoras mensuráveis, e isso era nitidamente improvável com o sistema de assistência vigente.

Uma questão central que os líderes do CareOregon queriam responder era o que eles poderiam dar como contribuição que tivesse valor real para a população deles. "Se é só uma questão de pagar indenizações", diz Ford, "bem, muita gente pode pagar indenizações, e, no final, o valor social disso é bem marginal. Para nós, a questão é como podemos participar na produção de saúde? É essa pergunta que estamos fazendo. É nesse espaço que precisamos entrar. Nós estávamos preenchendo os espaços vazios relacionados à assistência não prestada aos (pacientes) com doenças crônicas, por meio da criação de administradores de caso telefônicos aqui, no plano de saúde – fazendo o trabalho e a coordenação que não estavam sendo feitos pelas práticas clínicas. Podíamos ver que estávamos lidando com um sistema de assistência primária disfuncional e descoordenado." (Ao afirmar isso, a equipe do CareOregon não estava apontando as falhas da clínica, onde eles sabiam que as pessoas trabalhavam de forma extremamente intensa e compassiva, mesmo sabendo que as clínicas estavam sendo impulsionadas ao longo de uma esteira de produção por um sistema de pagamento que lhes dava poucas alternativas a essa abordagem de linha de produção.)

Se o CareOregon tinha que sobreviver para conseguir cuidar de sua população, isso tinha que mudar. Assim, no início de 2.006, Ford saiu em busca da sorte do Santo Graal – uma abordagem experimentada e comprovada que poderia ser replicada no CareOregon. Ele falou sobre isso com várias pessoas que conhecera pelo país que tinham se engajado por algum tempo no movimento de aprimoramento da qualidade. E daí surgiu o nome Southcentral. A Southcentral Foundation (SCF), localizada em Anchorage, no Alasca, era uma prestadora de assistência médica formada e dirigida por nativos do Alasca, que prestava assistência primária e especializada em conexão com um sistema hospitalar destinado à população nativa do Alasca. Comentava-se que o Southcentral, que cuidava de uma população bastante semelhante à do CareOregon, fazia um trabalho dinâmico. Diziam que a fundação estava melhorando a saúde de sua população a ponto de reduzir os custos nas áreas de custos mais altos – uso do pronto atendimento (PA), assistência especializada e internações – e, ao mesmo tempo, melhorando a qualidade.

Ensinando a mudar vidas

Dave Ford encontrou o Dr. Douglas Eby, vice-presidente de serviços médicos da Southcentral Foundation (SCF), em diversos eventos do

IHI. E ficou claro, após algumas discussões, que Eby e seus colegas no Alasca bem poderiam estar envolvidos em algo que poderia beneficiar o CareOregon. Como resultado, Ford convidou Eby para vir a Portland conversar com o conselho de diretores do CareOregon, na primavera de 2.006, e esse encontro foi decisivo. Eby enunciou desafios, frustrações e esperanças que correspondiam àqueles com que se deparavam os líderes do CareOregon. Entretanto, Eby também foi mais além, porque ajudara a liderar um esforço de transformação na Southcentral Foundation que resolvera alguns dos problemas mais difíceis que o CareOregon também estava enfrentando.

Naquele verão, pouco depois de Eby ter conversado com o conselho do CareOregon, Ford disse ao diretor médico do CareOregon, David Labby: "Precisamos checar isso. Vamos levar 30 pessoas ao Southcentral e você ficará encarregado disso." Labby rapidamente organizou uma missão de reconhecimento, viajando para Anchorage durante a primeira semana de agosto de 2.006, para ver o trabalho realizado no Southcentral. Ele passou vários dias lá, com Eby e Michelle Tierney, diretora de desenvolvimento organizacional do Southcentral, aprendendo bastante sobre o trabalho da organização. De volta a Portland, começou a trabalhar para reunir o grupo de viagem, com um senso crescente de excitação, porque aquilo que ele viu em Anchorage "realmente o impressionou".

Em 8 de agosto, ele escreveu um memorando destinado àqueles que ele esperava que fossem se unir ao grupo para viajar até a Southcentral Foundation, "extremamente impressionado com a paixão pelo que faziam e com o profissionalismo do pessoal de lá". Disse que a transformação do Southcentral nascera da crença, articulada por Eby, de que seu produto central, favorecido pela intervenção humano-humano direta, era "ensinar a mudar vidas". Labby também observou que o Southcentral tinha sido bem-sucedido (ainda que com algumas dificuldades) em adotar o acesso no mesmo dia e na criação de equipes clínicas para prestar assistência. Enfermeiros licenciados foram deslocados dos silos clínicos, onde enfocavam coisas como imunizações, diabetes e assim por diante, para trabalhar de um modo mais generalizado em uma equipe composta por um médico, um assistente médico licenciado, um assistente social ou especialista em comportamento e um assistente administrativo.

A Southcentral Foundation contava com um total de 30 dessas equipes clínicas trabalhando em seu centro. "O enfermeiro administrador de caso atua por telefone, dando suporte ao painel clínico e à vila", relatou Labby. Ele escreveu que, no Southcentral, o foco estava:

Na assistência preventiva e no tratamento da doença crônica. Há perfis/ferramentas eletrônicas que permitem à equipe conhecer suas subpopulações de diabéticos, asmáticos etc., de modo a possibilitar a aplicação com segurança de assistência baseada em evidências e de assistência preventiva. O enfermeiro deve garantir que os pacientes incluídos nos registros de doença crônica obtenham toda a assistência recomendada pelos protocolos e que os serviços preventivos sejam oferecidos. A equipe de médico/enfermeiro/assistente médico revisa os esquemas antes e durante as sessões clínicas, a fim de garantir que estejam preparados para oferecer todos os serviços recomendados durante o horário agendado, de modo a não perder nenhuma oportunidade de prestar a assistência necessária. O enfermeiro administrador de caso também dispõe de registros de doenças que o informam quais pacientes precisam ser trazidos, por conta de lacunas na assistência recomendada. O resultado tem sido o relato de melhoras impressionantes no manejo de doenças crônicas como diabetes, asma e até dor crônica, bem como o aprimoramento da prestação de serviços médicos preventivos gerais, como mamografia e triagem de câncer de cólon...

O memorando de Labby forneceu embasamento para aqueles que planejavam ir à viagem para Anchorage, marcada para 29 de agosto a 1º de setembro. O objetivo dessa viagem era tentar, conforme escreveu Labby, avaliar a "aplicabilidade do modelo da SCF, ou de partes desse modelo, ao CareOregon e sua rede". A delegação que seguiria para o norte incluía uma equipe do CareOregon, bem como representantes de quatro clínicas localizadas na área de Portland que forneciam o grosso da assistência aos membros do CareOregon – Legacy Clinic

Emanuel, Multnomah County Health Department, Richmond Clinic at Oregon Health & Science University e Virgina Garcia Memorial Health Center.

Alguns legisladores do estado do Oregon também foram incluídos. As quatro clínicas enviaram equipes que incluíam clínicos (alguns dos quais diretores médicos) e administradores. Muitos membros da delegação tinham tido a oportunidade de ouvir Eby falar sobre o trabalho realizado no Southcentral em uma de suas visitas a Portland, e a notícia dessa nova abordagem se espalhou rapidamente. Assim, todos os participantes da viagem tinham ao menos uma noção básica daquilo que acontecia na SCF.

A visita da delegação começou com uma apresentação de Doug Eby e outros membros da equipe, incluindo os responsáveis pelo treinamento e pela saúde comportamental. A delegação fez um *tour* pelas instalações e viu as equipes clínicas em ação, observando particularmente os membros da equipe de assistência primária – médico, enfermeiro, assistente médico e assistente social ou especialista em comportamento – posicionados juntos no local de trabalho, de modo a lhes permitir o engajamento mútuo e a atuação como uma unidade coesa ao longo do dia. A delegação viu os administradores de caso, que lidavam diretamente com seus pacientes – que conheciam em detalhes as histórias e os desafios de seus pacientes. Eles testemunharam situações em que um administrador de assistência, ao receber um telefonema de um paciente, consultava o médico ou o enfermeiro ou o assistente social sentado a poucos metros de distância e, então, orientava o paciente. Num dado momento, os membros da equipe do CareOregon testemunharam um médico que retornava para a área onde trabalhava com outros colegas apontar para o administrador de assistência e dizer: "Ela não trabalha para mim. Eu é que realmente trabalho para ela!"

A delegação também encontrou com alguns clientes proprietários da Southcentral Foundation – nativos do Alasca que tinham experiência com a assistência prestada no sistema antigo e no novo sistema. Ford, Labby e seus colegas visitantes acharam extremamente estimulante ouvir histórias que indicavam como as pessoas estavam profundamente orgulhosas da excelência do Indian Health Service, incorporado à Southcentral Foundation. Ford diz: "Estava tão claro que eles tinham esse tremendo orgulho da organização – que o sistema Southcentral ocupava um lugar especial em sua comunidade."

Reconhecendo um modo melhor de praticar medicina

A viagem comprovou a crença que Ford e Labby haviam expressado antes da ida a Anchorage – a de que ouvir sobre o trabalho realizado pelo Southcentral era uma coisa, mas vê-lo em primeira mão, ao vivo e a cores, era vastamente mais significativo. "As pessoas ficaram excitadas com as possibilidades", diz Ford.

Conforme eles tinham visto no Southcentral, a assistência de classe mundial tinha a ver com equipe de trabalho, padrões, alcançar os pacientes e, como Eby disse, "ensinar a mudar vidas". Tudo que eles disseram reforçou o que tinham ouvido de Eby várias vezes: que o centro do novo sistema deles tinha que ser sobre criar "relações de cura contínuas" entre os pacientes e suas equipes de prestadores. "A assistência médica efetiva não tem a ver com comprimidos e procedimentos", repetia Eby, "e sim com a construção de relações, caminhar com mais alguém em sua jornada ao longo do tempo."

Depois de voltar de Anchorage, David Labby pôs alguns de seus pensamentos no papel:

O que vimos não era a assistência médica que conhecemos. Acesso livre: pacientes que podiam ver o médico que lhes fora designado no mesmo dia, sendo chamados às 16h30. Equipe de assistência: médicos que trabalhavam lado a lado com enfermeiros administradores de caso fazendo tudo que fosse preciso para ajudar seus pacientes. Isso poderia ser uma consulta com o médico, se você **realmente** precisasse vê-lo, mas poderia ser um telefonema de retorno, caso você apenas tivesse alguma dúvida. Se você de fato viesse, provavelmente seria para ver um médico conhecido de longa data e que conhece você e sua família. Para cada equipe, é designado um painel de cerca de 1.000 pacientes, e estes são incentivados a se registrar como famílias, de modo que... (as equipes) conseguissem conhecer melhor os pacientes...

Durante as visitas, há muito tempo para abordar todas as suas preocupações, bem como fazer todas as triagens de saúde que devam ser feitas, para que você não tenha que voltar. Os médicos não são pagos por consulta, portanto não há incentivo para que você venha sem precisar nem para que volte, uma vez que tudo pode ser feito enquanto você estiver lá. Os prestadores de saúde comportamental estão no local, prontos para abordar quaisquer problemas de saúde mental que possam surgir durante a consulta, evitando assim que alguém que esteja sofrendo tenha que esperar para obter auxílio.

Se você não comparecer, também poderá receber um telefonema avisando que está na hora de fazer a triagem médica ou algum *check-up* para alguma condição crônica, uma vez que eles rastreiam todas as necessidades médicas dos pacientes em uma base de dados e ajudam os pacientes a permanecerem saudáveis. E isso funciona: taxas decrescentes de internações e atendimentos no pronto-atendimento (PA), índices de medidas preventivas e de imunização de nível quase mundial, e resultados excelentes para pessoas com condições crônicas, como diabetes e asma.

Embora a delegação tenha ficado profundamente impressionada, também havia certa preocupação. Era tão diferente do modo como as coisas funcionavam em Portland que um dos membros do conselho do CareOregon disse que seria ótimo adotar, "mas não conseguia ver como eles poderiam chegar a isto a partir de onde estavam, naquele momento".

Mas eles tinham que tentar. Labby diz que, antes de o avião deles decolar de Anchorage, os membros da delegação, que até então perguntavam "Devemos fazer isso?", passaram a perguntar "Como pudemos não fazer isso?"

Aquele membro do conselho, porém, tinha levantado uma questão muito interessante: como o CareOregon poderia sair de onde estava e chegar lá? E a única resposta possível era a de que isso teria que ser feito em colaboração com os prestadores que tinham acompanhado a equipe do CareOregon na viagem a Anchorage. O CareOregon não tinha controle sobre o que acontecia em nenhuma das clínicas que atendiam seus pacientes. Assim, qualquer transformação na prestação de assistência teria que acontecer como resultado do entusiasmo da parte das organizações prestadoras. E isso não era tão simples quanto a colaboração com um grupo prestador. Seria necessário que as clínicas assumissem o desafio – cinco clínicas que nunca haviam trabalhado juntas antes.

Entretanto, havia um poderoso senso de possibilidade entre os clínicos e administradores que retornaram das organizações prestadoras. Eles tinham visto uma nova forma de prestação de assistência e a queriam para seus pacientes. Os clínicos conversaram sobre a assistência baseada em equipe, incluindo o componente de saúde comportamental conectado à assistência primária. Eles conversaram sobre as relações de cura contínuas com os pacientes. "Os médicos viram o modo como as coisas funcionavam no Southcentral", diz Labby, "e diziam, 'Claro! É assim que eu gostaria de poder atuar na prática. Foi por isso que entrei na medicina.'"

Ao final da visita de 3 dias a Anchorage, o grupo tinha se comprometido a descobrir um meio de testar se o modelo do Southcentral poderia ser recriado em múltiplas clínicas ligadas a várias organizações, cada uma com recursos diferentes e populações de pacientes um tanto distintas.

Havia várias questões imediatas. A relação existente entre o CareOregon e sua rede contratada era significativamente diferente daquela que havia entre a liderança do Southcentral e sua equipe. E, embora fosse possível visitar e ver o que o Southcentral tinha feito, não havia nenhum esquema nem conjunto de diretrizes para recriar o modelo do Southcentral. Mesmo assim, estava claro para a delegação que o sistema que eles conheceram naqueles poucos dias tinha cinco componentes-chave: (1) assistência baseada em equipe; (2) administração de painel pró-ativa; (3) assistência centralizada no paciente; (4) acesso avançado; e (5) integração da saúde comportamental. Para construir o tipo de *medical home* robusto que eles tinham acabado de ver, as clínicas deveriam se dispor a assumir o compromisso de implementar todos esses componentes.

Um esforço colaborativo

Conforme o trabalho começou a ser levado a sério em Portland, as equipes envolvidas tinham sempre em mente o conselho dado por Doug Eby e sua equipe, com relação à abordagem geral – aquela luta com o trabalho pouco a pouco tendia ao fracasso. "Eles deixaram claro que você não pode fazer isso como se fossem projetos isolados", diz Ford. "Você tem que fazer... (todas as partes) de uma vez só. E o motivo que eles deram foi que, se você puser as partes em prática de uma forma linear e não concomitante,... haverá tantas peças diferentes envolvidas que você acabará se desviando do compromisso e do tempo para terminar o trabalho, e o resultado será o fracasso." A equipe do Southcentral tinha tentado trabalhar em projetos de aprimoramento de modo sequencial e sempre constatava que, depois que a equipe concluía o trabalho de um projeto e seguia para o próximo, o trabalho concluído não se sustentava. Para o CareOregon, mudar a forma como seus pacientes recebiam assistência implicava transformar o sistema como um todo de uma vez – algo vastamente mais complexo do que qualquer coisa que a equipe de liderança já tentara até então. "Nós conduzimos alguns projetos importantes no passado, com certo grau de sucesso", diz Labby. "Um programa para diabetes, por exemplo, que todavia não mudou os fundamentos e nós precisávamos ter aspirações maiores." Ford, Labby e os outros acreditavam que eles precisavam de um novo modelo de assistência que proporcionasse os resultados de qualidade e custo que eles precisavam alcançar.

Uma das lições mais importantes do Southcentral aprendidas pela equipe do CareOregon foi que, conforme exposto por Ford, "havia um processo pelo qual as equipes poderiam tratar as populações juntas, de uma forma bem mais suportiva do que... (seria possível) com um único médico em uma prática baseada em encontros". Isto era o centro da questão – a necessidade de criar equipes e estabelecer as melhores práticas e trabalho padrão a serem por eles implantados.

O CareOregon e as clínicas que tratavam seus pacientes formaram uma parceria com o propósito de adaptar a abordagem do Southcentral ao trabalho conduzido em Portland. As clínicas interessadas em se tornar locais-piloto do novo trabalho – e todas as clínicas representadas na viagem a Anchorage, além de uma quinta clínica, a Central City Concern, estavam interessadas – submeteram propostas ao CareOregon em novembro de 2.006. O CareOregon tinha reservado fundos para fazer o programa funcionar, o que implicava pagar a cada clínica o suficiente para estabelecer equipes-piloto internas para tentar adaptar a abordagem do Southcentral. Os pagamentos feitos pelo CareOregon para financiar as equipes-piloto tiveram importância decisiva.

"Você precisa criar capacidade para que a mudança ocorra", diz o Dr. David Shute, do GreenField Health, em Portland. Shute tinha experiência com estabelecimento e orientação de aprendizado de parcerias, e foi contratado por Labby para ajudar a estruturar a parceria multiorganizacional ao longo das linhas descritas no relatório do IHI *The Breakthrough Series: IHI's Collaborative Model for Achieving Breakthrough Improvement* (Institute for Healthcare Improvement, 2.003). "Se você está correndo a todo vapor na tentativa de ver pacientes e fazer o básico, então você não tem excesso de capacidade", prossegue Shutes. "Uma das primeiras etapas foi criar uma nova capacidade, e isso é parte do que foi feito pelo financiamento – criar a capacidade de começar a testar as mudanças." Além do suporte financeiro, o CareOregon forneceu uma função de coordenação central, equipe de administração de projeto, suporte técnico e treinamento de aprimoramento para os clínicos que trabalhavam na aplicação do novo modelo.

As clínicas que se uniram em parceria diferiam em muitos aspectos. O ramo Cornelius do Virgina Garcia Memorial Health Center, por exemplo, tinha entre seus pacientes alto porcentual de agricultores imigrantes, enquanto o Central City Concern tinha uma clínica para sem-teto cujas raízes eram um estabelecimento destinado ao tratamento de viciados em drogas e álcool e que oferecia serviços robustos de saúde comportamental e outros. A Richmond Clinic, da Oregon Health & Science University, atendia uma população urbana multiétnica e tinha residência em medicina de família, enquanto a Legacy Clinic Emanuel atendia uma das principais comunidades de afro-americanos e incluía um programa de residência em medicina interna pelo qual passavam muitos jovens médicos durante a época de residência.

Embora a equipe do CareOregon tivesse um conhecimento bastante aprofundado sobre o trabalho conduzido pelo Southcentral, precisava ir ainda mais fundo para criar um currículo que ensinasse os funcionários de todas as clínicas- piloto participantes. David Labby e Rebecca Ramsay voltaram ao Southcentral em setembro de 2.006, com o objetivo de se engajar numa observação atenta que lhes permitisse delinear um currículo, um esquema de ensino, destinado às equipes clínicas de Portland. Labby e Ramsay se tornaram as sombras das equipes de assistência do Southcentral, e entrevistaram os líderes e o pessoal com o intuito de ver com maior profundidade as formas pelas quais o modelo do Southcentral funcionava na prática. Usando aquilo que tinham aprendido, Labby e Ramsay reuniram um pacote de mudanças inicial que eles aplicariam quando voltassem para Portland, incluindo treinamento de papéis específicos para administradores de caso, profissionais de saúde comportamental, enfermeiros e médicos.

Renovação da assistência primária

Enquanto isso, Ford e sua equipe tinham reunido uma proposta para um programa que chamaram *Primary Care Renewal*. Essencialmente, a ideia era criar uma *medical home* centralizada no paciente para todos os seus membros. Ford descreveu isso como uma mudança na assistência primária que eliminaria a responsabilidade de um médico trabalhando de modo relativamente independente e, em vez disso, atribuiria a responsabilidade pela assistência a uma equipe prestadora coordenada que conheceria e atenderia a todas as necessidades médicas dos pacientes, com cada necessidade sendo abordada no contexto de menor custo que a equipe julgasse apropriado.

Por que esse programa foi chamado *Primary Care Renewal?* A resposta, escreveu Labby naquela época, era que "é assim que aqueles que se envolveram com a assistência médica pensavam que seria a prática quando começaram o treinamento. Chama-se *renewal* (renovação) porque se baseia no restabelecimento do relacionamento pessoal que a maioria de nós deseja do sistema de assistência médica. É chamado *renewal* porque poderia ser um pequeno passo do Oregon no sentido de transformar o sistema de assistência médica mais oneroso do mundo no sistema mais satisfatório e efetivo que pode ser oferecido em todo o mundo".

O financiamento a partir do programa de aprimoramento do CareOregon foi essencial. Afinal, o CareOregon estava pedindo que as clínicas trabalhassem mais e fizessem coisas pelas quais não costumavam ser pagas, segundo um modelo de reembolso de taxa por serviço. A equipe sabia que o trabalho exigiria mais funcionários – especialistas em saúde comportamental, pelo menos. E como o CareOregon estava propondo construir uma *medical home* centralizada no paciente onde a gama completa de necessidades dos pacientes pudesse ser atendida e onde os cuidadores conseguissem conhecer muito bem os pacientes de seus painéis, todos os membros de cada equipe de assistência clínica estariam "atuando no máximo de sua licença ou capacidade", diz Ramsay. Ele diz ainda que o CareOregon foi bastante exigente para garantir que todo o trabalho passível de ser realizado efetivamente por enfermeiros, assistentes médicos, assistentes sociais, farmacologistas e outros profissionais fosse de fato realizado por esse pessoal. Isso daria mais tempo aos médicos para se concentrar nos tipos de questões para os quais os médicos são treinados. O resultado, ao menos na teoria, seria a disponibilização de mais tempo para cada paciente com algum membro da equipe de assistência primária, bem como a disponibilização de mais tempo impactante com o médico. "Nós dizíamos para as clínicas que queríamos transformar a assistência primária em nossa comunidade, e, com base no que vimos no SCF, eis aqui os cinco princípios que acreditamos que devem guiar essa transformação", diz Ramsay.

Era para a parceria ser lançada com um *charter meeting*, em que seriam acordadas a direção e as metas e decidido sobre o conjunto inicial de medidas comuns. O processo de aprendizado colaborativo incluiria consulta e orientação de um corpo docente especializado (que seria retido pelo CareOregon na qualidade de consultores), bem como treinamento e instrução para engajamento no painel e no trabalho de manejo de caso, proporcionando acesso livre e integrando a saúde comportamental à assistência. Com efeito, o CareOregon proporcionaria um aprendizado móvel e um centro de desenvolvimento. Por fim, as equipes-piloto se reuniriam a cada 6 semanas em uma sessão de aprendizado formal, para relatar medidas comuns e discutir o progresso.

Na primeira semana de fevereiro de 2007, as equipes-piloto foram escolhidas, as diretrizes e a estrutura seguindo adiante foram definidas, e a parceria estava pronta para ser lançada. No *charter meeting*, que aconteceu em 6 de fevereiro, Labby, ecoando o princípio orientador do Dr. Paul Batalden, da Dartmouth Medical School, um dos membros do conselho fundador do IHI, enfatizou para as equipes-piloto reunidas que, daquele momento em diante, todos teriam dois trabalhos: "O trabalho 1 é prestar assistência", disse ele. "O trabalho 2 é aprimorar a assistência." Ele explicou que a meta era acelerar o progresso compartilhando experiência de forma contínua, bem como disseminar o *Primary Care Renewal* além dos locais-piloto.

Todos os membros das equipes-piloto clínicas passaram por um processo de treinamento sob a tutela de consultora Jane Norman. Norman tinha muitos anos de experiência em aprimoramento da qualidade e administração, nos quais ela se baseava para ensinar as equipes clínicas a conduzirem os aprimoramentos planejados em seus sistemas de prestação de assistência.

Em março de 2.007, a equipe do CareOregon e as equipes das clínicas participantes do *Primary Care Renewal* se reuniram para uma discussão. Eram ao todo 90 pessoas no recinto, e as equipes representadas nunca tinham trabalhado juntas antes. Ford e Labby falaram ao grupo reunido e explicaram que o *Primary Care Renewal* era basicamente uma parceria-piloto de *medical homes* centralizadas no paciente estabelecida entre o CareOregon e os grupos prestadores reunidos. A esperança e a crença eram de que o *Primary Care Renewal* proporcionaria uma assistência mais efetiva para os pacientes, reenergizaria os prestadores e tornaria a assistência primária mais atraente para os estudantes de graduação de medicina, como forma de fazer uma diferença significativa na vida dos pacientes. Eles também explicitaram sua esperança de que uma assistência primária mais efetiva diminuiria a utilização desnecessária e onerosa, como os atendimentos no SE ou as internações, permitindo mais investimentos em infraestrutura de assistência primária e um sistema de assistência médica mais sustentável, de modo geral.

A abordagem baseada em equipe que eles estavam usando era o programa da fundação. Ford diz que, com o passar do tempo, a parceria mudou da assistência do passado (por ele definida como a assistência "heroica/especializada, centrada no profissional, de resgate/ estágio tardio e indiferente à população") para a assistência do futuro (que ele definiu como sendo equilibrada pelo *Triple Aim*, métrica do sistema integral, responsável pela população, baseada em equipe e pós-heroica).

"Considero uma noção bastante aprofundada a de que o CareOregon estava deixando o papel de plano de saúde tradicional para passar a catalisar mudanças na comunidade de prestadores", diz David Shute. "Esse era um novo território para os planos de saúde. Eles não só estavam fazendo alterações robustas no modo como as clínicas prestavam assistência como também, na verdade, estavam redefinindo o que é o produto."

Tradicionalmente, o produto clínico era tratar doenças no contexto baseado em consultas, e o CareOregon estava pedindo às clínicas para fazer melhor do que isso. Entretanto, eles também estavam pedindo que as clínicas fizessem mais – por exemplo, que se tornassem pró-ativas com relação ao bem-estar e integrassem a saúde comportamental à assistência primária. E as clínicas estavam ansiosas para fazê-lo. "Isso realmente foi ao encontro daquilo que as pessoas queriam fazer", diz Labby. "Foi isso que criou o elemento infeccioso de disseminação."

A nova abordagem do *Primary Care Renewal* abrangia os cinco componentes fundamentais descritos a seguir, que a delegação tinha identificado na Southcentral Foundation.

Assistência baseada em equipe

A dra. Beth Averbeck, diretora médica associada de assistência primária junto ao HealthPartners, em Minnesota, resumiu tudo: "A assistência primária é um esporte de times." O *Primary Care Renewal* estava então mudando da assistência baseada em consultas para um modelo de assistência que oferecia mais prevenção, bem-estar e alcance, e exigia administradores de caso, administradores de painel e especialistas em saúde comportamental, bem como médicos e enfermeiros.

Aprender e se adaptar aos novos papéis era complicado. Passar de reativo – esperar os pacientes marcarem consultas e irem até a clínica – a pró-ativo – administrar a saúde da população e alcançar os pacientes que necessitavam dos serviços – era um imenso desafio. A lógica da nova abordagem, porém, era clara. Muitas tarefas até então realizadas por um médico poderiam ser nitidamente realizadas por outros membros da equipe – preenchimento de prescrições, atualização de testes e triagens e muito mais.

"A maioria (se não todas) das clínicas de assistência primária da rede segurada reconhecia que seus enfermeiros estavam sendo subutilizados e muitos estavam infelizes com as tarefas amplamente técnicas e administrativas que tinham de fazer diariamente", diz Ramsay. "A assistência baseada em equipe ofereceu aos enfermeiros uma oportunidade de entrar no papel profissional para o qual estavam preparados e que ansiavam assumir." Isso, de modo ideal, deixaria o médico fazer aquilo que fora treinado para fazer: tomar decisões médicas complexas.

Administração de painel pró-ativa

A ideia de administração de painel pró-ativa remonta, de certa forma, às antigas relações médico-paciente. Os médicos tinham que conhecer os pacientes por quem eram responsáveis e os pacientes tinham que saber quem eram seus médicos. Entretanto, a administração pró-ativa de um painel de pacientes implica que todos os membros da equipe de assistência têm que conhecer seus pacientes e vice-versa. Para a parceria do CareOregon isso exigia não só uma nova abordagem e cultura como também sistemas de dados que permitissem o manejo de uma população em rápida movimentação.

"O componente de dados é imenso", diz Labby. "Com os dados você pode agir de acordo com o *Triple Aim*." Estabelecer a administração de painel pró-ativa envolvia a criação de uma ferramenta para listagem de todos os membros do painel e de informações essenciais sobre os serviços requeridos por eles, bem como padronização da consulta, de modo que as necessidades de triagem do paciente fossem antecipadas e estabelecidas de antemão, permitindo o uso mais produtivo do tempo real de consulta. Essa abordagem exigia que os administradores de painel varressem suas listas diariamente para antecipar as necessidades de seus pacientes. Também exigia que os administradores de painel fossem até os pacientes, entre as consultas, para engajá-los em instrução e na obtenção de serviços atualizados, o que implicava estabelecer tamanhos de painel administráveis. Para uma população urbana de pacientes sem teto, por exemplo, isso significava um tamanho de painel aproximado de 900 a 1.200 pacientes. Os painéis de medicina interna variavam de 1.200 a 1.500 pacientes. "A administração de painel se tornou um papel novo para (assistentes médicos e enfermeiros licenciados da prática)", diz Ramsay. "Nós até descobrimos, a partir de outros sistemas de saúde, que os estudantes universitários podem fazer um trabalho fabuloso na área de administração de painéis."

Esse trabalho de linha de frente era bastante focado no *Triple Aim*, diz Ramsay, envolvendo "mapeamento das necessidades de uma população no contexto de uma dada assistência médica em particular e descobrindo a forma mais eficiente e efetiva de atender a essas necessidades".

Assistência centrada no paciente

Na Southcentral Foundation, os líderes buscaram ouvir a voz do paciente de muitas formas diferentes – levantamentos, grupos de foco, discussões com pessoas que aguardavam nas salas de espera, entre outras. Eles engajaram os pacientes no delineamento de uma planta física e empregaram símbolos usados em saúde e na assistência na construção de instalações eficientes, funcionais e vistosas para a comunidade. "Um sistema de *feedback* rico é essencial", diz David Labby. A parceria do CareOregon buscou instalar alças de *feedback* de paciente similares. Quando os membros da equipe do CareOregon olharam para os levantamentos de satisfação do paciente, constataram que a maioria não tivera acesso aos elementos-chave que eles tentavam embutir no modelo. Isso levou à criação de novas ferramentas para avaliar o grau de centralização no paciente do programa, bem como a novas formas de avaliar a experiência de assistência do paciente.

Acesso avançado

Em um nível, o acesso avançado implicava que as clínicas teriam que trabalhar para manter cerca de 30% de suas janelas de horário abertas diariamente para agendamentos imediatos. Entretanto, a parceria também queria ir além dessa definição tradicional e pensar em termos de criação de mais acesso de vários modos, incluindo telefonemas, *e-mails*, consultas em grupo e outros. Se construir relações deveria ser o centro do sistema, as clínicas precisariam de múltiplas formas que permitissem às pessoas se conectar, métodos dirigidos por aquilo que funciona para os pacientes e não só para os prestadores. Labby define o aceso avançado como o IHI o definira no passado, da perspectiva do paciente: toda a assistência que desejo e preciso, quando e como e onde eu precisar. Labby diz: "É o esqueleto da relação."

Integração da saúde comportamental

A integração da saúde comportamental à assistência primária foi um enorme desafio. Dada a natureza dos problemas enfrentados pela população atendida pelo CareOregon, porém, essa integração era essencial. Entretanto, o componente de saúde comportamental do programa *Primary Care Renewal* inicialmente se mostrou difícil de romper. Como o papel primário de um especialista em saúde comportamental era inexistente nas clínicas, a parceria estava começando quase de improviso.

"Quando as pessoas foram contratadas para aquela função, a imaginaram para si mesmas", diz Labby. "O papel delas nas clínicas tinha que ser firmemente baseado em solução e ação, e era difícil para alguns especialistas abrir mão de sua atuação como terapeutas." De fato, algumas pessoas contratadas como especialistas de saúde comportamental não duraram muito tempo no novo papel, por causa de suas experiências como terapeutas. Os especialistas em saúde comportamental incluídos nas equipes de assistência primária não foram tão solicitados a serem psicanalistas quanto foram os instrutores solicitados a atuar como solucionadores de problemas. Eles deveriam enfocar as intervenções comportamentais breves – terapia cognitivo-comportamental direta. Para os terapeutas acostumados a mergulhos profundos com cada paciente, o papel novo poderia parecer fugaz e insatisfatório. Aqueles que não conseguiram abandonar o modelo de terapia tradicional terminaram saindo.

Entretanto, quase desde o começo, a maioria dos homens e mulheres contratados como especialistas de saúde comportamental junto às clínicas começou a se encontrar e a trocar ideias e informação. Eles formaram uma comunidade de aprendizado suportiva que se manteve com o passar do tempo. Uma das chaves para o sucesso foi o fato de esses prestadores de assistência comportamental terem se tornado bastante efetivos em mostrar o quanto eles podem ser úteis aos médicos da assistência primária. Ramsay diz que, desde o início, esses especialistas foram habilidosos com relação aos serviços de *marketing* que eles prestavam aos médicos da assistência primária – ajudar os médicos a entender como os prestadores de saúde comportamental poderiam exercer um importante papel com valor agregado no tratamento dos pacientes.

Equipes-piloto clínicas

O *The Breakthrough Series: IHI's Collaborative Model for Achieving Breakthrough Improvement* define uma parceria como "um sistema de aprendizado a curto prazo (6-15 meses) que reúne um grande número de equipes de hospitais ou clínicas em busca de aprimoramento na área de um assunto enfocado" (Institute for Healthcare Improvement, 2.003). Eles contam com uma adaptação do conhecimento localmente existente com subsequente disseminação para múltiplos contextos, a fim de realizar um determinado objetivo comum. As parcerias são estruturas orientadas para a ação e para os resultados, em que "todos ensinam e todos aprendem". Parcerias efetivas criam um sentido de familiaridade e conforto – uma vez que os parceiros ajudam e dão suporte uns aos outros – ao mesmo tempo em que impulsionam a competição entre as equipes.

O CareOregon usou o modelo do IHI como forma de organizar as cinco clínicas em torno de uma parceria de aprendizado. Cada uma das clínicas participantes da parceria selecionou uma equipe-piloto composta por quatro-seis pessoas. Tipicamente, as equipes consistiam em um clínico, cujo papel envolvia o diagnóstico e a supervisão de um plano de assistência complexo, bem como liderança e consulta junto à equipe; um enfermeiro administrador de caso, para coordenar e prestar assistência; um assistente administrativo, para dar suporte ao administrador de caso e prestar auxílio administrativo à equipe; um assistente médico, para conduzir as triagens e fazer os pacientes entrarem e saírem das consultas; e um especialista em saúde comportamental.

A parceria de aprendizado aproximou as clínicas para compartilhar ideias e, como diz Shute, "compartilhar o que você tem aprendido e ideias novas mantém a energia em alta e faz as pessoas seguirem em frente. Além disso, acelera a velocidade de aprendizado". Sherril Gelmon, professora da Portland State University que tinha experiência com ensino de aprimoramento de processos para profissionais da saúde, forneceu para as equipes-piloto a estrutura sobre como conduzir aquilo a que chamava ciclos de aprimoramento de PDSA (planejar-fazer-estudar-agir). Seu trabalho complementava o trabalho de Jane Norman. Desde o início, o CareOregon queria que as equipes perseguissem a mudança em seus trabalhos, sempre em torno das cinco diretrizes (assistência baseada em equipe, administração de painel pró-ativo, assistência centralizada no paciente, acesso avançadoe integração da saúde comportamental), sem todavia ditar como as equipes fariam isso. "Havia princípios", diz Labby, "e nós dissemos aos pilotos, 'Vocês devem imaginar a melhor forma de alcançar essas metas'. Havia muita experimentação e muito compartilhamento daquilo que os pilotos aprenderam. Nós pensávamos que esses eram princípios orientadores e tínhamos que deixar as pessoas aplicá-los em seus próprios contextos, do modo como funcionavam melhor para elas." Nisso, a equipe do CareOregon era orientada pelo que Ramsay descreve como "um princípio fundador de aprimoramento de processo – que as pessoas que faziam o trabalho eram as mais indicadas para pensar em um meio de melhorar o trabalho".

A importância do treinamento e da instrução

Dave Ford, David Labby e seus colegas voltaram do Southcentral entendendo claramente que o treinamento e a instrução de qualidade eram fundamentais a qualquer trabalho de aprimoramento. O Southcentral, de fato, tinha extraído alguns de seus métodos de treinamento do sistema de saúde Jönköping County, localizado na Suécia, onde Göran Henriks dirigia um renomado centro de aprimoramento e inovação chamado Qulturum.

"O Southcentral está bastante comprometido com o desenvolvimento da força de trabalho", diz Labby. "Aquilo foi como um 'aha!' de verdade para nós – que você não pode apenas fazer isso; que você tem que ensinar as pessoas como fazer a mudança. Jane Norman entrou e ensinou o básico sobre aprimoramento. Nós a contratamos para nos ajudar e também para treinar as pessoas a fazer o trabalho do *Primary Care Renewal* nas clínicas."

O engajamento no treinamento e na instrução com Norman era requisito para todas as equipes-piloto participantes. Uma vez concluído o treinamento das equipes-piloto, cada equipe designava dois indivíduos para servirem de treinadores de aprimoramento, e eles recebiam treinamento adicional de Norman. Os treinadores de aprimoramento de processo em cada equipe iriam liderar os ciclos de aprimoramento PDSA em diversos aspectos da administração da assistência. Labby diz, por exemplo, que um ciclo PDSA simples buscava "minimizar as interrupções dos prestadores durante o atendimento aos pacientes. Assim, a equipe estabeleceria um sistema de rastreio para ver quantas interrupções ocorriam ao longo de um dia ou de vários dias. E, em seguida, olhariam o motivo (dessas interrupções) e as agrupariam em categorias. Então exemplificariam algumas alterações nos fluxos de trabalho para lidar diferentemente com as questões, como por exemplo definindo aquilo que é urgente *versus* aquilo que pode esperar, quem mais poderia responder a questão (e assim por diante)".

Citando outro exemplo, Labby observa que as equipes prestadoras estavam aprendendo a rever os quadros antes das consultas, numa tentativa de identificar oportunidades para prestar assistência preventiva ou crônica. Surgiu então a questão sobre "qual a utilidade da colocação de uma lista de checagem de serviços a ser revisada no quadro? Mais serviços necessários seriam prestados se houvesse algum modo padrão de registrar o que é feito, mesmo que houvesse um RME? Muitas equipes experimentaram diferentes ferramentas e fluxos de trabalho para realizar esse trabalho 'pesado'".

Rebecca Ramsay estava integralmente envolvida na parceria *Primary Care Renewal*. Ela diz que as sessões de treinamento chegaram aos fundamentos da prática, inclusive ensinando as equipes-piloto acerca de "acúmulos desordenados, trabalho em equipe, divisão do trabalho, saber o que pode ser delegado, o processo de trabalho, como você limpou o quadro. Dessa forma, em vez de apenas receber a investida de pacientes que chegam, você começaria o dia olhando todos os pacientes e tomando decisões sobre as necessidades dessas pessoas. A ideia era mudar do foco no encontro para o olhar longitudinalmente para as pessoas".

Mudança fundamental

A expectativa era de que a mudança para uma nova abordagem seria difícil, e foi. A diferença entre tratar cada paciente que chegava na porta da clínica num dado momento *versus* enfocar de modo mais amplo o manejo da população – e conseguir conhecer cada paciente – era imensamente desafiadora. "Não se trata de uma série de ciclos PDSA", diz Debra Read, associada de avaliação sênior da Care Innovations e que também estava envolvida com o trabalho do *Primary Care Renewal*. "É mudança real no modo como tudo é organizado e estruturado."

Labby considera a mudança cultural e estrutural. "No antigo modelo, todos os clínicos estavam em uma prática do tipo condomínio, em que cada médico atua por conta própria e ninguém sabe o que o outro está fazendo", diz. "Existe um sistema de suporte paralelo para os clínicos – basicamente, os funcionários do condomínio que recebem os pacientes e os colocam de frente para o médico, em um recinto, e depois os levam até a saída. Estamos mudando dessa prática individualista e heroica, com estrutura de suporte, para um sistema com divisão de trabalho planejada de maneira abrangente e fluxos de trabalho integrados, totalmente direcionados para a obtenção dos melhores resultados de saúde para a população de indivíduos atendidos."

Debra Read diz que, antes do *Primary Care Renewal*, a maioria das práticas não tinha ideia de quantos pacientes diabéticos possuíam, por exemplo. Entretanto, com o foco na população, os dados se transformam na seiva da clínica e revelam precisamente quais pacientes estão no local apropriado e quais não estão.

No novo centro de aprendizado do CareOregon, Rebecca Ramsay iniciou uma parceria colaborativa para ensinar aos enfermeiros os princípios da administração da assistência prestada à população. No começo, essa mudança foi difícil para os enfermeiros nas clínicas, que geralmente atuam na triagem. Por meio dessa parceria de aprendizado sobre administração de assistência, os enfermeiros conheceram técnicas de administração de assistência frente a frente que os ajudariam a guiar os pacientes para o tipo de mudança que poderia melhorar sua saúde. "O problema era a diferença entre como nós, no plano de saúde, enxergávamos as coisas da perspectiva de uma população e como os clínicos enxergam isso em um universo episódico", diz Ramsay." "Inicialmente, houve uma luta para converter os enfermeiros e administradores de caso a darem ênfase ao manejo complexo e crônico."

Os treinadores se reuniam em semanas alternadas, para compartilhar resultados e ajudar uns aos outros. Norman telefonava durante essas reuniões, tentando orientar os treinadores e suas equipes. Com esse sistema, todas as equipes-piloto sabiam em que todas as outras equipes estavam trabalhando num determinado momento, e lições importantes eram compartilhadas. Os treinadores de aprimoramento de processos rapidamente se uniram em grupo de aprendizado coeso e se tornaram "a cola" da parceria.

Além das reuniões de treinadores em semanas alternadas, havia um encontro de toda a equipe de parceria a cada 6 semanas, hospedado pelo CareOregon e liderado por Labby. Nesses encontros, os membros de cada grupo-piloto deveriam discutir aquilo em que haviam estado trabalhando e quais as principais lições aprendidas. As melhores práticas eram rapidamente identificadas e compartilhadas com todos os parceiros. Em seguida, os membros de cada equipe-piloto relatavam ao grupo os alvos que planejavam atacar – e como isso seria medido – durante as próximas 6 semanas.

"Esse modelo de aprendizado coletivo era realmente efetivo", diz Labby, "Tínhamos que enfocar aquilo em que eles haviam sido mais bem-sucedidos com aquilo que eles queriam compartilhar com as outras equipes-piloto e com o que eles estavam tendo dificuldades." Havia também bastante experimentação. As ideias que pareciam promissoras ora funcionavam lindamente, ora não funcionavam. "As pessoas viriam e, em uma reunião, diriam que uma determinada abordagem em particular que estavam usando era a coisa mais legal que podia existir", diz Labby, "e, depois de 6 semanas, viriam novamente e diriam 'aquilo foi a coisa mais estúpida que nós já vimos'".

De pilotos a dispersos

Mais ou menos no final de 2.007 e começo de 2.008, estava claro que algo especial estava acontecendo nos locais-piloto. Havia um sentimento de alegria e satisfação entre as equipes-piloto que os clínicos que não faziam parte daquelas equipes somente podiam notar. "Aqueles que não estavam nas equipes-piloto observavam os colegas dessas equipes atuarem seguindo uma abordagem baseada em equipe, mais cooperativa", diz Ramsay. "Eles estavam vendo desordem e as equipes trabalhavam juntas como uma unidade *versus* a forma tradicional da prática, em que você faz suas próprias coisas." Além disso, os médicos incluídos nas equipes-piloto não escondiam a crença no fato de o *Primary Care Renewal* lhes ter permitido fazer um trabalho melhor ao cuidar dos pacientes e ter elevado seu sentimento de satisfação profissional.

"Disseminação por rebentação", diz Labby.

Estava claro para os líderes do CareOregon que, se o *Primary Care Renewal* estava criando raízes e se disseminando por todas as clínicas, era porque as organizações envolvidas quiseram isso e se apropriaram do processo, mas não por ter sido orquestrado externamente para elas. "Os líderes da organização das clínicas tinham que possuir isso", diz Labby. Tinha que ser deles. Não poderia ser nosso. Eles tinham que ser capazes de dirigir suas próprias parcerias ou um modelo de implementação similar em suas organizações, para que esse então se tornasse o novo modelo de negócios deles."

A parceria de sucesso formal estava terminada e substituída por um comitê diretivo composto por duas pessoas oriundas de cada uma das duas organizações integrantes da parceria – em geral, o responsável pelas operações e o diretor médico. Os membros do comitê se reuniam regularmente para relatar seus progressos, compartilhar os métodos que estavam usando para disseminar o modelo do *Primary Care Renewal* em suas organizações e discutir os desafios comuns. Nenhuma dessas clínicas, como pode ser constatado, reproduziu totalmente o modelo *Breakthrough Series*, mas todas tinham suas versões dele adaptadas às necessidades de suas próprias organizações. Todos os participantes criaram um método de disseminação e compartilhamento do aprendizado em suas organizações.

Labby lembra que os desafios eram constantes. "Apenas porque você diz que é um modelo de equipe, alguns não querem fazer parte de uma equipe", diz ele. "Como lidar com uma equipe que está funcionando mal? E se a equipe for agressiva passiva e não trabalhar direito? É trabalho de quem vir e treinar a equipe? Como se faz isso, e quem faz? Como administrar a mudança? Como se dissemina o que foi feito nos pilotos? Uma analogia seria como se você lhes desse quiche ou ovos, e os outros ingredientes?"

Havia arte e ciência no estabelecimento de um novo sistema, e ficou claro que um ensino eficiente e fornecer às equipes um sentido de autoridade eram a mistura certa. A mensagem era essencialmente a de que nós lhe ensinaremos o que você aprendeu e que nós acreditamos que funciona mesmo muito bem para a assistência primária aprimorada. Você tem o poder de implementar isso, adaptar ou remodelar isso de um modo que funcione melhor para você e sua equipe.

Em 18 meses, o projeto *Primary Care Renewal* do CareOregon tinha crescido de cinco para 26 equipes. Cada equipe acumulou experiências de outras com adaptação contínua. De fato, diz Ford, algumas práticas têm conduzido o modelo de *medical home* mais adiante, a partes do negócio que estão além do Medicaid.

O desafio da integração da saúde comportamental

Esse talvez seja o maior desafio dos prestadores envolvidos na integração da saúde comportamental à assistência primária. Significa deslocar os membros da equipe e ter um processo confiável para conseguir que os pacientes necessitados de ajuda fiquem em boas mãos. Algumas clínicas tinham equipes que puderam reorganizar para trabalhar com os pacientes – um assistente social, por exemplo –,enquanto outras contrataram alguém novo para exercer esse papel. Entretanto, "uma vez que as organizações contassem com pessoas a bordo, havia grande confusão entre os especialistas em comportamento com relação a o que exatamente eles deveriam fazer", diz Labby. Então, como mencionado antes, no verão de 2.007, os consultores de saúde comportamental se reuniram por conta própria, formaram um grupo e começaram a se encontrar mensalmente para compartilhar histórias e problemas. Eles se transformaram em outra parceria de aprendizado, em que a questão vigente era: "Como aprendemos a fazer isso melhor?"

Era essencial progredir na questão da saúde comportamental, diz Labby, porque as questões relacionadas com o comportamento dirigem muitos resultados e condições médicas, como ansiedade e depressão, que eram "extremamente comuns" na população do CareOregon. No entanto, a solução não era tão simples quanto uma medicação ansiolítica ou antidepressiva. "Havia muitas coisas importantes a recuperar da depressão", diz Labby. "As pessoas deprimidas não fazem muito. São inativas. Elas se retiram para um espaço menor e se tornam socialmente isoladas. Em vez de medicamentos, você pode marcar uma atividade agradável, perguntar ao paciente sobre as coisas de que ele realmente gosta. 'Certo, então que tal tentar caminhar com o cachorro três vezes por semana?' Você continua. 'Telefonarei para você dentro de uma semana.' Você tenta, até que consegue chegar naquilo que os aborrece. As pessoas podem ter considerações equivocadas e ficam presas a um determinado padrão de pensamento. 'É mesmo verdade que a sua vida está acabada e não há mais nenhuma possibilidade para você?' Isso ajuda a libertar as pessoas."

O tratamento para esse tipo de pessoas, diz Labby, não tem a ver com " 'vamos conversar sobre a sua infância e o quão estressante era o ambiente', e sim com aquilo que é possível fazer agora. Às vezes, é um ciclo de PDSA da terapia". Um ciclo de PDSA resultou em um pequeno progresso importante no sentido de conseguir fazer os pacientes irem ver os especialistas em saúde comportamental. As clínicas constataram que, quando os médicos encaminham os pacientes para consultas de saúde mental, a maioria tipicamente não aparece na hora marcada. Os pacientes se sentem um tanto estigmatizados pela caracterização "saúde mental" ou "saúde comportamental", e, assim, fogem da consulta marcada.

A Richmond Clinic descobriu um método muito mais efetivo, diz David Shute. "É uma jogada calorosa em que um membro da equipe caminha com o paciente pelo corredor e diz 'Permita-me apresentá-lo a Nancy. Ela faz parte da nossa equipe'. Isso é tremendamente efetivo, porque você não deixa o paciente lembrar e tomar a iniciativa. A peça-chave é que, ao fazer uma apresentação pessoal, você tenha estabelecido aquela relação com o prestador de saúde mental."

A inclusão da saúde comportamental na mistura tem "mudado fundamentalmente o modo como fazemos a assistência primária", diz Labby. "Uma parte muito significativa daquilo com que lidamos não é medicina física. Sabemos que os resultados de saúde são conduzidos por determinantes sociais e comportamentais, e que aquilo que fazemos no lado médico é secundário a isso." Labby cita uma análise feita por Steven Schroeder (2.007), sugerindo que, mesmo que a assistência médica para todas as pessoas fosse perfeita e cada indivíduo da população recebesse tratamento baseado em evidências, isso diminuiria a mortalidade precoce em apenas 10%. Entretanto, seguindo com as estatísticas de Schroeder, Labby nota que se todos tivessem comportamento social perfeito – não fumassem, não bebessem, não se tornassem obesos nem vivessem em moradias abaixo do padrão – haveria uma diminuição da mortalidade precoce da ordem de 40%. "Todas essas coisas são maiores do que a assistência médica", diz Labby. "O sistema médico é uma oficina de consertos. Tudo que fazemos é consertar coisas quebradas. Nós não prevenimos de fato uma grande parte daquilo que causa a doença."

O trabalho comportamental tem se mostrado tão importante que Labby diz que "se a coisa toda desmoronar e os clínicos puderem preservar algo, seria a parte relacionada ao comportamento".

A experiência do Multnomah County

Com 35 mil pacientes, o Multnomah County Health Department era o maior integrante da parceria com o CoreOregon. Susan Kirchoff, diretora de operações dos centros médicos junto ao Multnomah County Health Department, foi atraída pela abordagem do *Primary Care Renewal* por acreditar que esse programa tinha potencial para criar o tipo de *medical home* que possibilitaria o estabelecimento de relações contínuas entre pacientes responsáveis e a equipe de assistência médica. Ela acreditava que o caminho para uma assistência coordenada e integrada era através de equipes prestadoras acessíveis e dotadas daquilo que, em suas palavras, seria "uma orientação para a pessoa como um todo".

O local-piloto do Multnomah era o Mid County Health Center, no sudeste de Portland – a maior clínica do departamento médico e onde apenas cerca de 1/3 dos pacientes falava inglês nativo. A clínica também incluía um centro de refugiados.

Um problema inicial no município era a falta de painéis de pacientes. Os pacientes eram encaminhados a uma clínica particular, em vez de a um prestador de assistência primária específico. Assim, os pacientes não sabiam quem eram seus médicos e estes não sabiam quem eram seus pacientes. Organizar painéis de pacientes era um primeiro passo importante.

O próximo grande passo envolveu aquilo que Kirchoff chama processo de "colocalizar" as equipes de prestadores – ou seja, reunir todos os membros da equipe em um recinto. Cada equipe consistia em dois médicos, dois assistentes médicos, um administrador de painel, um assistente administrativo e um especialista em saúde comportamental. O proposito da colocalização era facilitar a comunicação entre os membros da equipe. Parte do desafio no processo de estabelecer as equipes em um mesmo espaço da clínica envolvia limites arquitetônicos, enquanto outra parte do desafio era a resistência de alguns prestadores desejosos de continuar tendo um consultório em uma área comum com outros prestadores. Entretanto, de modo bastante frequente e sem grande dificuldade, as equipes foram dispostas juntas em um local, e Kirchoff pôde ver que isso representava um significativo passo à frente. "Sentia como se fosse um romance real", diz ela. "Parecia que realmente estávamos prontos para mudar. Tínhamos uma história de fazer mudanças que não eram contínuas, mas isso era diferente."

As equipes na clínica-piloto de Multnomah County contavam com um rico conjunto de dados (a clínica acabara de concluir a instalação dos novos prontuários eletrônicos dos pacientes) para identificar pacientes que necessitavam de várias intervenções de prevenção e bem-estar. As equipes também criaram um painel com medidas de custo, qualidade e acesso, e o acesso em tempo real ao conjunto de dados as ajudou a efetuar as medições enquanto o trabalho ia sendo realizado. "Alcançar de maneira pró-ativa os pacientes com diabetes, hipertensão, asma e outras condições foi uma mudança significativa para nós", diz Kirchoff. "Antes disso, estávamos focados na consulta individual." A nova abordagem significava grandes mudanças para as equipes de prestadores, embora lhes parecesse bastante confortável em questão de alguns meses. De muitas formas, elas estavam mais pró-ativas do que antes, inclusive revisando o esquema de horários do dia com antecedência e alcançando os pacientes entre as consultas. Elas reprojetaram a abordagem para marcar compromissos e os prestadores encarregados do agendamento, com o intuito de melhorar o acesso e a continuidade. Um grande passo teve origem na melhora da administração dos telefonemas, de modo que os pacientes, quando telefonassem, conversassem diretamente com um membro da equipe de assistência deles. As equipes-piloto se tornaram mais pró-ativas em relação ao engajamento dos pacientes e de seus familiares, ambos com discussões frente a frente sobre as expectativas e os níveis de satisfação de cada paciente. Um levantamento recém-reprojetado sobre a satisfação do paciente também foi usado.

Tanto quanto qualquer coisa, a integração da saúde comportamental à clínica de assistência primária fez uma enorme diferença. Com a nova "jogada calorosa" – que a equipe do Multnomah adotou a partir da parceria de aprendizado –, o índice de faltas foi significativamente diminuído. "Os prestadores amaram isso", diz Kirchoff.

Ao mesmo tempo, os prestadores eram desafiados por terem que aumentar o número de pacientes atendidos, por questões de orçamento. Apesar disso, em poucos meses, as equipes concordaram que estavam prestando uma assistência melhor a seus pacientes – bem melhor em muitos casos. "Em cerca de 4-6 meses de inclusão no piloto, ficou claro que a nova abordagem estava começando a funcionar", diz Kirchoff. "Nós começamos a ver poucos resultados clínicos mudarem, e a satisfação dos pacientes estava melhorando."

No outono de 2.007, todos os médicos da assistência primária de Multnomah County se reuniram em um encontro em que as equipes-piloto apresentaram suas avaliações do trabalho do *Primary Care Renewal* realizado até então. O entusiasmo era palpável. Os membros da equipe falaram sobre resultados clínicos melhorados e aprofundamento das relações com os pacientes e do conhecimento sobre eles. Conversaram sobre o valor real do componente saúde comportamental. Discutiram sobre ter um painel identificado de pacientes, bem como sobre o impacto do alcance e da assistência entre consultas. Uma paciente com múltiplas condições médicas permaneceu na frente, durante a reunião, relatando como ela tinha sido despedida e perdido seu seguro de saúde comercial. Quando mudou para o plano de saúde público, ela se sentiu temerosa quanto a conseguir uma assistência de boa qualidade, mas disse que na clínica Multnomah County ela tivera acesso a uma assistência melhor do que a assistência recebida através do antigo plano comercial.

Kirchoff e sua equipe começaram a disseminar o processo do *Primary Care Renewal* do local-piloto original para outros locais de clínicas de Multnomah, no outono de 2.007. Eles agiram com cautela, atuando em uma clínica de cada vez, a começar com as "consultas imediatas", para determinar o trabalho específico que seria necessário para preparar a clínica para o novo método de prestação de assistência. "Nós fazíamos a disseminação conforme o grau de presteza", diz Kirchoff. De modo geral, o Multnomah County Health Department disseminou o método para oito clínicas ao longo de um período de 2 anos. Em cada clínica, Kirchoff e outros membros da equipe de liderança se envolveram intensamente durante os primeiros 90 dias do período de transição e, então, recuaram gradualmente à medida que as clínicas iam ganhando confiança nos novos processos e se tornavam capazes de continuar a melhorar com menos suporte direto. "Aprendemos a dar ritmo à mudança de modo mais efetivo", diz Kirchoff. "Você tem que dar às pessoas tempo e espaço. Se você se mover rápido demais, terá que voltar e refazer tudo, e nós tivemos que fazer isso algumas vezes. Nas primeiras fases, nós não demos às pessoas tempo o suficiente para elas de fato firmarem a mudança em suas práticas antes de lançarmos algo novo."

Embora estivesse claro que a liderança era essencial para sustentar as conquistas, Kirchoff diz que a parte mais difícil da disseminação foi a mudança para um conceito de assistência de equipe. "Tratava-se das equipes que realmente estavam aprendendo a trabalhar juntas", diz ela. "Você não pode subestimar a importância disso e tem que continuar voltando e revisitando enquanto novos membros da equipe estiverem sendo adicionados."

As equipes clínicas de Multnomah foram amplamente beneficiadas pela inclusão na parceria de aprendizado do CareOregon, e também se engajaram internamente em parcerias de aprendizado contínuo. Exemplificando, elas reuniriam todos os administradores de painéis de todas as clínicas para discutir as questões e os desafios que estavam enfrentando – e compartilhar ideias e melhores práticas. Os especialistas em saúde comportamental e enfermeiros também foram reunidos com esse propósito. "Quando você tem 45 enfermeiros reunidos em uma sala e eles estão ensinando uns aos outros, isso não requer muita facilitação", diz Kirchoff. "Eles realmente gostam de aprender uns com os outros."

O próximo grupo a ser engajado na abordagem de aprendizado colaborativo eram os prestadores que, até recentemente, somente se encontravam para fins de educação clínica.

Enfrentando o manejo de doenças no nível clínico

O manejo das doenças era um elemento essencial da abordagem do *Primary Care Renewal* (PCR). Isso não só iria melhorar a assistência entre as consultas como também era um elemento necessário para o CareOregon conseguir o credenciamento do National Committee for Quality Assurance (NCQA) – o selo de ouro de aprovação. Tradicionalmente, os planos de saúde atribuíam a responsabilidade pelo manejo de doenças aos vendedores externos. Os pacientes que seriam beneficiados pela intervenção de manejo de doenças seriam identificados e o vendedor externo entraria em contato esperando que eles se engajassem no programa. Rebecca Ramsay, porém, pensava que não fazia sentido para o CareOregon arrendar a função de manejo de doenças. Ela tinha trabalhado com afinco junto às equipes clínicas em diversas iniciativas de treinamento e acreditava que as próprias equipes clínicas poderiam ser capazes, com algum treinamento extra, de lidar com o manejo de doenças por conta própria. Além disso, "a ideia dos vendedores não foi bem recebida pelos prestadores do PCR", diz Ramsay. "O *call center* de vendas pode estar localizado em qualquer parte e os vendedores chamam e orientam seus pacientes, mas não estabelecem uma conexão com a equipe de assistência primária responsável por esses pacientes. Estes ficam completamente desconectados do programa de tratamento de assistência primária." Ramsay discutiu a situação com Labby, e ambos acreditaram que seria preferível para as clínicas assumir o trabalho de manejo de doenças, e não tiveram dúvidas de que as clínicas poderiam lidar muito bem com isso. Com a luz verde do CEO Dave Ford, Ramsay "foi em todas as clínicas e perguntou: 'Vocês acham que conseguem atender a todos estes requisitos de manejo de doenças?' E todas as organizações responderam: 'Certamente, esse é o trabalho que queremos fazer.'"

O CareOregon escolheu diabetes e depressão, condições amplamente disseminadas na população do plano, para serem as duas doenças que os esforços de manejo de doenças deveriam enfocar. O credenciamento no NCQA requeria foco intensivo em duas condições clínicas, com padrões de desempenho rigorosos. Ramsay trabalhou para ensinar e orientar o pessoal das cinco clínicas acerca dos tratamentos para depressão e diabetes. Ela foi para Seattle para obter treinamento avançado em como implementar o modelo IMPACT de assistência para diabetes, que fora desenvolvido na Universidade de Washington e era amplamente considerado uma abordagem confiável e baseada em evidências para tratamento da depressão num contexto de assistência primária. Após

Buscando o *Triple Aim* na Saúde

passar por seu próprio treinamento, Ramsay voltou para Portland e, então, treinou o pessoal das cinco clínicas em como aplicar o método. Adicionalmente, ela trouxe um treinador da Universidade de Washington para uma sessão de treinamento intensivo para as clínicas. O modelo requeria que o pessoal da assistência primária passasse por uma consulta semanal com o psiquiatra, para buscar orientação sobre o tratamento de pacientes específicos. Como a maioria das clínicas não emprega psiquiatras, o CareOregon manteve três psiquiatras para prestar consultas às equipes de assistência primária.

Não havia nenhum modelo comparável para o diabetes, embora houvesse um número de abordagens efetivas em uso em diferentes partes do país. Uma delas estava sendo usada pelo Group Health, em Seattle, e Ramsay convidou vários especialistas dessa organização para ir a Portland treinar as equipes clínicas na assistência para diabetes. "Um dos resultados mais estimulantes desse trabalho sobre manejo de doenças tem sido a excitação e o engajamento dos enfermeiros e administradores de assistência", diz Ramsay. "Eles estão tão contentes por estarem fazendo um trabalho significativo que estão singularmente posicionados e treinados para fazer isso. Para conseguirem atender às exigências de manejo de doenças do NCQA, cada sistema clínico tinha que fazer alterações rigorosas em suas operações, de modo que uma grande parte dos trabalhos não clínicos realizados pelos enfermeiros poderia ser eliminada (e os enfermeiros então) poderia enfocar esse trabalho clínico centralizado no paciente. Essa era uma tarefa difícil, mas eles conseguiram!" Em janeiro de 2.011, o CareOregon obteve a acreditação do NCQA.

Um modo diferente de pagar os prestadores

A questão sobre como o CareOregon compensaria seus parceiros prestadores era central. O CareOregon solicitava aos prestadores que fizessem coisas – trabalhar em equipes e administrar populações – que não eram reembolsáveis através de um acordo de taxa por serviço. "Quando estávamos no Southcentral, alguém disse: 'Se fizermos isso, você terá que nos pagar de uma forma diferente, certo?'", diz Labby.

"Nós respondemos, 'claro'. Mas, naquele momento, nem eles nem nós tínhamos nenhuma ideia de como isso seria. Foi um compromisso aberto."

Na primeira iteração de um modelo de pagamento revisado, o CareOregon pagava aos prestadores bônus por três elementos: participação ativa na parceria (junção à comunidade de aprendizado, participação de reuniões, submissão de dados e assim por diante); aprimoramento da qualidade no diabetes, hipertensão e triagem preventiva (um aprimoramento de 3% na métrica trimestral renderia determinado bônus; uma melhora de 5% resultaria em pagamento maior); e declínio na utilização. Mas então as coisas ficaram mais complicadas. Uma questão essencial era como definir o painel de pacientes de um grupo prestador. Debra Read diz que isso exigiu responder perguntas como " Quem era considerado um paciente ativo?" e "Qual população nós medimos? Estes são os pacientes que você tem visto ao longo dos últimos 3 anos? Nos últimos 24 meses?"

A parceria formou o grupo de trabalho de relatórios e dados, com especialistas em dados de cada organização prestadora se reunindo com Read para trabalhar nessas questões. Inicialmente, houve falhas técnicas frustrantes e dores crescentes. Exemplificando, Read diz que no começo "uma clínica relatou que eles tinham mais pacientes com idade a partir de 18 anos do que com idade a partir de 12 anos, e isso evidentemente é impossível. Foi um processo de aprendizado". As questões relacionadas a dados e relatórios se mostram um problema exasperante, "uma competência totalmente nova que a assistência primária agora tinha que ter", diz Larry. "Trata-se de medicina guiada por resultados. Você tem que olhar para os dados populacionais e isso tem que fazer sentido." Exemplificando, após muita discussão – algumas vezes até intensa –, a parceria concordou que um paciente seria definido como alguém que tinha estado na clínica durante os últimos 12 meses.

Essa iteração de pagamento teve início em 2.009, e no fim daquele ano todos os grupos de prestadores eram pagos por participação e todos tinham alcançado êxito em melhorar a qualidade mensurável. Entretanto, pouco progresso foi alcançado em termos de diminuição da utilização. No segundo ano, 2.010, o acordo de pagamento progrediu. Não seria mais um pagamento meramente por participação, mas haveria pagamento pelos aprimoramentos nas métricas de qualidade adicionais, incluindo o acesso. A equipe do CareOregon também percebeu que os pagamentos precisam reconhecer as diferenças entre as clínicas e se adaptar a elas. Por exemplo, uma clínica com uma grande população migrante tinha pouquíssimos pacientes diabéticos. Assim, não fazia sentido fornecer incentivo para essa clínica por algo que não fosse uma questão importante para a população. Mais sensível era o pagamento de um bônus por aprimoramento da qualidade nas imunizações e na assistência preventiva para crianças nessa mesma clínica. Ao final do segundo ano, houve aprimoramentos adicionais da qualidade, bem como aprimoramentos do acesso e – isto foi um avanço – progresso significativo em termos de diminuição da utilização do hospital.

Resultados

Por volta do final de 2.011, relata Labby, todas as cinco clínicas tinham disseminado o modelo do *Primary Care Renewal*, com o resultado de que 70 equipes de assistência primária em 18 estabelecimentos clínicos haviam integrado totalmente o modelo em suas rotinas de trabalho diárias (Figura 3.1).

Um estudo relatado por Martha Hostetter (2.011) constatou que o novo modelo usado pelas equipes clínicas na parceria "resultou em maior acesso, maior produtividade e melhora da assistência". (O estudo, que enfocou um dos integrantes da parceria Legacy Clinic Emanuel), notou a importância de "construir equipes de assistência interdisciplinares – com papéis mais amplos para enfermeiros da prática, enfermeiros, assistentes médicos, assistentes sociais, recepcionistas e outros funcionários de suporte". Em 2.011, David Labby, Debra Read e Aaron Winkel escreveram um artigo em que relataram os resultados do trabalho realizado pela parceria, e a análise deles revelou que, "desde 2.007, as internações e as tendências de custo para os membros do CareOregon designados para as clínicas participantes têm declinado significativamente; os marcadores de assistência clínica de boa qualidade, como controle do diabetes ou da hipertensão, têm aumentado de modo estável; e os pacientes têm percebido cada vez mais que as clínicas estão atendendo às suas necessidades individuais".

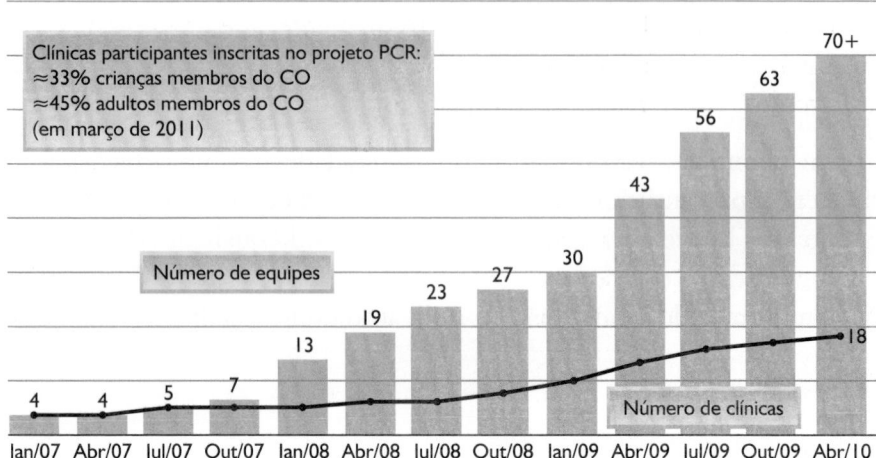

Figura 3.1. *Primary Care Renewal: medical home* centralizada no paciente.

De modo geral, o trabalho de redelineamento do sistema resultou em:

⊙ Diminuição de mais de 40% do uso de assistência de emergência e pronto atendimento (PA);

⊙ Diminuição de mais de 50% do uso de assistência especializada;

⊙ Diminuição de 20% das consultas de assistência primária;

⊙ Diminuição de 30% do número de dias de admissões e internações.

Com relação à questão do custo, o artigo relata que houve uma mudança drástica no custo da assistência para os pacientes do Medicaid nas clínicas do *Primary Care Renewal*, em comparação aos custos para os pacientes atendidos em outras clínicas. "Historicamente, os custos para os membros de maior risco nas clínicas PCR eram significativamente maiores do que para aqueles nas clínicas não PCR... (devido à média mais alta de indicadores de risco). Subsequentemente à implantação do PCR, esse padrão agora está revertido – com o custo total para a população-membro de maior risco nas clínicas PCR caindo ao... (nível dos) membros das clínicas não PCR."

Um dos resultados mais encorajadores da nova abordagem tem sido evitar o uso desnecessário e extremamente oneroso do SE e das admissões. Os dados mostrados nas Figuras 3.2 e 3.3 vão diretamente ao alvo do *Triple Aim*, de cortar gastos onde for apropriado.

Os aumentos da utilização do departamento de emergência, em particular, têm exercido papel significativo nas elevações dos custos do Medicaid. No período que se seguiu à implantação do PCR, a mediana da taxa de atendimentos de SE para adultos que eram pacientes do Medicaid em clínicas não PCR aumentou em 10%, enquanto as taxas no departamento de emergência entre pacientes adultos do Medicaid atendidos em clínicas PCR permaneceram estáveis. Tanto quanto qualquer fato, isso é sugestivo do sucesso alcançado pelas clínicas do *Primary Care Renewal* na criação de *medical homes* autênticas para os pacientes.

Em Multnomah County, Kirchoff diz que o *Primary Care Renewal* resultou na melhora do acesso para os pacientes, eliminando essencialmente os dias de espera graças aos agendamentos de atendimento no mesmo dia. Isso tem cortado o número de dias de espera até o próximo horário disponível, que passou de quatro em fevereiro de 2.009 para um em fevereiro de 2.011. Melhoras significativas foram alcançadas nos levantamentos de pacientes em termos de indicadores-chave, como diabetes e saúde comportamental. Hoje, os pacientes veem o próprio prestador em mais de 85% do tempo, em comparação a aproximadamente a metade dessa frequência antes do novo programa. Houve uma melhora de 13% entre os pacientes que dizem sempre conseguir horários logo após pensarem que precisam de um, bem como uma melhora de 13% entre aqueles que afirmam terem sempre facilidade para contatar via telefone um membro de sua equipe de assistência primária, quando precisam. O município conseguiu obter uma redução de 17% nas taxas de abandono de ligação telefônica de chegada – uma melhora sustentada por mais ou menos 1 ano, depois da primeira tentativa da clínica em um evento de aprimoramento rápido e improdutivo.

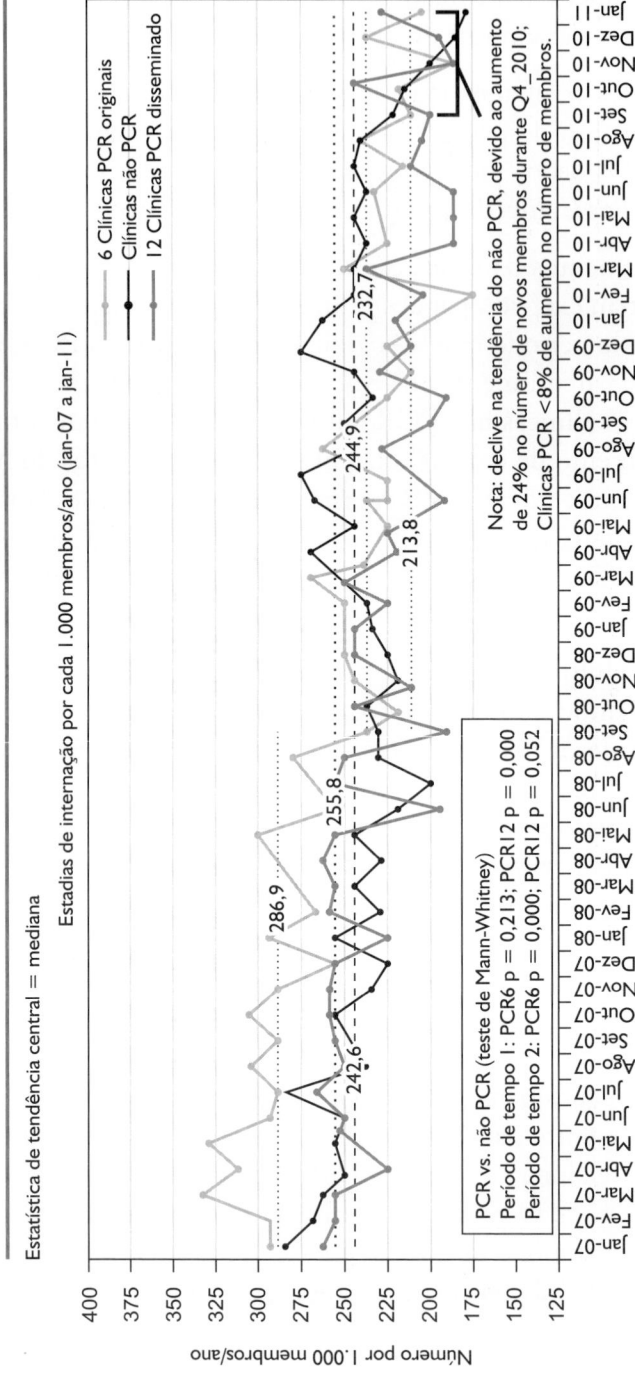

Fonte: Labby, Read, & Winkel, 2011.

Figura 3.2. Adultos do Medicaid: taxas de internação (I).

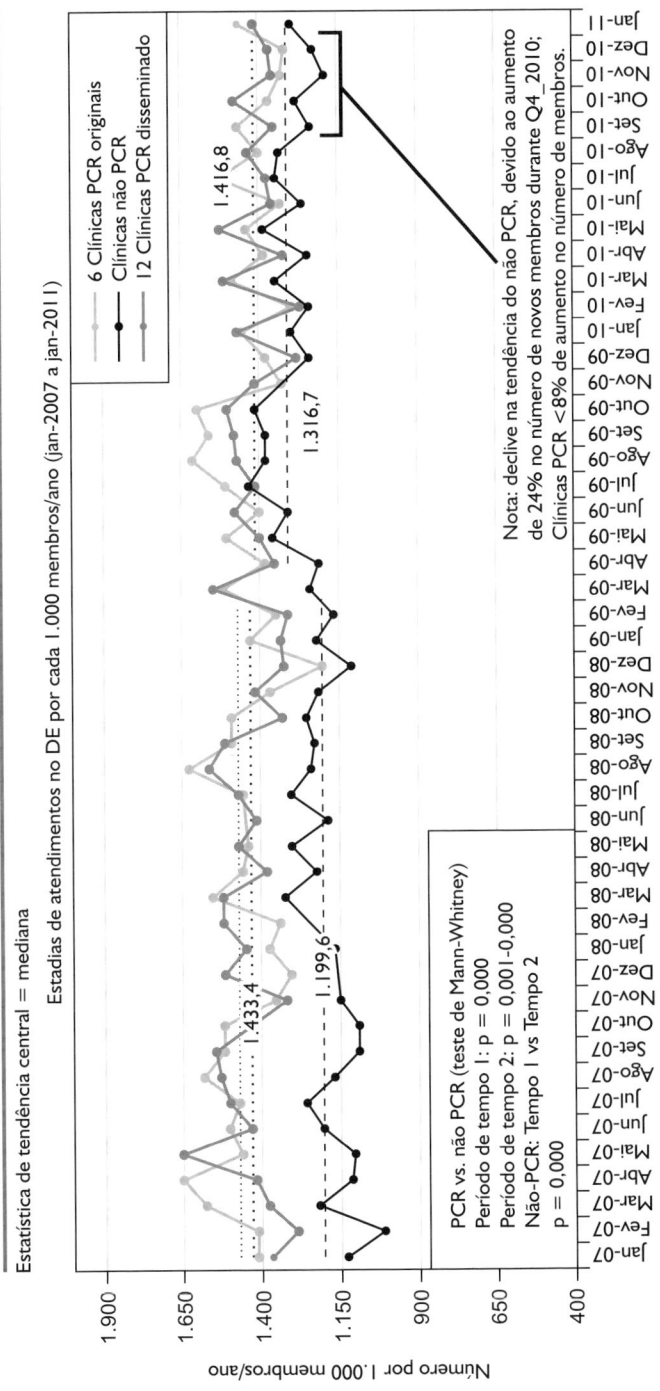

As taxas de atendimento no DE para membros em clínicas PCR permaneceram estáveis; durante o mesmo período, as taxas de atendimento no DE para membros de clínicas não PCR aumentaram significativamente.

Estatística de tendência central = mediana

Estadias de atendimentos no DE por cada 1.000 membros/ano (jan-2007 a jan-2011)

6 Clínicas PCR originais
Clínicas não PCR
12 Clínicas PCR disseminado

Nota: declive na tendência do não PCR, devido ao aumento de 24% no número de novos membros durante Q4_2010; Clínicas PCR <8% de aumento no número de membros.

PCR vs. não PCR (teste de Mann-Whitney)
Período de tempo 1: p = 0,000
Período de tempo 2: p = 0,001-0,000
Não-PCR: Tempo 1 vs Tempo 2
p = 0,000

Número por 1.000 membros/ano

Figura 3.3. Adultos do Medicaid: taxas de atendimento no departamento de emergência.

No topo disso, diz Kirchoff, está algo não particularmente mensurável: os membros da equipe das clínicas estão dizendo a ela que "nossos pacientes estão recebendo em nossas clínicas uma assistência que é melhor do que aquela recebida pelos nossos patrões de seus prestadores".

Os dados mostrados nas Figuras 3.4 e 3.5 estão colhendo os benefícios proporcionados pela nova abordagem. Essas figuras exibem a melhora dos indicadores clínicos doença-específicos em um nível populacional, para depressão e diabetes. Trata-se de indicadores clínicos que o CareOregon e as equipes clínicas esperavam que seriam melhorados como resultado do *Primary Care Renewal* e do manejo de doenças.

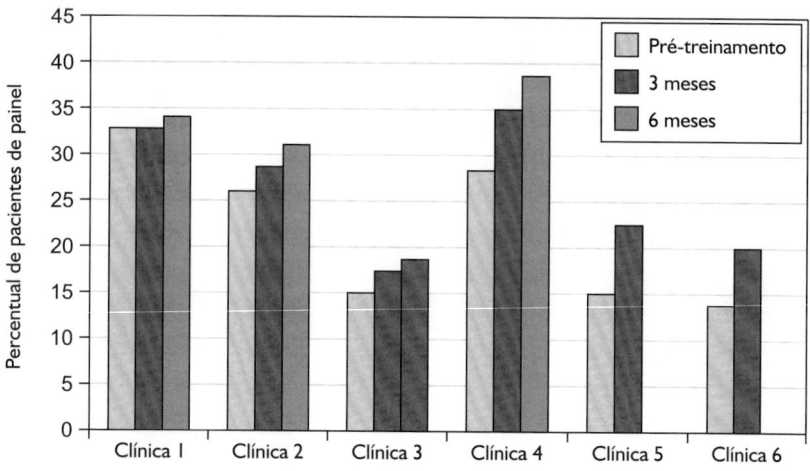

Fonte: CareOregon.

Figura 3.4. Resultados iniciais do manejo de doença crônica: porcentual de pacientes com depressão com redução de 50% no PHQ-9.

Buscando o *Triple Aim* na Saúde

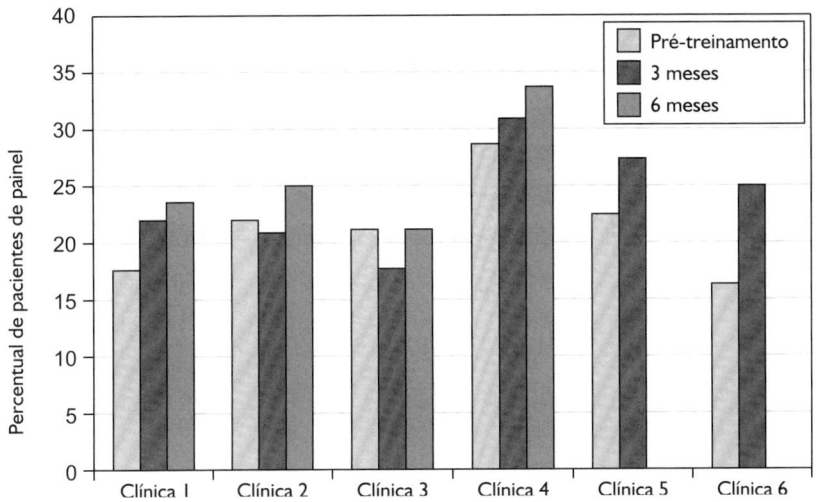

Nota: Os três elementos do pacote D3 são HbA1c <8; LDL (lipoproteína de baixa densidade) <100, e pressão arterial abaixo de 130/80.

Fonte: CareOregon.

Figura 3.5. **Resultados iniciais do manejo de doença crônica: porcentual de pacientes com diabetes melito consoante com o pacote D3.**

As **Figuras 3.6** e **3.7** indicam a melhora estável que tem ocorrido nas duas métricas-chave, a de triagem de HbA1c para casos de diabetes e a de triagem de depressão. As seis clínicas para as quais os dados são exibidos estão todas no mesmo centro de saúde de qualificação federal, servindo mais de 60% dos membros adultos do CareOregon (Medicaid & duplo-candidatos) inscritos na iniciativa PCR. Essas clínicas atendem uma população da área urbana, comparativamente com alta acuidade e alto índice de comorbidade psicossocial.

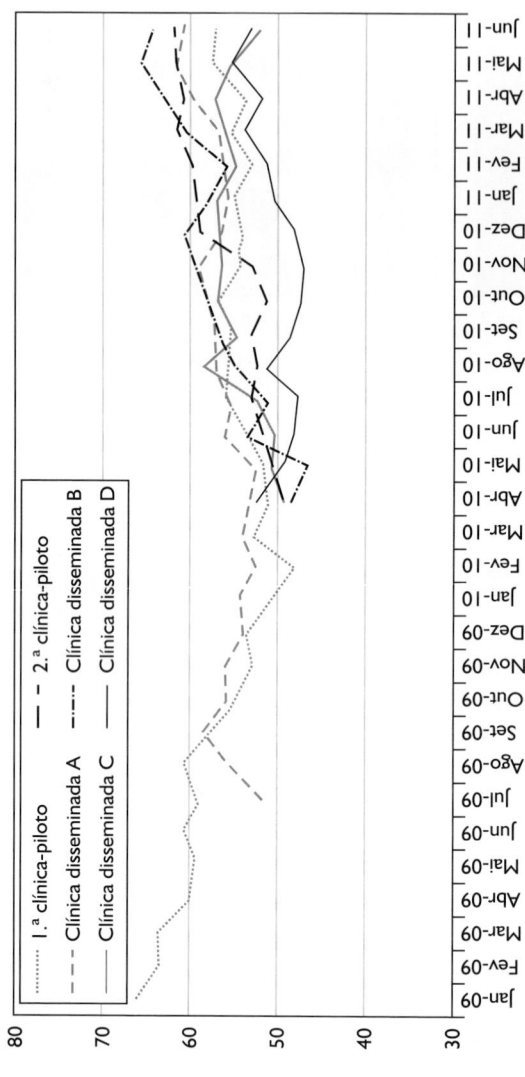

Buscando o *Triple Aim* na Saúde

Fonte: CareOregon.

Nota: Inicialmente, o processo para garantir que os pacientes com diabetes recebam teste de HbA1c a cada 6 meses deprime a proporção de pacientes diabéticos com níveis de HbA1c <8 em uma clínica, porque o alcance pró-ativo para trazer pacientes que não passam regularmente por triagem identifica mais pacientes cujos níveis de HbA1c não são ideais e aqueles que precisam ser manejados no sentido da meta. Acredita-se que o porcentual inicialmente mais alto visto na primeira clínica-piloto seja um artefato de refinamento dos processos de entrada e extração de dados.

Figura 3.6.   Porcentual de pacientes com diabetes com níveis de HbA1c <8 nos últimos 6 meses.

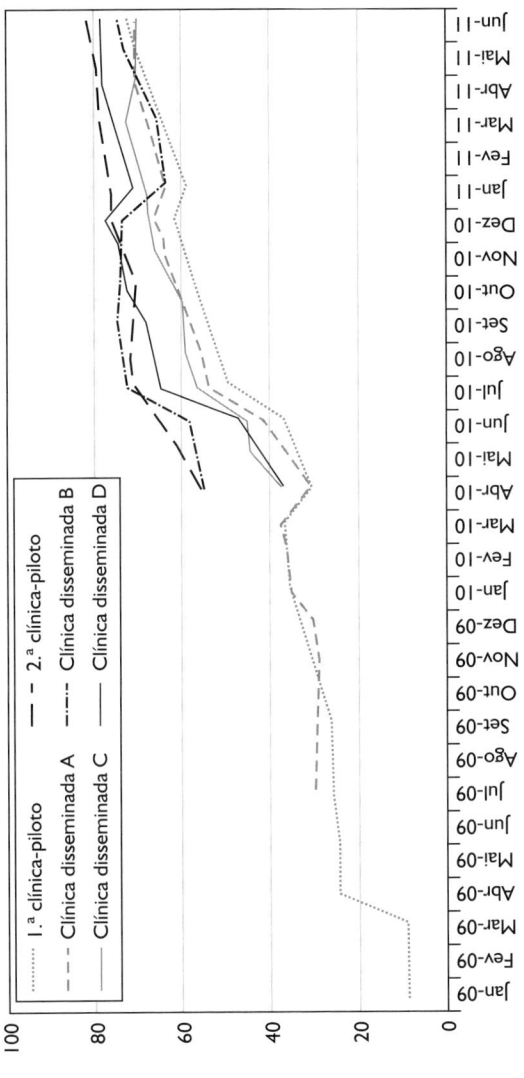

Fonte: CareOregon.

Nota: Este gráfico de triagem de depressão exemplifica o ocorrido quando algumas clínicas serviram de piloto em um processo novo e, em seguida, o disseminaram para outras clínicas. Após a conclusão do trabalho inicial de disseminação, o aumento da proporção de adultos submetidos à triagem passou a ser o foco do trabalho de aprimoramento da qualidade de toda a organização, por vários trimestres.

Figura 3.7. Porcentual de pacientes com idade a partir de 18 anos submetidos à triagem para depressão nos últimos 12 meses.

Por fim, enquanto todo este trabalho vem sendo conduzido, é verdade que muitos prestadores têm sentido pressão extra para melhorar. Mas é igualmente verdade que a abordagem do *Primary Care Renewal* proporcionou um alto nível de satisfação para os prestadores (Figura 3.8).

Figura 3.8. Levantamento de prestadores de assistência médica nas clínicas do modelo *medical home* de PCR, 2.009 e 2.011

"Eu recomendaria a abordagem baseada em equipe PCR para uma prestação de assistência de *medical home* centralizada no paciente, abrangente e pró-ativa aos meus colegas profissionais."

	Discordo/ discordo fortemente	Neutro	Concordo/ concordo fortemente	Total
Jan-fev-2.011–todas as clínicas PCR				
Nov 2.009–6 clínicas PCR originais				
Nov 2.009–clínicas PCR disseminadas				

Clínicas pioneiras = engajadas no projeto de *medical home* PCR por no mínimo 1,5-2 anos.

Clínicas disseminadas = novas clínicas engajadas no projeto de *medical home* PCR por menos de 12 meses.

Fonte: CareOregon.

Assistência social

O CEO do CareOregon, Dave Ford, observa o panorama da melhoria da assistência médica de forma mais abrangente. Seguindo em frente, ele aspira acelerar o trabalho que tem desenvolvido com seus colegas e levá-lo para fora das paredes dos colaboradores clínicos do CareOregon. "A única forma de ultrapassar o urso é investir adiante em infraestrutura social", afirma – para começar a afetar todos aqueles determinantes sociais de saúde. Ele está particularmente interessado em um engajamento mais profundo com pessoas mais jovens nas escolas, com a esperança de desviar os problemas antes que estes se desenvolvam. "Precisamos pensar sobre como lidar com tantos determinantes sociais e não simplesmente melhorar a qualidade do sistema médico", diz ele. "(Nosso trabalho) tem que ser bem mais amplo com relação aos condutores de saúde existentes na vida de uma pessoa. É nessa fronteira que estamos agora."

Esse pensamento é ambicioso e pode parecer um limite. Mas certamente era ambicioso e representava um limite para o CareOregon (um pequeno plano de saúde com pouquíssima influência de mercado) o engajamento da comunidade de Portland na transformação da prestação de assistência à população mais necessitada da cidade. Essa jornada transformadora ainda está muito longe da perfeição ou de ser concluída, porém um começo significativo já aconteceu.

Pontos-chave para fazer esse trabalho

Os membros da liderança do CareOregon têm claro na mente quais são os ingredientes-chave necessários ao trabalho que eles estão conduzindo:

- ⊙ Liderança. A liderança capaz e visionária é requerida em cada etapa.
- ⊙ Tolerância ao risco. Todo participante de uma nova abordagem precisa ter alguma disposição para assumir riscos, a fim de aprender e melhorar.
- ⊙ Visão a longo prazo. Para proteger a população de pacientes, os líderes têm que perguntar constantemente: "Qual é seu interesse a longo prazo?"
- ⊙ Competência de dados. A habilidade de reunir os dados necessários e relatá-los de maneira correta deve ser estendida até o nível clínico.
- ⊙ Competência de treinamento. A organização tem que possuir ou adquirir conhecimento sobre como realizar aprimoramentos, e precisa ensinar esses processos no nível clínico.

- ⊙ Visitação. Ao mudar do modelo de *status quo* para um modelo transformador, ver as alterações pode ajudar a construir a vontade e estimular ideias inovadoras.
- ⊙ Financiamento. Uma fonte de recursos para dar suporte aos processos de experimentação e aprimoramento é essencial.

O Contrato de Qualidade Alternativo

Um método de pagamento que dá suporte ao *Triple Aim*

4

Um consenso emergente nos Estados Unidos sugere que o tradicional método de taxa por serviço para pagamento da assistência médica é inadequado aos desafios de hoje, e que a nação precisa de uma abordagem que alinhe os pagamentos do prestador tanto à saúde dos pacientes individuais como ao bem-estar de populações maiores.

Ao mesmo tempo, um consenso crescente entre os interessados em assistência médica enfoca a busca do valor na assistência médica – outra forma de caracterizar a busca pelo *Triple Aim* (Objetivo Triplo). Michael Porter, Elizabeth Teisberg e Scott Wallace (2.008), todos da Harvard Business School, falam sobre valor: "Valor significa os resultados de saúde alcançados com o dinheiro gasto." Eles acrescentam ainda: "A melhor forma de reduzir de verdade o custo da assistência médica é melhorar sua qualidade – diagnósticos melhores, tratamento mais oportuno, métodos menos invasivos, proporcionar o tratamento certo para o paciente certo, menos complicações, e assim por diante. A qualidade, definida em termos de resultados, é o segredo do sucesso na assistência médica."

Neste capítulo, escrevemos sobre um contrato inovador que está alinhado em torno da qualidade. O *Alternative Quality Contract* (AQC) é um contrato de risco com capitação, que estabelece pagamentos globais e bônus significativos por qualidade. Foi criado por uma equipe do Blue Cross Blue Shield of Massachusetts e hoje é usado por 12 organizações de prestadores naquele estado, cobrindo cerca de 615 mil membros (em torno de 2/3 dos associados HMO de Massachusetts da empresa).

Aqui, o nosso foco são as experiências de dois desses grupos de prestadores com o novo contrato. Um grupo é uma parceria entre o Mount Auburn Hospital, um estabelecimento de tamanho médio localizado em Cambridge (Massachusetts), e sua organização médica independente afiliada. O outro grupo é o Atrius Health, uma aliança de grupos médicos constituídos por cerca de 800 médicos, localizado ao leste de Massachusetts.

Em seu cerne, o *Alternative Quality Contract* enfoca o *Triple Aim*. Inclui incentivos robustos para o aprimoramento da qualidade individual da assistência destinada aos pacientes, bem como da saúde geral de uma população definida. Contém ainda mecanismos poderosos para controlar os custos. Os pesquisadores da Harvard Medical School relataram, em 2.011, que o *Alternative Quality Contract* "diminuiu os gastos médicos e, ao mesmo tempo, melhorou a qualidade da assistência prestada ao paciente em relação ao tradicional sistema de taxa por serviço." Michael E. Chernew, o autor sênior do estudo, observou que "é significativo o achado de diminuição de gastos, aliado à melhora da qualidade em um ano após o contrato ter sido firmado. Para os fazedores de política que contemplam os modelos de pagamento aprimorados para a assistência médica dos EUA, a redução dos gastos médicos aliada à melhora concomitante da qualidade e dos resultados é o um marco histórico. Embora ainda reste muito a ser visto nos próximos anos da vigência desses contratos AQC e à medida que o modelo se expande para outros prestadores, esses resultados dão motivo para otimismo" (Blue Cross Shield of Massachusetts, 2.011).

Pagar por qualidade e não por quantidade

Em 2.008, os líderes do Blue Cross Shield of Massachusetts (BCBSMA), acreditando que os incentivos perversos que se acumulavam no sistema de pagamento de taxa por serviço prevalente levavam ao desperdício e à ineficiência, determinaram que, em vez de pagar por procedimentos e volume, queriam pagar por qualidade. Eles queriam um sistema que alinhasse os melhores interesses de saúde dos pacientes aos dos médicos e hospitais pagos para prestar assistência. Se eles criassem um contrato que proporcionasse incentivos por qualidade e segurança, haveria resultados melhores, menos desperdício e uso mais eficiente dos dólares destinados à assistência médica? Eles acreditaram que sim.

O Blue Cross certamente não estava sozinho nessa perspectiva. As organizações de prestadores inovadoras localizadas em Massachusetts, além de outros estados, chegaram a uma visão similar por conta própria. Os líderes de organizações como a Atrius Health, por exemplo, sustentavam ardentemente os pagamentos globais, em vez das taxas por serviço, em defesa do interesse da saúde da população. E estava claro que o ambiente nacional estava maduro para esse tipo de abordagem. Durante os anos de 2.008 e 2.009, parecia que para onde quer que se olhasse havia mais outra pessoa ou organização de confiança dizendo que os Estados Unidos tinha que mudar o sistema de pagamento de assistência médica para pagar por qualidade e não por volume. O desperdício e a ineficiência das taxas por serviço produzido foram rapidamente sendo revelados à medida que o sistema falhava em oferecer incentivos para assistência de qualidade. Regidos pelos contratos de taxa por serviço, os prestadores recebem pagamento de acordo com seu volume de trabalho. Uma das consequências não intencionais óbvias e bem documentadas é aquilo que o Institute of Medicine identificou como "superuso" dos serviços de assistência médica. Esse uso desnecessário é recorrente ao longo de todo o sistema e custa aos americanos dezenas de bilhões de dólares, anualmente. Outra consequência não intencional é que a maioria das coisas que os médicos podem fazer para prevenir a doença e manter seus pacientes saudáveis é compensada apenas com taxas muito baixas ou nem mesmo é compensada com as taxas por serviço.

Nem os pagadores particulares nem o governo têm tipicamente compensado os médicos por aprimorarem a qualidade da saúde e da vida dos pacientes diabéticos ou daqueles que sofrem de qualquer número de outras condições crônicas.

Resolver esse problema constitui um dos maiores e mais importante desafios na assistência médica de hoje, e muitas mentes excelentes têm buscado uma solução. É claro que, fora de lá, existem sistemas de pagamento alternativos. O modelo de pagamento em pacote do Geisinger Health Plan – ProvenCare – tem recebido considerável atenção positiva. Iniciado em 2.006, o método estabelece um preço único para as cirurgias de enxerto de desvio arterial coronariano e reposição de quadril. Em ambos os casos, a taxa única cobre toda a assistência relacionada à cirurgia – taxas hospitalares e honorários dos médicos – incluindo, todas as readmissões necessárias dentro de um período de 90 dias após a cirurgia. O modelo de pagamento em pacote por vezes também é chamado taxa por caso ou pagamento baseado em episódio. A abordagem Geisinger gera um poderoso estímulo para os prestadores realizarem a cirurgia correta já na primeira vez, porque qualquer complicação ou readmissão abocanha significativamente o lucro. Dessa forma, a assistência de qualidade para o paciente e o êxito financeiro para o prestador ficam bem alinhados.

O modelo de pagamento Prometheus também tem recebido atenção considerável. Esse modelo também envolve pagamento por um pacote de serviços. "Em seu cerne, o modelo de pagamento Prometheus está centralizado no pagamento por pacote em torno de um episódio abrangente de assistência médica que cobre todos os serviços prestados ao paciente relacionados a uma única doença ou condição", conforme a Robert Wood Johnson Foundation, que sustenta o trabalho do Prometheus (Robert Wood Johnson Foundation, 2.011). O plano concede incentivos financeiros para colaboração clínica e por evitar complicações.

Entretanto, a taxa por serviço continua sendo o padrão indiscutível dos sistemas de pagamento vigentes no EUA, e isso implica mais incentivo financeiro para os médicos fazerem mais – mais consultas, mais exames, mais procedimentos – mais de tudo. Com as taxas por serviços há pouco ou nenhum incentivo para limitar testes e procedimentos desnecessários, pouco ou nenhum incentivo para o tipo de administração financeira que melhora a eficiência e elimina o desperdício.

O momento para a busca do Blue Cross por um modelo de pagamento alternativo era propício. Ao longo de toda a discussão sobre a reforma da assistência médica em Washington, D.C., naquela época, uma série de estudiosos, profissionais da prática e fazedores de política ecoou os mesmos temas referentes às taxas por serviço e seus incentivos desalinhados. O economista de saúde Len Nichols (2.010) escreveu no *New England Journal of Medicine* que "a reforma do pagamento que recompensa qualidade em detrimento de volume é a chave para usar as forças de mercado para alinhar incentivos para pacientes, prestadores e pagadores e, ao mesmo tempo, diminuir o crescimento dos custos para os pagadores de impostos". O suporte para uma mudança de sistema de pagamento veio do Commonwealth Fund, do Institute for Healthcare Improvement (IHI) e de outras organizações-líderes. O presidente Barack Obama disse que os pagamentos de assistência médica devem ser feitos "com base na melhora da qualidade, e não simplesmente conforme a quantidade de procedimentos realizados."

Um momento para agir

No inverno de 2.007, uma equipe de mais de uma dúzia de líderes do Blue Cross se reuniu em uma sala de conferências, localizada no subsolo e sem janelas (conhecida como Cave [caverna]) para trabalhar no sentido de elaborar um plano. Coletivamente, os membros da equipe Cave tinham experiência significativa não só em administração de planos de saúde como também em trabalhar com organizações prestadoras, consultoria a empresas e academias. A equipe tinha extensiva experiência em engajamento com um grupo diversificado de pensadores que discutiam para onde a assistência médica estava direcionada e deveria seguir. De fato, era como uma reserva do Blue Cross com um tipo de experiência acumulada de estudos e reflexões.

Os membros da equipe Cave começaram levantando e dispensando a ideia de um contrato com capitação, ainda que dentro de 48 horas retomassem a ideia. Eles enfocaram a inclusão de recompensas não só por eficiência mas também pela melhora mensurável na qualidade de uma lista específica de métricas relacionadas à melhora nítida da saúde do paciente. O consenso da equipe Cave era de que o contrato deveria enviar uma mensagem clara: se você melhorar a qualidade da saúde dos pacientes, o Blue Cross o recompensará com pagamentos de bônus significativos. O mantra da equipe era que o contrato "pagasse por qualidade/adequação e não por volume, complexidade e intensidade".

Para o contrato ser bem-sucedido, deveria alterar a relação existente entre os grupos médicos e os hospitais, transformando-a em uma parceria clínica e de negócios. Também deveria alterar a relação entre o plano de saúde e as organizações prestadoras, uma vez que ao menos teoricamente a companhia de seguros e os prestadores compartilhariam os objetivos de melhora da assistência prestada ao paciente e de eficiência. Isso resultaria em mais encaminhamentos de pacientes para as alternativas de alta qualidade e menor preço, em vez dos hospitais terceirizados mais caros (muitas vezes aqueles com reputações icônicas); e buscaria a diminuição da variação injustificável do padrão da prática, resultando em uma assistência mais baseada em evidência.

Central ao contrato era uma limitação estrita do aumento de pagamentos com capitação ao longo do tempo. Isso teve importância decisiva porque forneceu um poderoso incentivo para os prestadores refrearem seus gastos durante o período de 5 anos de vida do contrato, para permanecerem financeiramente bem. "Embora os recursos destinados a qualidade fossem mais numerosos do que nunca, o dinheiro real eram as potenciais economias decorrentes da eficiência crescente da assistência global", diz a Dra. Kate Koplan, diretora de administração médica da Atrius Health.

O sucesso seria medido conforme a capacidade do contrato de inclinar a curva de custos. De 2.008 a 2.009, os gastos médicos das organizações prestadoras com os contratos do Blue Cross Shield of Massachusetts cresceram quase 12%, em média. A meta explícita da nova abordagem do Blue Cross era cortar esse número pela metade ao longo do período de 5 anos do contrato.

Assistência integrada

Em questão de poucas semanas, a equipe Cave gerou os contornos daquilo que chamaram *Alternative Quality Contract*. O AQC incentivou as organizações de prestadores a se comportarem de modo integrado – para os grupos médicos e hospitais trabalharem juntos, regidos pelo contrato, como uma entidade combinada que assumiria a responsabilidade pelo custo e pela qualidade "ao longo do *continuum* da assistência", tanto para pacientes internos como para pacientes de ambulatório. O termo de cinco anos do contrato foi estabelecido para possibilitar que os sistemas integrados trabalhassem juntos e refinassem suas abordagens ao longo dos anos, a fim de produzir resultados progressivamente melhores em termos de qualidade e custo.

O contrato estabeleceu três formas para pagamento das organizações prestadoras. Na primeira delas, elas receberiam um pagamento global destinado a cobrir todos os serviços médicos para uma população de pacientes definida (ajustada por idade, sexo e condição de saúde). Esse pagamento global era essencialmente um orçamento para todos os serviços recebidos por um paciente, incluindo a assistência primária, especializada e hospitalar, e os serviços de farmácia.

Na segunda forma de pagamento, os prestadores receberiam pagamentos adicionais no decorrer do termo do contrato, baseados na taxa anual de inflação determinada pelo Índice de Preços ao Consumidor, que tem aumentado a uma velocidade menor ou igual à metade da taxa de inflação médica. Os executivos do Blue Cross esperavam que essa provisão tivesse papel central na habilidade do contrato de inclinar a curva de custos de assistência médica.

E com a terceira forma de pagamento, os prestadores poderiam ganhar pagamentos de bônus substanciais – de até 10% do total estipulado no contrato – com base em seu desempenho nas métricas de qualidade, tanto para pacientes de ambulatório como para pacientes internados. Os pagamentos de bônus dependiam de quais dentre os cinco referenciais (ou gates) de qualidade ascendente os prestadores alcançavam. Os pagamentos de incentivo, disseram alguns funcionários do Blue Cross naquele momento, foram projetados para "dar suporte aos prestadores para que eles atingissem os níveis mais altos de assistência segura, acessível, efetiva e centralizada no paciente".

Regidos pelo contrato, os prestadores compartilhariam riscos com o Blue Cross. Embora algumas organizações prestadoras localizadas em Massachusets tivessem experiência significativa com contratos de risco, muitas não tinham. Dessa forma, a quantidade de risco envolvida preocupava alguns prestadores. Reconhecendo isso, o Blue Cross criou várias formas de mitigar o risco do prestador. Os orçamentos seriam ajustados anualmente, com base nas mudanças da condição de saúde da população de pacientes. Os prestadores poderiam escolher assumir todo o risco ou assumir qualquer porcentual inferior a 50%, com o restante do risco sendo compartilhado com o Blue Cross. E o resseguro era exigido de todos os grupos que estivessem trabalhando sob o contrato, para que ficassem protegidos contra reinvidicações particularmente altas.

Os prestadores também poderiam ganhar dinheiro – potencialmente, bastante dinheiro, conforme observou o Dr. Koplan – a partir de outro elemento do contrato. Se uma organização prestadora conseguisse melhorar sua eficiência e prestar assistência por menos do que o equivalente ao seu orçamento global, poderia ficar com os fundos orçamentários (ou compartilhá-los com o Blue Cross nos casos de contrato de risco compartilhado). Esse era um incentivo poderoso para diminuir o desperdício no sistema de prestação. Se os grupos – via administração enxuta ou outras técnicas – conseguissem melhorar sua eficiência e prestar assistência a um preço menor do que o permitido pelo orçamento, havia uma valorização financeira significativa.

A equipe do Blue Cross disse que sua meta, durante o prazo de 5 anos do contrato, era cortar pela metade o aumento anual dos custos de assistência médica. Os membros da equipe acreditavam que isso tornaria os aumentos de prêmio mais acessíveis e previsíveis.

As organizações prestadoras que buscavam trabalhar sob o AQC poderiam ser parcerias ou grupos amplos de multiespecialidades entre um hospital e uma organização médica independente. Esse tipo de contrato também poderia abranger coleções independentes de pequenas práticas médicas. Qualquer que fosse a estrutura, o grupo coberto teria que contar com uma base de assistência primária forte e com pelo menos 5 mil membros HMO do Blue Cross ou membros de plano *point-of-service*[1]. (Esta restrição limitou efetivamente a participação ACQ em planos cujos membros devem ter designado um médico da assistência primária.)

---

1   Nota da Tradução: Nos EUA, o plano do tipo *point-of-service* é aquele em que o membro pode procurar assistência fora da rede ou direto de um prestador de sua preferência, passando por uma avaliação inicial feita por um prestador da assistência primária, mas tendo que fazer um pagamento deduzível e/ou um copagamento (Fonte: *Mosby's Medical Dictionary*, 9ª ed, p. 1413).

Medidas de desempenho: a base do contrato

A métrica de qualidade proposta pelo Blue Cross foi compilada por Dana Gelb Safran, vice-presidente sênior de medida de desempenho e aprimoramento da empresa, usando dados da comunidade e de especialistas acadêmicos. A métrica seria intensamente discutida com os grupos de prestadores nos meses subsequentes e eles modificariam algumas coisas, contudo quase toda a métrica originalmente proposta por Safran foi transformada nos elementos essenciais do contrato. Em uma entrevista com o Commonwealth Fund, Safran explicou a métrica:

> Todo grupo participante do AQC está sujeito ao mesmo conjunto de medidas e incentivos de desempenho. O conjunto de medidas é totalmente esboçado a partir de medidas bem validadas, clinicamente importantes e nacionalmente aceitas de processos clínicos, resultados clínicos e experiências de pacientes, e abrange as assistências ambulatorial e de internação. Antes do lançamento dos primeiros contratos, nós nos reunimos com os adotantes (do contrato) para obter dados detalhados sobre o conjunto de medidas proposto. Isso levou a alguns ajustes mínimos, mas essas organizações prestadoras concordaram que as medidas que tínhamos escolhido eram justas, importantes e clinicamente apropriadas.

> Para cada medida, há alvos de desempenho fixos – gates – que não mudam durante os 5 anos de contrato e permanecem os mesmos para toda organização sob o AQC. Para cada medida, o Gate 1 representa o indicador que constitui o início do bom desempenho – desempenho que nós pensamos ser digno de reconhecimento financeiro adicional. O Gate 5 é um indicador empiricamente derivado que representa o limite externo daquilo que pode ser alcançado de maneira confiável naquela medida. Um grupo que atinja o Gate 5 através de um conjunto inteiro de medidas, o que é uma tarefa muito difícil, ganha um adicional de 10% sobre o orçamento global. Aqueles cujo desempenho no conjunto de medidas esteja no Gate 1 ganham um adicional de 2%. Entre os Gates 1 e 5, os pagamentos de incentivo

aumentam de forma a motivar o aprimoramento no início e no meio do *continuum*, com menos ênfase em conseguir passar do Gate 4 para o Gate 5. Essa estrutura tem nos permitido recompensar pelo bom desempenho e pelo aprimoramento do desempenho – um aspecto importante do modelo que ajuda a rejeitar uma crença amplamente aceita de que é preciso escolher entre recompensar o desempenho ou recompensar o aprimoramento (Commonwealth Fund, 2.010a).

Havia mais processos do que medidas de resultados. Entretanto, por sua importância clínica, a ponderação se inclinou intensamente para o lado das medidas de resultados. Para medidas como o controle da pressão arterial no contexto ambulatorial, por exemplo, foi atribuído um peso correspondente a 3 vezes o peso de uma medida de processo. Os grupos cobertos pelo AQC fizeram dessas medidas objeto de foco intensivo, que eram as métricas com maior potencial de aprimoramento.

Aqui, de forma resumida, são descritas as áreas abordadas pela métrica da qualidade do Blue Cross (Commonwealth Fund, 2.010a):

Segurança e qualidade hospitalar

Medidas de processo clínico

⊙ Elementos de assistência para IM agudo (infarto agudo do miocárdio [IAM]) que não devem ser omitidos e elementos de assistência que precisam ser realizados dentro de um período de tempo definido

⊙ Assistência para insuficiência cardíaca

⊙ Assistência para pneumonia

⊙ Assistência cirúrgica

Medidas de resultados clínicos

⊙ Infecções adquiridas no hospital

⊙ Complicações após cirurgia importante (IAM, EP/TVP – embolia pulmonar/trombose venosa profunda), pneumonia

⊙ Traumatismo obstétrico

Experiências de assistência do paciente

⊙ Qualidade da comunicação: médicos
⊙ Qualidade da comunicação: enfermeiros
⊙ Responsividade
⊙ Planejamento/suporte de alta hospitalar

Segurança e qualidade ambulatorial

Medidas de processo clínico

⊙ Depressão
⊙ Diabetes
⊙ Doença cardiovascular
⊙ Triagem do câncer
⊙ Pediátricas: exames/tratamento apropriado
⊙ Pediátricas: consultas a crianças em bom estado

Medidas de resultados clínicos

⊙ Diabetes (no controle precário de HbA1c, controle de LDL-C, controle de pressão arterial)
⊙ Hipertensão (controle da pressão arterial)
⊙ Doença cardiovascular (controle da pressão arterial, controle de LDL-C)

Experiências de assistência do paciente

⊙ Qualidade da comunicação
⊙ Orientação da pessoa como um todo/conhecimento dos pacientes
⊙ Integração da assistência
⊙ Acesso à assistência

Variação do padrão da prática clínica

Dana Safran estudou grande quantidade de dados e constatou que no leste de Massachusets a variação extensiva e amplamente disseminada do padrão de prática clínica representou um obstáculo significativo à melhora da qualidade da assistência e ao controle dos custos. Após descobrir que os médicos em uma mesma prática tratavam um determinada condição em particular de muitas formas diferentes, concluiu que, apesar de alguns desses tratamentos possivelmente terem sido efetivos, a variação era tão grande que "eles não poderiam estar todos certos". Em sua pesquisa, Safran encontrou ampla variação no tratamento de uma ampla gama de condições, incluindo hipertensão, depressão, enxaqueca, artrite, lombalgia e muitas outras. Ela acreditava que um dos principais elementos do AQC era que quando os clínicos enfocavam o aprimoramento de seus indicadores de qualidade uma variação inexplicável emergia rapidamente. E, uma vez que isso fosse claro e aberto em uma prática clínica, ela confiava que os clínicos fariam alguma coisa para estreitar a lacuna e seguir na direção das melhores práticas padronizadas. Por outro lado, seria extremamente difícil melhorar os indicadores de qualidade. Por isso, o Blue Cross priorizou concentrar os dados de reivindicações dos prestadores de maneiras que destacassem a variação, enfatizando a variação inexplicável do padrão de prática clínica.

Não à antiga capitação

Na superfície do contrato havia um arranjo de capitação que os funcionários do Blue Cross sabiam que faria algumas pessoas na assistência médica relembrarem os dias horrorosos da assistência administrada da década de 1.990. Mas essa abordagem era bastante diferente, e o Blue Cross esforçou-se para deixar isso amplamente claro, enfatizando que, durante os anos 1.990, os acordos de capitação muitas vezes pareciam focados muito mais em dinheiro do que na qualidade da assistência, e que não existia métrica naquele tempo para realizar o tipo de medida de qualidade atualmente possível.

Jeanette Clough, CEO do Mount Auburn Hospital, logo percebeu que o AQC era bastante diferente dos modelos de pagamento usados nos "velhos dias ruins da capitação". "Não se tratava de cortar, cortar, cortar", diz ela. "Tratava-se de melhorar a assistência e conseguir recompensa." Os antigos modelos com capitação enfocam o corte dos custos de assistência, e, em muitos casos, temia-se que houvesse suspensão de assistência relevante para atingir metas financeiras. Entretanto, Clough e outros líderes estavam precisamente conscientes das deficiências do antigo modelo com capitação e também sabiam que, sob o AQC, relatariam as medidas de qualidade que mostrassem qualquer retenção por serviços aos pacientes. Tal retenção, quando ocorresse, resultaria em penalidades ao prestador. E, da forma como o contrato estava estruturado, a retenção por serviços na verdade seria contraprodutiva. Se um grupo prestador fizesse retenção pela prestação de assistência relevante aos pacientes apenas com o objetivo de cumprir um orçamento, isso seria revelado pelas falhas do grupo em atender ou melhorar as métricas de qualidade.

A nova proposta do Blue Cross buscava criar um incentivo para que os prestadores fizessem o máximo possível para manter os pacientes saudáveis, e, por fazerem isso, receberiam a maior recompensa financeira.

Mesmo assim, o AQC não era fácil de vender. Muitas organizações prestadoras, temendo perdas financeiras sob o contrato, relutavam em assumi-lo. Outras que estavam financeiramente bem adotando os acordos de pagamento de taxa por serviço não queriam fazer parte desse tipo de experimento. Entretanto, também havia líderes de organizações prestadoras que acreditavam que a assistência médica nos Estados Unidos estava voltada para uma nova direção. Em sua maioria, essas eram organizações que olhavam à frente e viam a assistência médica seguindo no rumo de um mundo pós-taxa por serviço, em que organizações de assistência responsáveis ou outros modelos inovadores poderiam emergir como elementos poderosos e, assim, onde a integração era importante.

Mount Auburn Hospital e médicos afiliados

Não obstante uma certa desconfiança e algum grau de resistência da parte dos prestadores, o primeiro grupo a aderir ao AQC o fez com entusiasmo. O acordo ideal para o contrato era um sistema de saúde integrado ou esforços colaborativos entre um hospital e um grupo médico. O Mount Auburn Hospital, localizado em Cambridge, se uniu a um grupo independente de médicos afiliado ao hospital, o Mount Auburn Cambridge Independent Practice Association (MACIPA), e se engajou em discussões sérias sobre a aceitação do AQC.

A CEO Jeanette Clough formou uma equipe de liderança com a Dra. Barbara Spivak e o Dr. Robert Janett, presidente e diretor médico do MACIPA, respectivamente. O MACIPA abrangia 500 médicos na equipe do Mount Auburn Hospital e no Cambridge Health Alliance. Essa equipe do hospital e do grupo de médicos teve uma série de discussões intensas com representantes do Blue Cross, abordando os detalhes do contrato. Clough sabia que contava com algumas cartadas fortes. Ela sabia que o Blue Cross estava tendo dificuldade para vender o novo contrato aos prestadores e estava mais do que disposta a usar essa influência para conseguir um negócio melhor, como a primeira a adotar o contrato (esse negócio incluía um pagamento de bônus para o Mount Auburn – MACIPA por ser a primeira organização prestadora a adotar o contrato).

O contrato era atraente a Clough e a sua equipe por muitos motivos. Um deles era que o Mount Auburn tinha anos de experiência na administração de contratos de risco e estava bastante confortável em fazer isso. Entretanto, o principal motivo era que o Mount Auburn estava na missão de melhorar a qualidade e a eficiência da assistência prestada aos seus pacientes, e o AQC proporcionava o tipo de estrutura que lhe permitia fazer isso. Um dos aspectos mais atraentes do contrato era deixar nas mãos dos médicos a grande maioria das decisões relacionadas à assistência dos pacientes. Certamente, haveria parâmetros de cobertura e política do Blue Cross, contudo o papel tradicional da observação atenta do segurador por sobre os ombros do médico seria bem menos incômodo com esse contrato.

Concordando com a métrica

A parte mais difícil da negociação estava centralizada exatamente em qual métrica seria usada para medir o desempenho. Durante o estágio de negociação, esse foi o âmago da questão. "Passamos cerca de um ano trabalhando para esclarecer exatamente quais seriam as métricas e como seriam medidas", diz Clough. "Essa foi a parte mais difícil. Havia muitas perguntas: como relatar as medidas? De quem seriam os dados utilizados?" No passado, os líderes do Mount Auburn tinham tido discussões difíceis com o governo e com os pagadores privados referentes às medidas, e havia certa preocupação da parte do Mount Auburn com o avanço das disputas sobre as métricas. "Nós estávamos preocupados", diz Clough, "com a possibilidade de que, a meio caminho de finalizar o contrato, eles dissessem 'Bem, não queríamos dizer isto', ou 'Queríamos que vocês medissem isto deste modo'. Precisamos de clareza preto no branco quanto à métrica da qualidade – exatamente aquilo que queríamos relatar."

Ao fim da discussão, os dois lados concordaram em usar dados de reinivindicações coletados pela Blue Cross, que seriam então revisados e validados no Mount Auburn.

A presidente da MACIPA, Barbara Spivak, acreditava que a métrica escolhida seria prontamente aceita pelos médicos do MACIPA. "Essas eram coisas mensuráveis e razoáveis", diz ela. "Para o hospital, para ser honesto, essas eram medidas CMS (Centers for Medicare & Medicaid Services) bastante padronizadas e em nada controversas. Da parte ambulatorial, o HEDIS (*Healthcare Effectiveness Data and Information Set*) é um padrão aceito em nível nacional, portanto você tinha que aceitá-lo. E lá não existem outros padrões eficientes para qualidade."

Quando Spivak olhou para a métrica ambulatorial, viu que os médicos do MACIPA estavam se saindo bem, porém estava claro que ainda havia o que melhorar. "Antes de tudo, era intimidador para mim, como diretor médico", diz Rob Janett. "Era incompreensível. Onde começamos? Começamos com dados, de modo que sabíamos onde estavam nossos pontos fortes e fracos. E começamos pelas doenças importantes, para captar a atenção dos nossos médicos. Queríamos começar trabalhando em questões em que havia amplo consenso acerca dos objetivos clínicos e resultados desejados."

As condições crônicas eram um ponto de partida evidente, por sua prevalência e por representarem gastos enormes para o sistema de assistência médica. Do mesmo modo, ainda que houvesse recompensas financeiras por atingir as marcas no processo de métrica, as recompensas por alcançar as metas de resultado eram o triplo daquelas. Exemplificando, "se você medir hemoglobina glicosilada conseguirá ganhar determinada recompensa, mas se alcançar um controle glicêmico excelente para um paciente obterá uma recompensa que será um múltiplo da medida do processo", diz Janett. "Checando os níveis de colesterol, você conseguirá X, mas alcançando níveis de LDL inferiores a 100 você obterá um múltiplo de X. É realmente onde estão as metas clínicas – conseguir controlar o diabetes".

Depois de a equipe de liderança do Mount Auburn – MACIPA ter trabalhado no acordo com o Blue Cross, havia ainda o desafio de explicar e vender o contrato para os médicos do MACIPA. Os líderes do MACIPA "somente podem sugerir, incentivar, ensinar, persuadir", diz Janett. "Nós usamos o poder da persuasão, pressão de pares, educação. Dissemos para os médicos, 'Olhem, se nós podemos melhorar seguindo essas métricas, podemos prever que a nossa posição financeira irá melhorar e, o mais importante, realmente prestaremos uma boa assistência aos pacientes'." Janett enxergou o AQC como um negócio potencialmente poderoso, porque confiava que os médicos do MACIPA poderiam alcançar melhoras mensuráveis nessas métricas. Uma vez que eles assim fizessem, a comunidade aprenderia a partir do sucesso deles, e, assim, o Mount Auburn atrairia novos pacientes e potencialmente contratos melhores com planos de saúde. Os médicos do MACIPA rapidamente conseguiram isso. Embora se preocupassem com o nível de risco, conseguiam ver o potencial.

Barbara Spivak diz que, no início, havia outros dois aspectos preocupantes. Primeiro, havia a realidade de que o contrato buscava diminuir pela metade os aumentos de custo em um período de 5 anos. "As pessoas estavam bastante nervosas em relação àquele conceito", diz Spivak. Elas se preocupavam com o que aconteceria se houvesse uma epidemia catastrófica de algum tipo ou se as novas curas para doenças fossem muito caras. Ela argumentou porém que o ambiente da assistência médica no país estava mudando rápido e que "era nítido que as pessoas estavam começando a falar sobre manter tendências decrescentes de gastos médicos, bem como sobre empregadores pagando menos e controlando as despesas de assistência médica".

Em adição, ela argumentou para os médicos que o Blue Cross estava usando o nível de despesas do ano anterior para estabelecer a base do orçamento do AQC. Spivak e seus médicos sabiam que, sob circunstâncias diversas, o orçamento seria mais do que suficiente. Ela sabia, por exemplo, que muitos pacientes estavam procurando os hospitais caros do centro da cidade e especialistas para problemas que eram tratados no Mount Auburn. Com os contratos vigentes, os médicos recebiam pouco incentivo para manter esses pacientes no sistema Mount Auburn. Entretanto, com o AQC, os incentivos seriam substanciais, e Spivak enxergou imediatamente possibilidades de economias significativas: "Para um grupo como o nosso, em que mais do aquilo que gostaríamos estava sendo feito nos hospitais caros do centro, sabíamos que se conseguíssemos mover aquilo que poderia ser feito no Mount Auburn – e muito poderia ser feito lá – seria melhor para os nossos médicos, porque eles teriam o volume; melhor para o Mount Auburn, que teria o volume; e melhor para os pacientes, que receberiam uma assistência mais bem coordenada."

Por fim, a decisão tomada pelos médicos do MACIPA sobre aceitar o Alternative Quality Contract veio da crença deles de que este era o caminho certo para a reforma da assistência médica – focar no aprimoramento mensurável da saúde de seus pacientes.

Fazendo o contrato funcionar

Rob Janett trabalha como integrante do MACIPA há mais de 20 anos. Ao longo desses anos, diz ele, muitas práticas médicas independentes que constituem o MACIPA têm trabalhado para se tornarem ainda mais proficientes no controle do risco. Isso sempre implica ter cuidado com as despesas. Assim, a teoria do AQC era atraente desde o início.

A relação histórica do MACIPA com o Blue Cross Blue Shield of Massachusets pode ter imposto algum obstáculo. "No início, o Blue Cross era uma empresa muito difícil de lidar", diz Janett. O Blue Cross tem sido burocrático demais, às vezes autocrático demais, como fora no passado, e algumas relações deixaram um gosto amargo na boca dos médicos do MACIPA. Como o MACIPA é uma organização de membros que atua essencialmente como contratante no interesse da organização – os médicos são independentes, não sendo empregados diretamente pelo Mount Auburn nem pela associação MACIPA –, não seria possível ordenar a eles o que fazer.

Entretanto, a atitude em relação ao Blue Cross "mudou com o AQC", diz Janett. "Foi um momento revolucionário em nossa relação. Vimos o potencial imediatamente e queríamos ser os primeiros a aderir. Acreditávamos que, se fossemos os primeiros, poderíamos ajudá-los a delinear um bom programa – um que fosse benéfico para os pacientes, para os médicos e para o plano de saúde."

Durante o primeiro ano do contrato (2.009), o hospital e os médicos trabalharam no sentido de melhorar o máximo de medidas que pudessem no início, e mostraram rapidamente algum progresso. Uma análise de pacientes com estados patológicos complexos e custos altos resultou nos clínicos enfocando atentamente essa população.

Os grupos prestadores trabalhando sob o AQC recebem relatórios mensais do Blue Cross que marcam seu progresso – se estão dentro, além ou aquém do orçamento; se a utilização está alta; e muito mais. Os prestadores podem ver exatamente como o dinheiro do orçamento está sendo gasto e conseguem identificar rapidamente as áreas de possível uso excessivo – exames de imagem ou fármacos de marca, por exemplo – e fazer alguma coisa a respeito.

Ao saberem que um porcentual muito pequeno de pacientes é responsável por uma alta proporção dos custos, os médicos do MACIPA usam *software* para estudar sua população, buscando identificar os membros de maior risco para uma ampla gama de aspectos. Sob o AQC, eles acreditam que é sábio investir nesse *software*, considerando o potencial de retorno tanto financeiramente como achando e ajudando pacientes desafiadores. Eles usam o *software* para pesquisar milhões de linhas de dados e encontrar pacientes com lacunas na assistência.

Uma vez identificados, esses pacientes recebem atenção significativa dos administradores de caso de alto risco, que tentam alcançá-los e guiá-los para a assistência apropriada, no contexto apropriado. Janett acredita que, entre os resultados obtidos, está uma diminuição do número de pacientes particularmente frágeis com chamada 911 para transporte até o departamento de emergência, bem como em menos internações e transportes de retorno evitáveis até o hospital. Conseguir assistência e prevenção certas para os pacientes antes que estes encontrem problemas implica melhora da qualidade para os pacientes e menos gastos para o MACIPA. Porque a realidade é que, quando os pacientes se complicam por não terem tido acesso às triagens de assistência e à prevenção de que necessitam, tendem bem mais a terminar no DE ou sendo internados. E esses custos são sustentados diretamente pelos médicos do MACIPA. "Nós trabalhamos para garantir que exista um plano de assistência estabelecido para esses pacientes, de modo a podermos evitar que as pessoas caiam através das rachaduras", diz Janett. "Nós garantimos que haja um plano de assistência claro estabelecido, para que eles contem com uma alternativa à chamada 911 quando estiverem doentes ou assustados. Desse modo, podemos cortar alguns serviços desnecessários ou duplicados."

Administrando os encaminhamentos externos

Um elemento essencial na realização do trabalho do AQC é algo que frequentemente se opõe à natureza do desejo americano de ter liberdade para escolher qualquer médico ou hospital para o qual desejem ir. O AQC lhes permite isso, mas o plano se torna pouco efetivo se os pacientes saírem constantemente da rede de serviços. Isso exerce um enorme impacto sobre o custo da assistência. Quando os pacientes precisam de assistência terciária de alto nível que esteja além da capacidade do Mount Auburn Hospital, a liderança do MACIPA solicita que os médicos façam o encaminhamento seletivo "para estabelecimentos terciários que nos deem bom valor". Isso significa não encaminhar para nenhum dos estabelecimentos dominantes do mercado do leste de Massachusetts e encaminhar para outros cujas marcas, ainda que possam ser menos conhecidas, prestem assistência de alta qualidade a um custo menor.

Os médicos do MACIPA têm empreendido esforços significativos para diminuir os encaminhamentos externos aos hospitais Mount Auburn e Cambridge. Quando os pacientes permanecem junto à esfera do Mount Auburn, a assistência é melhor coordenada e assim, ao menos teoricamente, mais segura. Os passes e as transições ocorrem de forma mais suave. Isso tem significado instruir os médicos da assistência primária em como conversar com os pacientes sobre a escolha de um hospital para recebimento de assistência. Muitos pacientes chegam com fortes noções preconcebidas sobre determinado nome de hospital – tipicamente um dos amplos estabelecimentos de ensino situados no centro de Boston. É possível que já tenham sido pacientes lá ou que tenham tido familiares atendidos lá. Também é possível que tenham baseado suas preferências, como sempre acontece, na reputação. Esse é um terreno por vezes traiçoeiro para os médicos, todavia a instrução tem permitido aos médicos do MACIPA alcançar êxito em conversar com os pacientes acerca de suas escolhas.

"Com uma discussão bem conduzida, os pacientes entendem que há benefício a começar em casa", diz Janett. "Eu digo aos meus pacientes, 'Gostaria que você experimentasse a médica daqui que melhor conheço e em cujas habilidades confio. Eu gostaria que você conversasse com ela. Acho que você ficará satisfeito. Se ficar insatisfeito, volte a conversar comigo e nós encontraremos o melhor especialista para resolver o seu problema'." Janett diz aos pacientes que, se forem se consultar com um especialista em particular conhecido junto ao sistema MACIPA, a assistência será bem coordenada. E aponta que tanto ele como o especialista usam o mesmo registro médico eletrônico. A coordenação da assistência entre o médico da assistência primária e um especialista é melhor dentro da família MACIPA, diz ele. "Nem todas essas discussões são ganhas", diz ele, "mas se você engajar o paciente em um esforço compartilhado para experimentar e prestar assistência coordenada de alto valor, a maioria dos pacientes ao menos a experimentará e a maioria ficará satisfeita."

A Dra. Barbara Spivak, presidente do MACIPA, compartilha essa perspectiva. "Quando converso com um paciente sobre isso, um dos primeiros aspectos que destaco é que no Mount Auburn a qualidade é tão boa quanto a dos principais centros médicos de Boston", diz.

"Entretanto, nós temos uma vantagem de coordenação de assistência. Eu posso administrar a assistência e ajudar a guiar os pacientes de algum modo, se eles estiverem no Mount Auburn. Tenho fácil acesso à informação, conheço os médicos e estou aqui. Isso balança muita gente." Como ela tem que contar com um resumo de liberação e não com relatórios contínuos e conhecimento pessoal, "é bem mais difícil administrar a assistência quando se trata de pessoas... (liberadas) de outro hospital".

Por volta do final de 2.010, um volume crescente de trabalho, que antes seguia para os estabelecimentos maiores do centro da cidade, estava sendo realizado no Mount Auburn. E a maioria dos casos que seguiram para os hospitais do centro foi encaminhada corretamente, considerando que excediam a capacidade das instalações do Mount Auburn.

A Dra. Karen Boudreau, que trabalhava no Blue Cross Blue Shield of Massachusetts quando da criação do AQC, tinha estudado as opções de reforma de pagamento na qualidade de diretora médica do IHI Continuum Portfolio. Boudreau observa que, em um nível básico de taxa por serviço, os médicos não prestam muita atenção em se o paciente está seguindo para um estabelecimento de alto custo para receber assistência: "Para eles, não importa se um paciente vai para uma clínica de repouso ou para casa após uma cirurgia de joelho, mesmo quando é desnecessária a permanência do paciente em qualquer outro local que não a sua própria casa." Essa atitude, diz ela, adiciona custos significativos ao sistema de assistência médica. "Mas quando há um sistema de pagamento global, você administra esses custos elevados e diz que realmente nos importa onde o paciente está e se esse é o local mais apropriado pelo custo mais baixo. Quando se é responsável pelo quadro como um todo, você pensa sobre esses aspectos de forma mais abrangente." Ela sabe que na assistência médica há pessoas que rejeitam isso, e diz, "ao pensar sobre isso de modo mais abrangente, você nega assistência". Entretanto, ela discorda que seja o que acontece: "Eu apenas não compro essa ideia."

Mudando o modo de pensar dos prestadores

Rob Janett diz que, entre os desafios mais importantes ao longo da jornada do AQC, está a necessidade de alterar a cultura junto às organizações prestadoras. Esse é um tema recorrente encontrado em todo o país, sempre que as organizações prestadoras tentam melhorar seus sistemas de assistência. Tradicionalmente, os médicos são treinados para trabalhar de modo independente, com máximo grau de autonomia, e mudar para uma assistência baseada em evidência e mais padronizada muitas vezes é visto como violação desse modo de trabalhar.

Barbara Spivak concorda, conforme afirma em um estudo de caso do Commonwealth Fund (2.010b): "Nem os médicos nem os hospitais gostam que lhes digam o que fazer e como fazer. Os médicos, em particular, estão acostumados a fazerem tudo por conta própria. E a realidade é que, quando se está começando uma ACO, você tem que lidar com a raiva e o desapontamento das pessoas pelo fato de o mundo estar mudando. E eu acredito que o modo de fazer isso é desenvolver uma equipe que os ajude a fazer o que eles querem, que é proporcionar uma assistência melhor aos pacientes deles."

Spivak acreditava que, se o MACIPA conseguisse avançar, seus membros teriam que mostrar habilidade de administrar a assistência de modo efetivo junto a uma população. "As práticas têm mesmo que se autoconsertar para fazer isso", diz ela. "Considerando o acesso, a administração da assistência, a tomada de decisão compartilhada, as comunicações eletrônicas com pacientes – nós realmente precisamos trabalhar com nossos médicos para mudar as práticas deles, completamente." Eles têm que se tornar melhores em ir além da consulta, "e não apenas em lidar com o paciente que está em sua frente", diz Spivak, "mas lidar com todos os seus pacientes diabéticos. Estamos pedindo para nossos médicos alcançarem muito mais do que jamais fizeram antes."

Aquela barreira inicial era suficientemente difícil, mas os líderes do MACIPA também tiveram que enfrentar outro desafio muito pior. "O outro aspecto relevante, em termos de mudança cultural, é ajudar a desmamar os médicos dos incentivos e da toxicidade de taxa por serviço, a longo prazo", diz Janett. "É muito difícil mudar o modo como eles pensam. Se você não for solicitar um exame quando se tratar de uma chamada marginal, é preciso ter certo grau de confiança em si mesmo. Se não houver nenhuma evidência satisfatória, de uma forma ou de outra, você faz tentativas de erros e acertos com a abordagem que for mais econômica, menos invasiva, antes de decidir fazer um procedimento de exame ou biópsia."

A mudança do modo de pensar e da abordagem que se exige dos clínicos no processo de adaptação ao AQC é difícil. "Com as taxas por serviço, é bastante confortável para os médicos saber que, se você fizer mais, receberá um pagamento maior", observa Clough. "É bastante difícil acender esta ideia na cabeça – 'Quer dizer que posso ganhar mais prestando atenção à qualidade? Administrando a medicação aos pacientes? Guiando os pacientes de ambulatório *versus* internação?' É difícil para as pessoas dar esse tipo de salto e ainda sentir que estarão inteiras."

Então, como a mudança cultura acontece nesse campo? Os líderes do grupo médico contavam com evidências. Exemplificando, eles mostraram aos médicos que, no MACIPA, a taxa de solicitações de biópsia de lesões cutâneas era o dobro da taxa em outros grupos médicos na Grande Boston. A mudança não ocorre de um dia para outro, porém os médicos muitas vezes eram persuadidos por esse tipo de evidência, e, com o passar do tempo, o MACIPA foi cortando o número de testes caros e desnecessários.

Entretanto, em que ponto os médicos estariam sendo solicitados demais? Quanta mudança eles realmente conseguiriam suportar? De várias formas, a passagem de um modelo de taxa por serviço para um modelo de cobrança global chocou o sistema de prestadores. "Uma das minhas maiores preocupações é exigir demais dos médicos", diz Janett. "Estamos pedindo muitas mudanças na forma de pensar deles, e eu estou preocupado com a possibilidade de fadiga por mudança."

Não é que os médicos não trabalhassem tão duro antes de o AQC se tornar um fator na prática deles – eles com certeza trabalhavam. De fato, muitos estavam estressados e exaustos. Além disso, tinham que se ajustar à instalação de um novo sistema de prontuários eletrônicos dos pacientes – um evento por si só altamente estressante e perturbador para a prática. E, no topo disso tudo, eles tinham que lidar com todas aquelas mudanças fundamentais exigidas pelo AQC.

Entretanto, os médicos enfrentaram a situação trabalhando de uma forma mais colaborativa e baseada em equipe. Na própria prática de Janett, por exemplo, ele trabalha mais hoje do que no passado com as equipes de administração de assistência – médicos, enfermeiros, assistentes médicos e outros – varrendo os registros de paciente à procura de indivíduos que necessitem de exames ou triagens essenciais. Um benefício importante dessa abordagem é o senso de autoridade e a energia aumentada entre os membros da equipe. "Eles pegam o prêmio em termos de resultados ao final do mês, quando vemos as melhoras nas métricas de diabetes ou nas métricas de triagem de câncer de cólon", diz Janett. "Isso cria bastante espírito de equipe e orgulho. Isso dá muito mais satisfação profissional. As pessoas sabem que, ao alcançarem os pacientes com triagem de câncer de cólon atrasada, estarão lhes salvando a vida."

Lidando com as frustrações

Certamente, as frustrações com as quais é preciso lidar sob o novo contrato são abundantes. Exemplificando, se o Mount Auburn seguir determinada métrica – como dar aspirina a um paciente cardíaco – mas esse ato por algum motivo acaba não sendo registrado, então, da perspectiva financeira, é como se nunca tivesse acontecido. E o processo de conseguir ter os sistemas alinhados para garantir que tudo que era feito fosse registrado teve alguns momentos de instabilidade.

Outras frustrações incluem o impulso implacável na assistência médica moderna de comprar os equipamentos mais caros e de última geração – mesmo sem prova tangível de que proporcione assistência de melhor qualidade. Existe uma pressão significativa por parte dos consumidores para que os estabelecimentos adquiram equipamentos de última geração, diz Janett. Ele observa que os números crescentes de homens que se submetem à cirurgia de próstata preferem um método robótico, diz Janett, ainda que "este não seja necessariamente o melhor. Eles desejam uma técnica robotizada, mas não temos um robô. Como resultado, perdemos alguns negócios para os estabelecimentos mais caros". Essas forças de mercado por fim fizeram a liderança do Mount Auburn ceder e comprar um robô. "Você não quer pular para uma tecnologia nova, não comprovada e cara apenas porque está aí", diz Janett, "mas as expectativas dos pacientes estão levando alguns de nós a fazerem isso."

Spivak expressa preocupação com os sofisticados sistemas de TI, requeridos para medir e rastrear a assistência, e assim aprimorá-la mantendo concomitantemente os preços reduzidos. Os sistemas que fornecem dados de alta qualidade no momento oportuno são essenciais, diz ela. Por outro lado, Spivak também nota que "acumular e manter esses sistemas para aprimorar a assistência é caro. Um dos futuros desafios será como sustentar a estrutura de pagamento para administrar a assistência. Os médicos certamente não estarão dispostos a pagar... (por esses sistemas) a partir de seus fluxos de receita, a menos que a possibilidade de 'superávit' valha a pena. Os prestadores com certeza estão interessados em melhorar a assistência e têm mostrado disposição para trabalhar duro nisso. A questão será como pagar pela infraestrutura."

Obtendo resultados melhores

Após 2 anos de esforços sob o AQC, a parceria Mount Auburn-MACIPA melhorou os indicadores de qualidade e os resultados financeiros. E os médicos em geral estão felizes com a nova abordagem de prática e com "suas recompensas financeiras", diz Janett. Um sentido de competição entre os médicos individuais e grupos dentro do MACIPA tem ajudado a conduzir a melhora dos indicadores de qualidade. O trabalho em equipe tem valido a pena. A meio caminho do termo do contrato, o MACIPA atingiu cerca de 60% de suas metas internas de qualidade, e isso representou um progresso maior e mais rápido do que o esperado por seus líderes.

Os dados do Blue Cross mostraram de modo conclusivo que, durante os primeiros 2 anos do contrato, os prestadores junto ao AQC melhoraram muito mais rapidamente a qualidade da assistência por eles prestada, em comparação aos grupos médicos trabalhando sob outro tipo de contrato.

"O AQC casa com duas ideias", diz Janett. "Uma é a capitação com risco total, que põe você no lugar de dirigente e lhe atribui responsabilidades para garantir que a assistência que você presta aos pacientes é eficiente." A outra ideia é usar "a métrica da qualidade para proteger contra algumas armadilhas da capitação com risco total e, ao mesmo tempo, compensar os riscos da taxa por serviços. O AQC faz as pessoas se concentrarem em fazer qualidade e controlar o custo. E nós estamos restringindo o crescimento do custo. Estamos inclinando a tendência. Nossos custos estão crescendo mais devagar do que a tendência ao nosso redor".

Janett observa que a nova abordagem demanda trabalho árduo. "Não é tarefa fácil", diz ele. "Requer bastante trabalho que não é compensado no acordo padrão de taxa por serviço. Há muito trabalho envolvido antes e após uma consulta, no telefone. O antigo modelo de um médico esperando os pacientes chegarem e procurá-lo está ultrapassado. Esse modelo não alcança o tipo de assistência confiável de que precisamos." Essa nova abordagem "tem a ver com trabalhar com pessoas intensivamente no manejo da população e não só com os pacientes que chegam para vê-lo. Você tem que se preocupar com cada paciente do seu painel. Você tem que chegar até eles".

Embora o Mount Auburn e o MACIPA tenham em 2.011 melhorado seus indicadores em relação aos indicadores de 2.010, existem algumas áreas em que o desempenho alcançado foi mais fraco, e Spivak e seus colegas estão conduzindo uma análise da causa raiz com o objetivo de tentar desvendar o porquê. E isso levanta uma questão ainda a ser respondida nos estágios iniciais do AQC: o quão sustentáveis são os ganhos?

"Apenas porque você conseguiu isso em um ano não significa que acabou", diz Spivak. "Apenas porque o A1c de um paciente estava controlado em 2.010 não significa que não estará alterado em 2.011. Você tem que continuar, continuar e continuar a monitorar tudo." Ela menciona a variação como exemplo de um desafio de sustentabilidade. "Uma diminuição de variação às vezes se mantém, às vezes não. Infelizmente, o mais comum é essa diminuição não se manter."

Embora o trabalho sob o AQC seja desafiador, também é recompensador tanto financeiramente quanto em termos de qualidade de assistência. Janett prefere claramente o AQC à taxa por serviço, em parte por lhe dar liberdade para "fazer o que é certo" para o paciente, mas também por eliminar os "incentivos tóxicos" da taxa por serviço – incentivos que tornam a vida de um médico uma labuta árdua e não alinham os melhores interesses do paciente ao pagamento.

Clough está convencida de que o AQC serve de modelo para outros em todo o país. "Eu com certeza penso que o AQC melhora a qualidade", diz ela, "e as pessoas reconhecem isso. Somos bombardeados por pessoas de diferentes partes do país querendo saber sobre o AQC e como nós fazemos isso. O AQC é um tremendo modelo e realmente tem nos dado a oportunidade – como eu acreditei que aconteceria – de aprimorar a qualidade e controlar os custos."

Atrius Health

O Atrius Health assinou o *Alternative Quality Contract* em julho de 2.009 (abrangendo o ano calendário de 2.009), após trabalhar no rumo do AQC sob um contrato de transição. O Atrius Health é a maior organização de aliança entre médicos independente do estado de Massachusetts, com mil médicos atendendo quase 1 milhão de pacientes em todos os seis grupos de multiespecialidades: Harvard Vanguard Medical Associates, Dedham Medical Associates, Granite Medical Group, South Shore Medical Center, Southboro Medical Group e Reliant Medical Group (antiga Fallon Clinic).

Alguns grupos do Atrius Health – em particular o Harvard Vanguard – tinham longa história de contrato de risco, porém o tamanho absoluto e o escopo da métrica da qualidade do AQC, bem como as implicações financeiras, estavam muito além de qualquer coisa que eles jamais haviam tentado antes. Todos os seis grupos sob o guarda-chuva do Atrius tinham se engajado em contratos de pagamento por desempenho, mas eram minúsculos em comparação ao AQC. Tipicamente, esses contratos incluíam uma ou duas métricas – e raramente ou nunca mais do que três – cujos alvos não eram particularmente desafiadores. E as recompensas financeiras por alcançar aquelas metas também não eram tão significativas. O Dr. Richard Lopez, médico-chefe do Atrius, constatou que as equipes poderiam administrar aqueles contratos com bastante facilidade dispondo de recursos limitados. "O AQC era um tipo bem diferente de animal", diz Lopez, "porque só do lado do paciente ambulatorial havia 32 métricas em vez de uma ou duas."

Do mesmo modo, os alvos do aprimoramento do desempenho eram bem mais ambiciosos do que qualquer outro previamente abordado pelos grupos do Atrius. "As métricas de desempenho eram alvos realmente puxados", diz Lopez. "Você tinha que estar entre os de maior desempenho no leste de Massachusetts para conquistar o bônus máximo e alcançar as metas."

Uma vantagem importante foi a duração de 5 anos do contrato. O Atrius e outros prestadores acharam os contratos anuais de pagamento por desempenho limitantes pelo fato de que, quando eles intensificaram os esforços de implementação de mudanças, o período do contrato estava bem avançado. Com a janela de 5 anos, os líderes do Atrius se sentiram confortáveis por terem algum tempo para planejar, investir e implementar mudanças, sabendo que as medidas seriam feitas contra as mesmas métricas por 5 anos, que não estariam mirando em um alvo móvel.

No início, os líderes clínicos do Atrius perceberam que mirar todas as métricas para ação era muita coisa para fazer de imediato e ao mesmo tempo. Em vez disso, eles decidiram enfocar nos primeiros anos as suas 15 métricas principais, que estavam relacionadas a diabetes, hipertensão e aspectos cardiovasculares, e incluíam todas as medidas de resultados AQC. Nem todas as 15 porém são métricas AQC, e o Atrius considerou importante, da perspectiva de saúde pública, incluir também medidas relacionadas ao tabagismo e à obesidade.

Os líderes do Atrius decidiram aplicar as métricas do AQC à assistência de todos os seus pacientes, incluindo aqueles cobertos por outras seguradoras que não o Blue Cross Blue Shield of Massachusetts. Se eles aplicassem as métricas apenas aos pacientes do Blue Cross, os dados do Blue Cross teriam sido suficientes. Mas como eles estavam lançando uma rede muito maior, precisavam de dados satisfatórios sobre todos os pacientes do Atrius – incluindo aqueles cobertos por outros planos de seguro. Assim, contar apenas com os dados do Blue Cross teria impossibilitado que o Atrius realizasse uma administração abrangente da população.

Adicionalmente, eles não acreditavam que seus clínicos fossem se sentir confortáveis em tratar os pacientes do Blue Cross de modo diferente dos outros pacientes. "Percebemos que a nossa habilidade de relatar informação às práticas necessárias em torno da qualidade e das despesas médicas era realmente limitada", diz Lopez. "Nós criaríamos um arquivo do Excel ou PDF e o enviaríamos por *e-mail*, mas não era isso que... (os clínicos) queriam, e nós percebemos que não tínhamos conhecimento interno para explorar os dados, de modo a torná-los acessíveis e possibilitar que as pessoas pudessem usá-los para administrar a assistência do paciente."

Eles sabiam que precisavam fornecer dados para os 21 pontos clínicos do Atrius por toda a região, de modo que cada local soubesse onde estava em relação às medidas. Entretanto, os dados que o Blue Cross estava fornecendo eram baseados em alegações e demoravam demais para serem processados e distribuídos. Assim, os dados não eram tão oportunos quanto Lopez e seus colegas precisavam que fossem. O Atrius precisava de dados que chegassem a tempo e num formato que pudesse ser facilmente acessado e usado pelos clínicos e outros funcionários em todo o sistema, para as áreas-alvo, na promoção de aprimoramento. O Atrius tinha construído previamente um rico armazém de dados com base em um vasto arquivo de informações exploradas a partir dos prontuários eletrônicos dos pacientes do sistema, bem como de certos dados de alegações, e esse armazém evoluiu com o tempo.

Desenvolvendo dados de desempenho poderosos

"Começou como registros simples de pacientes ao nível do local, e como índices de desempenho agregado ao nível de grupo", diz Lopez. "Foi expandido com o passar do tempo para incluir o desempenho ao nível de local e o desempenho do médico de assistência primária individual. O compartilhamento das métricas baseadas no local e no médico nos locais foi uma ferramenta de motivação e comunicação particularmente útil."

Uma equipe do Atrius, liderada pela Dra. Kate Koplan, diretora da administração médica do Atrius, desenvolveu um banco de dados separado para todas as variáveis necessárias para relatar as métricas principais. Isso ajudou a tornar o relato das métricas mais fácil e mais eficiente. Esse banco de dados foi chamado de "mercado de dados de medida de qualidade". Então, surgiu a questão sobre a melhor forma de obter informação para os vários locais de prática do Atrius. Tendo usado os arquivos de PDF e Excel sem grande sucesso, Lopez e Koptan perceberam que precisavam de um sistema de distribuição mais sofisticado, capaz de fornecer relatórios sobre a área de trabalho dos clínicos e que permitisse aos médicos e a outros membros da equipe detalhar os dados para informações mais específicas. Lopez diz que essa constatação "destacou um ponto fraco da nossa administração de informação. Tínhamos uma grande quantidade de dados, porém estávamos com dificuldade para levar esses dados aos usuários em um formato utilizável".

Um novo diretor de sistemas de análise e relatórios foi contratado para refinar e desenvolver os sistemas de distribuição de relatório e de armazenagem de dados, a fim de melhor atender às necessidades vigentes e às necessidades futuras. Produzir informação em tempo real num formato que os clínicos e outros funcionários realmente viesse a usar foi um passo significativo. "Poderíamos saber qual foi a medida da pressão arterial no dia anterior, tanto de um painel como de um indivíduo, quais pacientes realizaram exames e quais não realizaram exames", diz Lopez.

Devido ao princípio da aplicação do mesmo nível de assistência a todos os pacientes, independentemente do plano de seguro, nenhum dos dados enviados às equipes clínicas trazia qualquer tipo de identificação do plano de seguro usado pelo paciente. "Toda informação sobre seguro é invisível" nos registros de desempenho, diz Lopez. "Seja o paciente do sistema Medicare de pagamento por taxa de serviço ou do AQC do Blue Cross Blue Shield of Massachusetts, o alto nível de assistência é o mesmo para todos."

Os dados de desempenho se mostraram imensamente poderosos. A informação seguia mensalmente para as equipes clínicas através do Atrius Health, comparando o desempenho das clínicas, das equipes junto às clínicas e, por fim, dos médicos individuais. Internamente, qualquer um poderia ver de quem eram os painéis que estavam melhorando mais. "Isso ajudou tremendamente", diz Lopez, "porque os prestadores são movidos por um desejo de prestar assistência de qualidade para os pacientes, apesar de também serem muito competitivos, e... compartilhar dados de desempenho... realmente abre os olhos de muitos médicos e de fato ajuda a impulsionar a melhora." Um resultado evidente foi que alguns médicos cujos níveis de desempenho não eram particularmente impressionantes procuraram nossos colegas superiores para aprender o que eles tinham feito em termos de administração de painel.

Embora as medidas de desempenho tenham estimulado os médicos e suas equipes a empreenderem esforços mais orquestrados junto aos pacientes, um conjunto diferente de dados guiou esses esforços. As equipes de qualidade do Atrius geraram listas mensais de pacientes necessitados de serviços. As equipes clínicas trabalhavam a partir dessas listas, contatando os pacientes cujo diabetes ou doença cardiovascular, por exemplo, estivessem fora de controle. Ter ambos os conjuntos de dados se mostrou essencial aos esforços de aprimoramento do Atrius.

À medida que o trabalho avançava no decorrer do primeiro ano do contrato (2.009), Lopez e Koplan trabalhavam para ajudar os clínicos a identificar e implementar as melhores práticas. Parte disso envolvia comunicar com clareza aos funcionários de linha de frente do Atrius o teor exato do novo contrato. Em suas apresentações, Koplan enfatizava que o "modo antigo" eram apenas algumas métricas com expectativa de aprimoramento mínimo e relativamente poucos dólares em risco, enquanto o "novo modo" eram "30 métricas ambulatoriais a mais ao longo das especialidades, faixas etárias, (e) linhas de serviço", com a meta de "atirar na lua". A progressão, disse ela, teria que ocorrer da "da boa prática para a melhor prática", e "o trabalho padrão/protocolos baseados em evidências" seriam elementos essenciais, assim como a "transparência – ao longo de toda a organização; por local; por médicos individuais".

A liderança do Atrius estava entusiasmada em relação ao AQC desde o início. "Da nossa perspectiva em um nível organizacional", diz Koplan, "o AQC era um bom modelo para onde nós queríamos ir – pagamento global, *status* de risco de saúde ajustado acompanhado de métricas de qualidade transparentes gerais. Nós acreditamos que esse era um bom modelo para nós e a direção certa... (para) o pagamento de assistência médica no futuro."

O Harvard Vanguard – o maior grupo de prática junto ao Atrius – tinha investido tempo e energia no início da década adotando aspectos do modelo de assistência crônica desenvolvido pelo Dr. Edward H. Wagner no Group Health, em Seattle. A abordagem de Wagner se apoia na assistência baseada em evidência e no trabalho em equipe para tratar pacientes com condições crônicas. (Esse também foi o modelo adaptado pelo HealthPartners e pelo CareOregon no replanejamento da assistência primária.) O Harvard Vanguard também havia iniciado esforços baseados em equipe com entrevistas motivacionais e técnicas para lidar com problemas comportamentais e tinha conseguido algum sucesso com doentes crônicos. Mas o AQC necessitava de um esforço muito mais amplo e intenso. "Nós tivemos que melhorar a nossa compreensão dessas técnicas e listá-las como de forma organizada, como algo que precisemos ter no lugar para fazer bem feito", diz Lopez. "Todo mundo quer melhorar o desempenho, mas como exatamente você faz isso? É necessário cristalizar essas abordagens para que sejam facilmente explicáveis e genericamente adaptáveis, o que fizemos e compartilhamos com todas as práticas."

Aprender Juntos: O Conselho de Aperfeiçoamento da Qualidade

Em 2.009, Kate Kaplan e Rick Lopez conceberam o que eles chamaram o Conselho de Aperfeiçoamento da Qualidade, que viria a ser um poderoso catalisador para o avanço. A ideia era simples: a cada mês, Koplan e os líderes internos de medicina deveriam selecionar um único controle do colesterol LDL-métrico para as pessoas com diabetes, por exemplo, então eles iriam convocar uma reunião com os líderes clínicos e seus parceiros administrativos de cada um dos vinte e um locais do Atrius. O Conselho incluiu os chefes de medicina interna e de enfermagem e os líderes administrativos dos grupos que, naquela época, compunham o sistema Atrius Health. As reuniões mensais seguiam um modelo simples. Koplan iria dar o pontapé inicial com uma explicação sobre a métrica particular, que foi o foco da sessão e que seria seguido por apresentações dos participantes com os melhores e piores resultados e, em seguida, havia uma discussão aprofundada.

Uma reunião com foco na métrica AQC de hipertensão era típica de trabalhos do Conselho de Aprimoramento da Qualidade. Antes da sessão, os dois participantes com os melhores e os dois piores resultados nessa métrica foram convidados a preparar uma breve apresentação sobre o trabalho de seu local nesta área. O ponto das sessões foi identificar temas que poderiam ajudar todos a melhorar, mas especialmente os participantes com os piores resultados. As reuniões "absolutamente não têm o objetivo de punir nem de julgar", diz Koplan. A ideia como um todo é dar suporte a uma cultura de aprimoramento, compartilhar técnicas e ideias de aprimoramento e ajudar aqueles com menor desempenho a identificar e superar barreiras.

Koplan iniciou a reunião apresentando uma visão geral das métricas, lembrando às equipes que a hipertensão "é o diagnóstico mais frequente na assistência primária em adultos, na América" e que "o tratamento efetivo da hipertensão tem sido associado a reduções de 35-40% na incidência de acidente vascular cerebral (AVC), reduções de 20-25% na incidência de ataques cardíacos e redução superior a 50% na incidência de insuficiência cardíaca". Ela observou que o desempenho na métrica AQC de pressão arterial havia sofrido um leve declínio nos últimos meses e permanecido um pouco abaixo da meta para 2011. Discutiu vários pontos que, segundo ela mesma sugeriu, poderiam ser úteis para os grupos que trabalhavam para melhorar o controle da pressão arterial dos pacientes. "A consciência e o engajamento dos clínicos com as metas de pressão arterial" eram centrais ao esforço.

Depois da apresentação de Koplan, representantes dos locais de desempenho mais baixo fizeram apresentações breves, seguidas das apresentações dos representantes dos dois locais de maior desempenho. A médica representante do primeiro local de baixo desempenho disse que estava desapontada por seus números terem declinado e que o motivo exato de isso ter acontecido era desconhecido. Uma possível explicação era que os assistentes médicos, em alguns casos, poderiam estar arredondando seus números. A meta era menor ou igual a 139 e acima de 89 – que alguns assistentes médicos rotineiramente arredondavam para até 140 e acima de 90, e que eram valores altos demais. Koplan julgou que uma comunicação melhor com os assistentes médicos e clínicos acerca da meta real poderia ajudar a garantir que eles entendessem isso e passassem a fazer os registros com precisão.

O representante do segundo grupo de baixo desempenho disse que tinha um grande número de DNKs (pacientes que *did not keep* [não compareciam] as consultas) e eles precisavam identificar um processo para diminuir o índice de DNKs. Uma possibilidade era fazer telefonemas ao vivo para os pacientes perto das datas marcadas para as consultas, em vez dos telefonemas com gravação.

Nesses dois casos, o que interessava a Koplan era que a falta de engajamento médico no trabalho não era um fator implicado em nenhum dos casos. "Há 2 anos, eles teriam dito 'o nosso desempenho está baixo porque ainda não começamos', mas isso não iria mais acontecer", diz ela. "O motivo nunca é a desatenção deles para com a medida."

Ao iniciar sua apresentação, a enfermeira líder do primeiro grupo de alto desempenho disse que as coisas tinham ido bem porque os clínicos estavam realmente engajados "e trabalharam duro para fechar a questão com seguimento. Eles contavam com enfermeiros com prática e assistentes médicos bastante engajados". Ela disse: "Nós estamos engajados, estamos todos empenhados nisso." O representante do segundo grupo de maior desempenho disse que esse grupo, por sinal bem pequeno, não tinha um sistema rigoroso, mas contava com uma equipe inteira que era liderada por médicos, estava engajada no trabalho e era agressiva em relação ao manejo da pressão arterial. Os assistentes médicos estavam cientes do trabalho, e, quando suspeitavam de um nível de pressão arterial elevado, colocavam isso em destaque para ser uma das primeiras coisas que o médico visse no início de uma consulta marcada.

Ao final da sessão de 60 minutos do Quality Improvement Council, estava claro que os médicos precisavam ser mais agressivos com relação à administração de medicações para pressão arterial a pacientes que "estavam fora de controle". Koplan transmitiu a mensagem de que havia bastante espaço para aprimoramento em hipertensão e que isso continuava no topo da lista de prioridades.

"Se todos partirem com uma ou duas ideias sobre como fazer algo novo ou polir alguma coisa, teremos alcançado nosso objetivo", diz Koplan. E, ao visitar os locais de clínica do Atrius, ela invariavelmente encontra evidências de que as melhores práticas aprendidas a partir desses encontros estão sendo disseminadas.

Mirando a variação de padrão da prática

Essas reuniões do conselho e outras revisões de dados mostraram o maior desafio ao aprimoramento: a variação amplamente disseminada entre os grupos quanto aos seus níveis de desempenho. Embora algumas clínicas atingissem indicadores em um nível excepcional em determinada medida em particular, outras poderiam marcar indicadores 40% menores do que aqueles.

A variação significava assistência irregular na vigência de qualquer contrato, porém a variação também significava que o Atrius não estava fazendo todo o possível para maximizar seus indicadores de aprimoramento sob o AQC. Assim, Lopez e outros líderes do Atrius se aprofundaram na questão da variação empreendendo esforços para desenvolver protocolos clínicos padronizadas para os médicos. "Por que alguns médicos solicitam determinados exames ou procedimentos sem justificativa baseada na literatura médica?", pergunta Lopez. "Existe uma enorme variação lá. Muitos médicos fazem as coisas assim porque foi como aprenderam e não sabem que as evidências mostram que uma forma diferente é melhor e mais eficiente. Então, temos que analisar os dados com os grupos clínicos e fazer com que todos concordem, por livre e espontânea vontade, que a boa assistência se baseia na literatura."

Lopez diz que, no passado, o Atrius pouco fez com relação à variação, e isso agora está mudando: "Nós agora estamos iniciando esforços intensivos para considerar a variação do padrão da prática... e podemos ver que existe uma oportunidade de economizar milhões de dólares com a redução da variação na prática não baseada em evidência."

Talvez, o único valor advindo dessa variação estivesse no fato de o nível de êxito alcançado por aquele que teve o melhor desempenho ter sido o marcador usado por Lopez, Koplan e seus colegas para estabelecer metas para todos no Atrius Health. Eles identificariam o local que obteve o maior desempenho numa dada métrica qualquer – adicionariam um ou dois pontos porcentuais e estabeleceriam isso como meta para os 21 locais clínicos. "Junto aos grupos clínicos, isso ressoa como 'Nós não estamos pegando essas metas no ar. Esse local conseguiu isso, então não há motivo para não alcançarmos também'", diz Lopez.

Com frequência, a variação resultava do quão intensivamente um local focava determinada meta em particular, ou do quão bem padronizados eram os fluxos de trabalho de suporte. Aqueles que trabalharam de forma focada e consistente na medida do diabetes, por exemplo, tenderam a ter bom desempenho. Essa **análise de lacunas** identificou várias áreas específicas para aprimoramento, e Koplan tinha que responder com sugestões bastante específicas de como melhorar.

Koplan e sua diretora de projetos sênior, Betsy Keener, visitariam as clínicas e conversariam com os médicos, enfermeiros, assistentes médicos e outros funcionários, fazendo-lhes perguntas como: você usa os registros para contatar por telefone os pacientes que precisam de exames? Você tem algum processo que permita aos enfermeiros administrar certas populações em termos de pressão arterial ou controle do colesterol? Vocês fazem encontros de equipes para rever os registros e estabelecer as etapas da ação para cada paciente? Os assistentes médicos atuam dando suporte aos clínicos na realização dos exames necessários?

A meta, sempre que apropriado, era estabelecer o trabalho padrão que resultaria em melhorias das métricas principais. Koplan e Keener trabalharam na criação de um *kit* de ferramentas que era essencialmente um conjunto de padrões para administrar o processo clínico em torno das condições principais. Em adição, o Dr. Les Schwab, médico-chefe do Harvard Vanguard, liderou esforços internos significativos para criação de protocolos clínicos abrangentes para o manejo do diabetes.

"Estamos começando agora a trabalhar mais olhando outras condições em que há grande variação na prática clínica, como a solicitação de exames laboratoriais para exames físicos de rotina, solicitação de exames cardíacos, uso de IRMs no manejo da lombalgia e frequência das triagens por colonoscopia", diz Lopez.

Avançando no trato da população

Antes mesmo de o AQC ganhar velocidade, todos os locais do Atrius Health estavam trabalhando para encontrar meios particulares de aprimoramento. Uma clínica na cidade de Somerville, próximo a Cambridge e Boston, encontrou bastante espaço para aprimoramento em algumas áreas. Os líderes do local julgaram que deveriam ser mais agressivos ao alcançarem os pacientes que precisavam se submeter a exames e triagens. Para tanto, eles contrataram alguns estudantes universitários enérgicos, em regime de trabalho *per diem*, e os treinaram como "gestores de população", cujo trabalho era contatar os pacientes e lhes pedir que viessem fazer os exames necessários. Os resultados melhoraram significativamente. Em 2.008, o posto clínico de Somerville tinha 10% dos pacientes diabéticos com níveis de colesterol LDL < 100 (a meta). Decorridos exatamente 18 meses, mais de 50% dos pacientes tinham alcançado esse nível, e a média dos indicadores de LDL melhorou para os pacientes de todos os seis médicos que atuavam na clínica de Somerville.

Koplan estudou esse trabalho e constatou que não havia naquele momento em Somerville nenhuma outra iniciativa que fosse capaz de ter causado tal melhora. Com esses resultados impressionantes, os outros locais do Atrius passaram a seguir a liderança do Somerville na contratação de gestores de população, e todos vivenciaram ganhos significativos.

Por anos, o Harvard Vanguard tinha buscado preencher esse papel de gestor de população atribuindo-o aos funcionários existentes. Esse papel seria atribuído a um enfermeiro ou assistente médico, mas essa pessoa invariavelmente seria arrastada para o trabalho mais imediato. "O que sempre acontecia", diz Koplan, "era que o manejo da população não é urgente, não está na cara, não é uma necessidade para hoje, então as pessoas sempre acabavam lidando com o paciente que estava a sua frente ou ao telefone, e o trabalho de manejo da população nunca era feito." Com o novo sistema, o trabalho necessário de manejo da população passou a ser devidamente realizado por funcionários, e, portanto, podia ser realizado de forma rotineira.

Encaminhamentos eficientes

Como já vimos neste capítulo, um elemento essencial ao sucesso no AQC é garantir que os pacientes necessitados de assistência especializada ou internação consigam isso em um local que ofereça alta qualidade e custo efetivo. Esse aspecto do AQC é uma reconstrução da forma como o Atrius Health e outros grupos de prestadores trabalham e, no processo, mudam o panorama da assistência médica em Boston. Idealmente, quando um paciente do Atrius precisar de assistência especializada, deverá ir a um especialista do Atrius. Isso significará o uso do mesmo registro médico eletrônico, uma boa comunicação entre especialista e médico da assistência primária e custo controlado da assistência. A pior situação é quando um paciente escolhe ir para um dos hospitais mais caros de Boston e, depois, realmente desaparece no sistema. "Com os contratos com capitação, é importante para nós direcionar a assistência aos prestadores ou serviços de alta qualidade de menor custo", diz Lopez. "Quanto aos fármacos, isso significa um genérico equivalente *versus* um fármaco de marca. Com relação aos serviços hospitalares, queremos trabalhar com hospitais parceiros cujo custo seja razoável e que devolvam os pacientes para a nossa assistência."

Esse aspecto é um determinante essencial do sucesso do Atrius sob o AQC. É tão importante que o Atrius está encaminhando menos pacientes para os centros acadêmicos mais caros de Boston e desenvolvendo conexões fortes com centros mais econômicos, porém de alta qualidade. Embora todos prestem uma assistência soberba, para o hospital de maior custo pagam-se maiores taxas hospitalares e profissionais, sem o retorno consistente dos pacientes para prestação da assistência do clínico que os encaminhou.

É importante notar que alguns dos centros médico-acadêmicos mais prestigiados na Grande Boston adotaram o AQC: no começo de 2.012, o Partners HealthCare incluiu o Massachusetts General e o

Brigham and Women's, além de outros nove hospitais, 1.300 médicos de assistência primária e cerca de seis mil médicos especialistas.

Desafios ao AQC

Até o presente, o AQC tem resultado em métricas de qualidade aprimoradas e, em alguns casos, controle sobre os custos, além de se mostrar altamente popular entre médicos e líderes de hospitais. Entretanto, também tem havido alguns dissidentes, liderados pelo persistente questionamento ao longo do tempo de Paul Levy, antigo CEO do Beth Israel Deaconess Medical Center. Em seu *blog*, em 17 de março de 2011, o texto *Running a Hospital* (Dirigindo um hospital, renomeado como *Not Running a Hospital* [Não dirigir um hospital] após ter se demitido do cargo de CEO), Levy citou um relatório do inspetor geral de Massachusetts afirmando: "Há pouca dúvida de que os reembolsos de taxa por serviço criam incentivos para os prestadores aumentarem a utilização dos serviços de assistência médica, com consequências inflacionárias evidentes. Mas a mudança para um sistema de pagamento global ACO, se não for realizada adequadamente, também tem potencial de inflacionar drasticamente os custos da assistência médica."

Levy observou esse potencial inflacionário no ponto de partida orçamentário do AQC. "Os valores com capitação são determinados de partida com a experiência do ano anterior da população de vidas cobertas pelo AQC específico", escreveu ele. "Essa soma inteira se torna a base do ano a partir do qual todos os futuros pagamentos são derivados. Portanto, o AQC abraça e adota quaisquer pagamentos excessivos ou dispendiosos realizados no ano de base, incluindo todos os usos excessivos resultantes do total de mais de uma década de contratos de prestadores baseados em taxas por serviço. Implicitamente, os aumentos de prêmio daquela década, que no geral excediam 100%, eram transformados em parte permanente da estrutura de custos do nosso sistema de assistência médica."

Levy argumenta ainda que aqueles orçamentos basais são inerentemente desiguais, devido ao poder de mercado de alguns grupos de prestadores de ganhar reembolsos maiores do Blue Cross. Levy também criticou uma falta de transparência relacionada aos contratos AQC. Em seu *blog*, ele observou: "Os comentários do IG são especialmente pertinentes no sentido de que os primeiros contratos globais continham oportunidades ótimas para os prestadores que os assinavam, como recompensas por serem os primeiros a aderir. O grande problema identificado, conforme mencionei anteriormente, é a falta de transparência em torno desse aspecto. Na ausência de uma apresentação aberta das taxas e padrões de prática, jamais saberemos o quão efetivo esse regime de pagamento de fato é."

Indicações de sucesso até o presente

As preocupações de Paul Levy, aliadas àquelas do inspetor geral do estado, são sérias e devem ser consideradas como tal. Entretanto, apesar de alguns erros, o AQC tem no mínimo se mostrado significativamente promissor. E o estudo conduzido pelos pesquisadores da Harvard Medical School mencionados antes indicam que o AQC "estava associado a gastos médicos modestamente menores e à qualidade melhorada da assistência em seu primeiro ano de uso" (Song *et al.*, 2.011). Um resumo preparado pelo Commonwealth Fund apresenta os achados essenciais de Song *et al.*, do seguinte modo:

- ⊙ Os gastos de assistência médica aumentaram para inscritos e não inscritos no AQC. Entretanto, o aumento trimestral foi menor para os inscritos no AQC – U\$ 15,51 a menos por inscrito.

- ⊙ Os procedimentos médicos, exames de imagem e testes representaram mais de 80% das economias. As taxas de utilização da assistência no entanto não diferiram significativamente, levando os pesquisadores a concluírem que as economias derivaram amplamente da mudança da assistência ambulatorial para os prestadores que, por sua vez, cobravam taxas menores.

- ⊙ O AQC estava associado ao melhor desempenho nas medidas de qualidade da assistência crônica de adultos e da assistência pediátrica, mas não na assistência preventiva de adultos. Os aprimoramentos de qualidade foram provavelmente decorrentes de uma combinação de incentivos financeiros substanciais e suporte de dados do Blue Cross Blue Shield.

- ⊙ Todos os grupos AQC atingiram as metas orçamentárias de 2.009 e foram elegíveis para compartilhar as economias acumuladas (Lorber, 2.011).

É importante lembrar que esse estudo somente abrangeu o primeiro ano do AQC, que é um contrato de 5 anos. Apesar da possibilidade de os ganhos de qualidade não serem sustentados, parece ser bem mais provável que sejam acelerados. De fato, resultados do Mount Auburn e do Atrius Health obtidos após 2 anos indicaram melhora significativa da qualidade. Embora o lado da equação correspondente ao controle de custo tenha demorado mais a ser alcançado, tanto o Mount Auburn como o Atrius relataram progresso também nessa área em 2 anos.

No Atrius, Lopez e seus colegas "se sentem bastante fortalecidos em favor do pagamento global e da assistência baseada em valor". Feito da forma correta ao nível nacional, Lopez acredita que a abordagem do AQC tem potencial de "inclinar a curva de custo", e ele observa que, como exemplo, pelos três trimestres consecutivos abrangendo o fim de 2.010 e início de 2.011, o Harvard Vanguard "observou uma redução dos aumentos trimestrais das despesas médicas totais PMPM (por membro por mês) comerciais".

Lopez acredita que também existam outros benefícios sociais amplos acumulando-se a partir do AQC. Ele sugere que a capitação global – com pagamentos de bônus significativos por qualidade – poderia bem resultar em um aumento geral na compensação para médicos da assistência primária, melhorando assim sua satisfação profissional e potencialmente atraindo mais estudantes de medicina para a assistência primária. E ele acredita que a assistência primária baseada em equipe que o AQC fomenta – necessita, na verdade – também pode melhorar a qualidade de vida dos médicos da assistência primária.

Além disso, Kate Koplan vê o trabalho conduzido pelo Atrius Health com o AQC como estando bem alinhado com o *Triple Aim*. Com relação à saúde da população, ela observa que "todas as medidas de efetividade no AQC, somadas a pelo menos outras 20 (HEDIS e diversas)", são publicadas internamente, ao menos a cada trimestre, como parte do painel de qualidade abrangente do Atrius. Ela nota que existem oito medidas de experiência do paciente no AQC e que o Atrius também avalia "o levantamento MHQP (Massachusetts Health Quality Partners) sobre experiência do paciente, anualmente, bem como os indicadores Press Ganey de experiência do paciente, continuamente". Por fim, na área da eficiência, Koplan diz que o Atrius está trabalhando "em uma ampla gama de iniciativas – fármacos genéricos *versus* de marca, métricas de imagem avançadas, etc. Definitivamente, estamos trabalhando ativamente na criação de relatórios mais detalhados do *Triple Aim*. E esse é um grande impulso adiante".

Pontos-chave para fazer esse trabalho

Alguns indivíduos que trabalham com os grupos discutidos neste capítulo resumiram os aspectos e ingredientes essenciais a serem considerados ao adotar um modelo de contrato similar ao AQC.

Steven J. Fox (Blue Cross Blue Shield of Massachusetts): pontos-chave do sucesso do AQC

- ⊙ **Medidas amplamente aceitas.** As medidas são aceitas ao nível nacional como sendo clinicamente apropriadas, assim há amplo suporte para o aprimoramento do desempenho nesses indicadores.
- ⊙ **Recompensas merecidas.** Dólares reais em jogo por aprimoramento.
- ⊙ **Uma gama de metas.** Para cada medida, há uma gama de metas de desempenho representando um continuum que se estende da boa assistência à assistência excelente, de modo que o modelo recompensa tanto o desempenho como o aprimoramento do desempenho.
- ⊙ **Relatórios de desempenho frequentes.** Dados são disponibilizados mensalmente, permitindo às organizações rastrear o progresso e realizar ações para administrar suas populações de pacientes.

- Suporte de liderança. Os grupos contam com forte suporte de suas lideranças para implementar novos sistemas e atuar sobre os dados (adaptado de Fox, 2.011, p. 24).

Rick Lopez e Kate Kaplan (Atrius Health): pontos-chave para o sucesso em uma organização prestadora

- Disponibilidade de dados. Informação é essencial. Você precisa de dados para conseguir identificar oportunidades de aprimoramento e medir o sucesso das intervenções. O uso dos dados deve ser transparente para todos aqueles que se beneficiarem deles.

- Engajamento da equipe. O engajamento dos clínicos no trabalho – e de suas equipes clínicas – é decisivo para o sucesso.

- Líderes de confiança. A liderança médica confiável é um dos principais fatores para o engajamento dos clínicos e para estabelecer uma direção certa.

- Equipes altamente efetivas. Os esforços da equipe são essenciais – todos precisam estar trabalhando "no máximo de suas licenças" e o trabalho deve ser distribuído de forma padronizada para garantir que aconteça.

- Padronização. A diminuição da variação na prática é um dos fatores mais importantes no aprimoramento da qualidade e na redução do custo. Isso requer não só protocolos mas também o uso de medicina baseada em evidências, bem como a implementação de processos que produzam com segurança o resultado aspirado.

- Administração sólida da assistência. Por fim, a administração da assistência de pacientes de alto risco, pacientes terminais, pacientes em transição de assistência e pacientes com doença crônica para garantir a coordenação e otimização da assistência é essencial para o fornecimento de melhor qualidade e diminuição do custo da assistência para esses pacientes mais onerosos.

Rob Janett (MACIPA): pontos-chave para o sucesso de líderes de organizações médicas

- Disposição para mudança cultural. Focar o engajamento médico e a mudança cultural no ambiente ACO.

- Consistência. Oferecer liderança médica estável permanente.

- Clareza de propósito. Dar exemplo.

- Experiência clínica contínua. Apesar das pressões no sentido contrário, é bom permanecer ativo na prática clínica:

- Mantém a sua credibilidade como clínico focado no paciente aos olhos dos outros médicos

- Ajuda a manter a empatia com os desafios da prática clínica

- Envolvimento de outros. No início do programa, trazer os médicos para o processo.

- Uma mentalidade de qualidade. Focar na melhoria da qualidade. A eficiência vem a seguir.

- Enfatizar informação correta. Usar dados válidos e confiáveis.

- Enfatizar as habilidades. Primeiro, educar. Em seguida, conversar sobre incentivos.

- Recompensas pelo que funciona. Os incentivos positivos funcionam melhor do que os negativos (os incentivos precisam ser substanciais o bastante para capturar a atenção do médico).

- Uma base para o trabalho. Começar o programa somente depois que houver uma relação forte entre o hospital e os médicos.

Barbara Spivak (MACIPA): pontos-chave para o sucesso do AQC

- Saber onde melhorar. Dados que apontam as áreas de aprimoramento no lado da eficiência.

- Identificação de pacientes de alto risco. Dados que enfocam a assistência de pacientes de alto risco.

- A informação leva à ação. Os dados passíveis de ação pelos médicos (nomes de pacientes que precisam de triagem; sugestões sobre como melhorar a pressão arterial, glicemia e colesterol, e assim por diante).

- Habilidade de guiar clínicos. Liderança médica.

Bellin Health

Melhorando a saúde da população com a prestação do cuidado certo, no local certo e a preço justo

5

O Bellin Health, localizado em Green Bay (Wisconsin, EUA), alcançou uma melhora mensurável de 10% nos indicadores de saúde de seus funcionários, ao mesmo tempo em que diminuiu o custo da cobertura de saúde dos funcionários em 15% no decorrer de um período de 8 anos, economizando mais de 13 milhões de dólares. Aplicando as lições de gestão da saúde da população aprendidas a partir do trabalho com seus próprios empregados, o Bellin então disseminou a gestão da população a centenas de companhias situadas em Wisconsin e Michigan.

O Bellin é um sistema de prestação de assistência médica integrada que inclui o Bellin Medical Group, com 93 médicos de assistência primária, e o Bellin Hospital, um estabelecimento de prestação de assistência aguda com 167 leitos. O Bellin tem trabalhado com funcionários de 2.500 companhias – e atua no local em 74 pontos – tentando melhorar a saúde do pessoal e controlar os custos. O Bellin tem sido singularmente bem-sucedido com relação a ambos os indicadores. Em geral, nas empresas em que tem atuado o Bellin já concluiu mais de 65 mil avaliações de risco médico (ARMs) e melhorou os indicadores médios agregados dos funcionários de 71,4 para 75,2 em uma escala de 100 pontos, ao mesmo tempo em que reduziu o nível de indicadores de alto risco – 0 a 50 pontos – de 16,3% para 10,6%.

Um levantamento realizado pelo Bellin em 2.009, sobre nove companhias que usavam o menu completo de serviços no local do Bellin, indicou que a média dos custos de assistência médica para essas firmas estava 21% abaixo da média nacional (ver Tabela 5.1). E o Bellin tem ajudado a controlar o custo da assistência para essas empresas, cujos custos estão 10-20% abaixo da média Mercer de custo por funcionário.

Se o modelo do Bellin fosse adotado em nível nacional, as projeções indicam que os empregadores poderiam economizar cerca de 63 bilhões de dólares.

Tabela 5.1 Resultados de nove empregadores que usam os serviços do Bellin

Empresa	Real 2.009 (U$)	Média Mercer 2.009 (U$)	Diferença (U$)
1	5.800	8.945	(3.145)
2	8.379	8.945	(566)
3	7.805	8.945	(1.140)
4	8.051	8.945	(894)
5	8.011	8.945	(934)
6	5.228	8.945	(3.717)
7	6.183	8.945	(2.762)
8	6.141	8.945	(2.804)
9	6.363	8.945	(2.582)

Nota: O custo médio é baseado no gasto total em saúde por planos de saúde dos empregados da Mercer. É o custo médio por base de empregados incluindo familiares.

Um novo caminho à frente

Em 2.000, o Bellin Health se viu diante de uma situação competitiva que impôs uma ameaça profundamente séria à viabilidade da organização. O CEO George Kerwin, um veterano de 40 anos do Bellin, olhou com rigor para o panorama da assistência médica e percebeu a necessidade de um novo caminho para seguir em frente. "Nós percebemos que teríamos que fazer mudanças significativas", diz Kerwin. "Demo-nos conta de que, de um dia para o outro, poderíamos perder 25% dos nossos negócios."

Kerwin voltou atrás e fez um inventário, onde colocou microscopicamente todas as despesas do Bellin. Ele fez cortes em algumas áreas, e, embora fosse doloroso, foi forçado a eliminar alguns cargos e serviços.

O Bellin Health continuou, todavia, a prestar assistência significativa aos pacientes necessitados de toda a comunidade, com restituição bastante limitada. Mas o que realmente golpeou Kerwin foram as notícias trazidas pelo chefe do departamento financeiro (CFO), de que o custo projetado para cobrir a assistência médica de seus próprios funcionários em 2.002 iria aumentar em 30% (cerca de 3 milhões de dólares). Esses números eram de fato perturbadores – somas que, a longo prazo, não poderiam ser sustentadas. "Naquela época, o nosso custo-benefício em saúde estava em cerca de 10 milhões de dólares, que para nós era um número significativo, e percebemos que não sabíamos realmente o quanto estávamos gastando", diz Kerwin. "Nós realmente não sabíamos muito sobre os custos em que estávamos incorrendo. Percebemos que não conhecíamos nada além daquilo em que marcávamos um visto todo mês, em termos de benefício de saúde. Não havia nenhum modo que nos permitisse pagar aquelas taxas aos nossos próprios funcionários."

Kerwin e sua equipe de líderes examinaram o projeto do plano e estudaram os direcionadores de custo. Eles constataram que seus funcionários não estavam tão saudáveis quanto poderiam ser e que um porcentual muito pequeno dos funcionários estava consumindo um alto porcentual do benefício de saúde geral. "Percebemos que precisávamos obter informações melhores sobre o modo como estávamos gastando o dinheiro", diz ele, "e também percebemos que as pessoas que estavam usando o benefício de saúde precisavam de maior envolvimento no benefício e com a própria saúde." Ao mesmo tempo em que o CFO do Bellin transmitiu as más notícias sobre o aumento do prêmio projetado, também enviou um recorte de jornal a respeito de um hospital indiano que começara um programa em que os enfermeiros de saúde pessoal trabalhavam com os funcionários para melhorar a saúde e controlar os custos.

Kerwin organizou um encontro que incluiu representantes do departamento de recursos humanos e do departamento que supervisionava os negócios, além de um corretor de seguros do plano de saúde que cobria os funcionários do Bellin Health. Essa equipe percebeu que um dos problemas enfrentados pelo Bellin era a falta de consciência de seus funcionários em relação ao impacto de seus hábitos de consumo de assistência médica sobre a companhia. Assim como a maioria dos consumidores de assistência médica nos Estados Unidos, os funcionários do Bellin tinham pouca consciência do impacto que a saúde deles (ou a falta desta) exercia sobre as finanças do Bellin, além de pouca ou nenhuma consciência do impacto direto que os custos de assistência médica exerciam sobre a viabilidade econômica da organização para a qual eles trabalhavam. Kerwin queria mudar isso. Ele precisava que a comunidade de funcionários do Bellin compreendesse que a saúde deles e o modo como eles usavam os serviços de assistência médica exerciam impacto direto sobre o bem-estar financeiro da empresa.

O primeiro passo rumo à conscientização foi pedir aos funcionários para passarem por uma avaliação do risco médico, com a promessa de que aqueles que passassem pela avaliação não sofreriam aumento dos prêmios do seguro-saúde no ano seguinte. Ao mesmo tempo, o Bellin aumentou um pouco as deduções do seguro-saúde, mas também ofereceu como prêmio um desconto mensal de U$ 20 para aqueles que completassem uma ARM. Kerwin e outros líderes seniores empreenderam esforços agressivos para falar com os funcionários em grupos pequenos e levar até eles a gravidade da situação competitiva e a importância da realização das ARMs. Mais de 90% dos funcionários se submeteram às avaliações, que incluíram um questionário, mas usaram sobretudo métricas objetivas, como índice de massa corporal, pressão arterial, resultados de exames de sangue e indicadores similares.

Fatores decisivos para o engajamento dos funcionários

Como o Bellin tinha uma grande quantidade de dados de ARM armazenada, diz Kerwin, o próximo passo era fazer os funcionários se comprometerem com o aprimoramento de sua própria saúde. Um funcionário que marcasse menos de 60 pontos na ARM tinha que se engajar com um enfermeiro, que atuaria como técnico de saúde, ou com um médico da assistência primária na criação de um plano de aprimoramento, a fim de permanecer elegível para o prêmio de desconto. "Estávamos tentando fazer com que eles se dedicassem à própria saúde", diz Randy Van Straten, vice-presidente de *Business Health Solutions* junto ao Bellin.

Com a evolução do programa, o Bellin partiu para o terceiro passo, que enfocava a responsabilidade. Kerwin e sua equipe listaram os custos de prêmio em relação aos indicadores de ARM dos funcionários, e esses incentivos eram drásticos, com o Bellin oferecendo um prêmio de desconto de U$750 para os funcionários que marcassem 86+ na ARM e de U$250 para aqueles que marcassem 71-85 pontos. Além disso, o Bellin começou a financiar as contas de reembolso médico para funcionários – dinheiro que os funcionários podem usar para copagamentos ou custos de prêmio – para aqueles que tivessem recebido 100% da assistência primária e triagens apropriadas para a idade e o sexo do funcionário.

O incentivo do prêmio iniciado para motivar os funcionários e seus cônjuges a melhorar seus indicadores baseou-se em uma análise que comparou os gastos com saúde aos indicadores de ARM. Os serviços de assistência médica para um funcionário que chegasse perto do topo da escala de ARM custavam U$3.000 por ano, enquanto a assistência para alguém que atingisse a extremidade inferior da escala de ARM era o dobro. Em 2.006, por exemplo, os funcionários do Bellin e seus familiares que marcassem a partir de 86 pontos de ARM custavam U$3.286, enquanto aqueles que marcassem menos de 50 pontos custavam U$6.322. Decorridos 3 anos, o custo do grupo superior era U$2.949 *versus* U$6.236 daqueles que marcavam menos de 50.

O quarto e último passo foi construído sobre os três primeiros para tentar criar uma cultura de saúde junto à organização. Alcançar esse nível, pensavam os líderes do Bellin, poderia ser transformador. Isso poderia fundamentalmente alterar o modo como os funcionários viam não só seus benefícios de saúde e os custos, individual e coletivamente, como também o modo como eles viam a própria saúde. Kerwin queria que os funcionários fossem capazes de dizer justamente que estavam mais saudáveis por terem trabalhado nessa nova cultura; por terem trabalhado no Bellin. Para chegar lá, o Bellin tinha que melhorar significativamente o engajamento de seus funcionários com os médicos da assistência primária. Muito frequentemente, os funcionários do Bellin procuravam especialistas sem necessidade, além de estarem recebendo bem menos assistência preventiva e de bem-estar do que precisavam. Aqui, o incentivo financeiro – de até U$1.000 por ano – exigia que os funcionários e seus cônjuges estivessem em dia com todas as triagens e exames específicos para a idade e o sexo.

Em termos de momento oportuno, a necessidade da organização de mudar e o desejo emergente dos funcionários de melhorar a saúde chegaram a um denominador comum. Naquele primeiro ano, 200 funcionários do Bellin repetiram suas ARMs depois de apenas 90 dias e viram que seus indicadores tinham melhorado, em média, quase 10 pontos naquele curto intervalo de tempo. Ficou claro que qualquer um que se engajasse totalmente conseguiria progredir bastante rapidamente. Apesar de algumas queixas entre os funcionários que sentiam a nova abordagem como sendo invasiva, a resposta significativamente mais ampla foi positiva. Kerwin diz que havia "uma voz incrível vinda das pessoas que dizia: 'você me salvou de uma doença que eu não sabia que tinha. Você me deu motivação para abaixar meu colesterol, perder peso, parar de fumar. Você realmente fez tudo isso. Durante a avaliação de risco médico, meu cônjuge apresentou uma anomalia e foi comprovado que se tratava de uma doença crônica ainda em fase inicial, a qual nós agora controlamos muito mais'".

Um membro sênior da equipe de Kerwin que estava no Bellin há 31 anos era Peter Knox, vice-presidente de serviços e vendas clínicas regionais. Knox era responsável pelo trabalho conduzido fora do hospital – o grupo médico, as práticas médicas, as estratégias do empregador, as estratégias de saúde da população, a organização médico-hospitalar e a rede clinicamente integrada. "E certamente a questão", diz Knox, "é: se as pessoas estivessem recebendo serviços preventivos por idade e sexo, nós poderíamos captar as necessidades antes e não as deixar chegar a esses tratamentos amplos?"

Em apenas 2 anos, o Bellin diminuiu em 33% o custo da cobertura de saúde para seus funcionários, sem recorrer a nenhum tipo de racionamento nem cortes amplos de benefícios. Em 8 anos, o Bellin economizou cerca de 13 milhões de dólares e, ao mesmo tempo, melhorou os indicadores de saúde mensuráveis de seus funcionários – tudo isso enquanto as tendências nacionais de custo e saúde seguiam na direção oposta.

Kerwin, Knox e o restante da equipe aprenderam lições importantes a partir daquelas experiências iniciais. Eles acabaram entendendo que havia três categorias de pessoas em sua população de funcionários geral: os funcionários de alto risco e alto custo em um extremo do espectro; um grupo mediano de funcionários de risco e custo médios; e, no outro extremo, os funcionários muito saudáveis e de baixo custo. Era importante que os funcionários que estavam bem assim continuassem e se concentrar nos funcionários de alto custo. E foi exatamente o que o Bellin fez de forma agressiva. O papel decisivo da assistência primária foi mais uma vez ilustrado pelo fato de 75% dos funcionários com coberturas de seguro muito amplas não terem tido intervenção preventiva por 2 anos antes de apresentarem problemas de saúde.

Fazer progressos com o grupo de alto risco certamente é essencial, mas a experiência do Bellin sugere que "o ponto certo no longo prazo", como descreve Knox, "é tentar influenciar o grupo mediano e mantê-los fora da categoria de alto risco, e esperançosamente movê-los adiante para a categoria sadia".

A equipe do Bellin aprendeu bem que havia diversos fatores-chave que conduziam ao sucesso: a liderança por administração experiente, o engajamento entre os funcionários, recursos adequados para o programa todo e especialmente para orientação e gestão de pacientes de alto risco; e, não menos importante, começar a criar uma cultura de saúde.

Levando o método do Bellin a outras companhias

Os líderes do Bellin Health sabiam de uma coisa.

Na primeira década do século XXI, uma organização prestadora que demonstrasse habilidade de aprimorar a qualidade e reduzir os custos era considerada uma espécie rara. E essa constatação, entre Kerwin e seus colegas, de que o Bellin estava a par de algo especial, veio quando a competição os estava derrubando e o Bellin estava trabalhando febrilmente para melhorar sua saúde financeira.

Era nessa conjuntura que Kerwin, Knox e Van Straten discutiram se a habilidade deles de melhorar a saúde e controlar os custos junto à própria população de seus funcionários poderia ser mais amplamente aplicada. Para eles, era óbvio que as companhias de Wisconsin e de todo o país lutavam poderosamente com seus custos de assistência médica. E os líderes do Bellin então decidiram que oferecer a essas empresas a oportunidade de contratar alguém com habilidade de vir e deter o sangramento financeiro era enormemente promissor. Assim nasceu uma nova linha de produtos no Bellin Health chamada *Business Health Solutions*. A ideia não poderia ter sido mais simples: as equipes do Bellin iriam para outras empresas e proporiam fazer por elas aquilo que haviam feito para seus próprios funcionários. "Nós tínhamos os números", diz Peter Knox. "Quando voltávamos a uma empresa, era basicamente 'veja o que fizemos. Reduzimos cerca de 33% dos gastos dos nossos registros com nosso benefício de saúde reestruturando nosso plano, gerando consciência de saúde por meio de avaliações de risco médico e contratando pessoas para ajudar aqueles que apresentavam risco a melhorar de saúde'."

O que tornou a história do Bellin ainda mais impressionante foi que, tradicionalmente, as organizações prestadoras de assistência médica tendiam a ter gastos gerais maiores com a assistência de seus funcionários, em comparação com as outras indústrias. Talvez, isso tenha se devido a uma maior consciência das questões relacionadas à saúde. Qualquer que fosse a causa, o custo era tradicionalmente maior, e, dessa forma, o que atraiu alguma atenção foi a habilidade do Bellin de reduzir os custos do pagamento de assistência médica para seus próprios funcionários de valores acima da média para valores abaixo da média.

O Bellin também tinha os números correspondentes do lado da melhora da qualidade – esses eram os números que faziam o lado financeiro funcionar. Em 2.002, o indicador geral de ARM entre os funcionários do Bellin foi 70,3 (mais uma vez, em uma escala de 100 pontos), abaixo da média nacional de 73,1. Passados 2 anos, o indicador geral do Bellin subiu para 72,6 e o indicador nacional era 70,8 (e, em abril de 2.011, o indicador do Bellin foi 77,2 *versus* 70,6 ao nível nacional). Talvez tão significativa quanto esses números foi a melhora alcançada pelos funcionários com os menores indicadores de ARM. Em 2002, 17% dos funcionários do Bellin alcançaram pontuações de ARM na faixa de 0 a 50. Em 2.010, esse total caiu para 7%. (Em nenhum momento, o Bellin fez dos funcionários com baixa pontuação alvo de demissões.)

A abordagem do Bellin foi construída com base na "crença fundamental de que ter uma relação de assistência primária com uma *medical home* é essencial ao sucesso a longo prazo de uma população", diz Knox. "Nós percebemos que existem muitos determinantes de saúde que nós não influenciamos diretamente e que precisam atuar com outros para exercer impacto. O principal recurso que levamos para a mesa é a assistência primária e a equipe de assistência primária."

O Bellin tinha uma unidade de negócios que prestava serviços de saúde ocupacional no local aos funcionários e construiu a nova divisão de *Business Health Solutions* nessa plataforma. Uma vantagem significativa com que esse negócio contou no início foi que, durante o período em que a unidade de negócios tinha atuado no aprimoramento do Bellin, essa unidade tratara o Bellin como cliente, uma entidade à parte. Isso significava que a unidade tinha os sistemas prontos para lidar com as companhias de fora quase da mesma forma como sua equipe tinha trabalhado com os funcionários do Bellin por vários anos.

Entretanto, como o Bellin não tinha mais um plano de saúde como parte de sua companhia e também não tinha licença de seguro, estava proibido de assumir contratos de risco. Isso levantou a questão sobre as finanças do *Business Health Solutions*. Embora o contrato ideal para seu trabalho com os funcionários pudesse ser feito com base em algo junto às linhas do *Alternative Quality Contract* (discutido no Capítulo 4) – um contrato em que a organização seria financeiramente recompensada por prestar assistência mensuravelmente melhor –, essa não era uma opção disponível para o Bellin. Assim, todo o seu trabalho até o momento junto ao *Business Health Solutions* é pautado por um acordo do tipo taxa por serviço, embora diferente da taxa por serviço tradicional em que os prestadores são pagos por volume. O Bellin é pago pelos empregadores pelo tempo de médicos, enfermeiros e fisioterapeutas. "Quando fornecemos um enfermeiro, eles nos pagam pelo enfermeiro", diz Knox. "Eles nos pagam pelo prestador. Não se trata de taxa por serviço."

Inicialmente, o Bellin oferecia esses serviços a um custo (ou até com uma pequena perda), confiando que o engajamento com as empresas movimentaria o volume no restante de seus negócios – através da assistência primária e especializada, bem como o hospital. E isso se mostrou verdadeiro.

Kerwin, Knox e Van Straten começaram a visitar os empregadores e a lhes contar a história do Bellin. A conversa incluía a noção de que a prestação de assistência médica no local cortava tempo de trabalho perdido e, assim, aumentava a produtividade. Quando os funcionários podem ser atendidos pelos prestadores de assistência no local de trabalho, isso melhora sua saúde e o resultado final da companhia.

Inspirando-se nas raízes profundas da comunidade

Havia outro fator importante naqueles primeiros dias, quando Kerwin, Knox e Van Straten – bem como a equipe de vendas – se reuniam com as empresas e lhes apresentavam seu discurso. Era um elemento que os principais concorrentes do Bellin Health não conseguiam derrubar. O Bellin tinha raízes profundas e firmes na comunidade de Green Bay. Kerwin, Knox e Van Straten eram todos nativos de Green Bay e tinham passado praticamente toda a carreira profissional no Bellin. Eles trabalhavam na empresa, respectivamente, há 40, 31 e 27 anos. Van Straten começara a trabalhar no Bellin em meio período, aos 18 anos de idade, em 1.981, para ajudar a pagar a faculdade! Os três homens conheciam os líderes de quase todas as principais companhias – e de muitas companhias menores também – atuantes na área. "Sentíamos que se conseguíssemos lidar com os custos crescentes do benefício", diz Knox, "e pudéssemos controlá-los por conta própria, isso, aliado às nossas relações com a comunidade, nos permitiria fazer o mesmo na comunidade e ajudar outras organizações a fazerem a mesma coisa, o que poderia acabar nos dando uma vantagem competitiva."

Não é o mesmo que dizer que seria fácil vender o conceito às empresas. Muitos empregadores, de fato, tinham investido dinheiro em programas de bem-estar durante a década de 1.990, obtendo pouco ou nenhum benefício para a saúde de seus funcionários ou para o resultado final da companhia. Entretanto, havia uma diferença entre um vendedor de bem-estar fazendo um discurso padrão e uma equipe de executivos do Bellin vindo e sentando para conversar com pessoas que conheciam – vizinhos e até amigos, em alguns casos. Knox brinca que, durante as primeiras rodadas de visitas aos empregadores, "alguns provavelmente pensaram que talvez nós estivéssemos construindo uma nova ala hospitalar e tínhamos vindo pedir dinheiro emprestado".

O discurso deles era sólido. Eles tinham seus próprios resultados de curso para mostrar. E também tinham a infraestrutura montada para dar suporte a um programa sério de gestão de bem-estar. "Nós tínhamos assistência primária, tínhamos centros de *fitness*, tínhamos todas as ligações juntas, realmente trazíamos (o programa para) um sistema de assistência médica, e, então, também trabalhávamos com um corretor de seguros (de uma companhia cliente) para montar um plano no delineamento do benefício", diz Knox. "Essa abordagem faz a seguradora, a população de empregadores e o sistema de assistência médica trabalharem juntos." Outro motivo pelo qual os corretores eram essenciais eram as relações estreitas e de confiança que muitos deles mantêm com os empregadores aos quais servem.

Antes, a divisão do *Business Health Solutions* enfocava uma métrica: a soma total gasta por uma empresa com assistência médica para seus funcionários. Isso era exclusivo, pelo menos nesse mercado. Ninguém mais vinha a essas empresas e lhes dizia que seu programa poderia reduzir a despesa total (ou **gasto**) – não retardar a velocidade do crescimento e, na verdade, reduzir a quantidade total de dinheiro que a companhia destinava à assistência médica. "Uma métrica do gasto total soava como música aos ouvidos do gestor de benefícios, porque ninguém jamais tinha conversado sobre isso antes", diz Kerwin. Tipicamente, no passado, diz ele, os prestadores se queixavam dos planos de saúde e de suas cargas administrativas intrusivas e excessivas, enquanto os planos de saúde se queixavam da variação e da falta de controle de custo da parte dos prestadores.

Kerwin estava convencido de que o gasto total contaria a verdadeira história por trás do que acontecia com a saúde de uma população de funcionários. Ele acreditava que, se o pessoal do Bellin conseguisse entrar em algumas empresas e mostrar o que era capaz de fazer, significaria que avanços importantes estavam ao alcance de suas mãos. "O gasto total era um indicador de saúde", diz Kerwin. "Se o benefício de saúde fosse controlado, isso seria um indicador de saúde, de modo que ter uma métrica era bastante singular e nós sabíamos que conseguiríamos produzir para eles."

Os líderes do Bellin também sabiam que o potencial de mercado era muito amplo, porque no mercado de Green Bay havia mais de 350 mil pessoas – mais da metade da população total – recebendo cobertura de saúde de um empregador. Além disso, o novo produto era flexível. Os serviços precisamente fornecidos pelo Bellin dependiam totalmente das necessidades do consumidor. "Algumas empresas optavam por trabalhar no delineamento de planos de saúde", diz Kerwin, "algumas escolhiam investir em avaliações de risco médico, enquanto outras preferiam fazer as avaliações de risco médico e a parte do *feedback*, bem como ter prestadores no local."

O mantra do *Business Health Solutions*, diz Van Straten, administrador da divisão, é "ouvir, projetar, fornecer. Nós vamos e ouvimos aquilo de que os consumidores precisam, e projetamos uma solução para eles, para então fornecê-la com responsabilidade".

Um modelo que funciona para grandes empregadores...

Uma das primeiras empresas para as quais o Bellin trabalhou em saúde da população foi o American Foods Group, uma grande firma de empacotamento de carne bovina localizada em Green Bay. O empacotamento de carne bovina pode ser uma ocupação fisicamente exigente, diz Van Straten. "Há cortes, tensões e diversas lesões envolvidas e, considerando isso, essas empresas querem trabalhar em suas ocorrências de lesão." Uma pesquisa nos registros de dados de ocorrências revelou a oportunidade para estratégias de prevenção e tratamento de lesões e acidentes. O Bellin colocou um médico do trabalho dentro da firma, não só para lidar com as questões em curso como também para tentar implementar medidas preventivas no processo de trabalho. O Bellin também colocou um fisioterapeuta no local para fazer o mesmo tratamento e trabalhar em ergonomia preventiva.

Van Straten diz que o Bellin trabalhou para configurar sua prestação de serviços com o objetivo de atender às necessidades dos empregadores. Um pequeno exemplo significativo envolve uma estratégia de saúde inicial que requeria coleta de sangue para determinação dos níveis de colesterol dos funcionários que trabalhavam na firma de empacotamento de carne. Tirar os funcionários da fábrica, seja por quanto tempo for, poderia retardar a linha de produção. Então, em vez da tradicional coleta de sangue para exame de colesterol, a equipe do Bellin usou a picada no dedo, uma técnica bem rápida. "Nós tivemos que trabalhar ao redor das linhas de produção e respeitar a eficiência delas", conta Van Straten.

Com o passar do tempo, o Bellin conseguiu instruir muitos funcionários do American Foods Group a como perseguir uma condição de saúde melhor por meio do uso mais diligente de prevenção, triagens e mudanças de estilo de vida, abordando tabagismo, nutrição e peso. Outro elemento decisivo foi o aprimoramento do modo e do lugar em que os funcionários acessavam o sistema de assistência médica. O uso desnecessário de consultas em clínicas e no departamento de emergência diminuiu com a implantação dos serviços no local e isso também ajudou a reduzir os custos gerais.

... e para os pequenos empregadores

No início, uma decisão fundamental foi definir se o Bellin trabalharia com companhias de qualquer tamanho. Kerwin e sua equipe reconheceram que as companhias de portes pequeno e médio estavam tão sobrecarregadas com os custos de saúde quanto as empresas grandes e precisavam igualmente de ajuda. Embora muitas organizações que atuam nessa área tenham a percepção de que é necessário um número muito grande de funcionários para fazer esse trabalho, o Bellin demonstrou uma habilidade de configurar uma solução para cada conjunto populacional específico.

Naqueles primeiros dias, o Bellin também trabalhou de perto com o HC Miller, um fornecedor de suprimentos de escritório (por exemplo, fichários e pastas) de Green Bay. O pessoal do HC Miller disse a Van Straten que eles queriam enfocar o aprimoramento da saúde geral de seus funcionários com a presença de um prestador de assistência primária no local.

O primeiro passo do Bellin foi fazer os funcionários preencherem uma avaliação de risco médico e, em seguida, usar os resultados para aconselhar esses funcionários sobre o que eles poderiam fazer para melhorar sua condição de saúde geral. Um enfermeiro foi designado para trabalhar no HC Miller dois dias por semana, reunindo-se individualmente com os trabalhadores para instruir e treiná-los nas técnicas de aprimoramento e bem-estar. Qualquer um que marcasse menos de 60 pontos em uma avaliação de risco médico era designado a um orientador de saúde, que, aliado a um médico da assistência primária e em colaboração com o funcionário, estabeleceria um programa de aprimoramento.

"Então", relata Van Straten, "o pessoal do HC Miller nos disse, 'Bem, vocês estão nos ajudando com nosso benefício de saúde; nós também estamos tendo problemas com compensação dos funcionários ou lesões relacionadas ao trabalho. Vocês conseguem trazer um fisioterapeuta para ficar aqui, de modo regular, e não apenas para tratar aqueles que sofrerem lesão, mas também para cuidar ergonometricamente dos nossos sistemas de produção e criar um programa de prevenção aliado a uma intervenção?' E nós fizemos. E esta é a parte essencial – a intervenção precoce para prevenção." Desde então, o programa se expandiu rápido e passou a incluir prestadores dentro do HC Miller para oferecer uma gama de serviços, desde prescrições por escrito até lidar com tratamento agudo de doenças e lesões que poderiam ser manejadas no local. Isso significa tratamento mais rápido e conveniente para os funcionários e custos reduzidos para a companhia.

"O Bellin Health é um parceiro e tem exercido um enorme impacto sobre a nossa organização", diz Lynn Peterson, antigo diretor de recursos humanos do HC Miller. "Vimos os resultados do trabalho com o Bellin ao longo dos últimos 3 anos, em termos de redução dos custos de assistência médica tanto para a assistência médica como para compensação dos funcionários. Temos tido menos tempo de inatividade, maior produtividade e funcionários mais saudáveis. A nossa saúde foi elevada a outro nível com o Bellin apoiando essa iniciativa."

O novo produto do Belli continuava sendo uma réplica do que o Bellin fizera com seus próprios funcionários. A equipe do *Business Health Solutions* embalou aquilo que tinham feito internamente, replicando o modo como o Bellin se comunicara com os funcionários, bem como a sequência e a programação de vários elementos. A equipe copiou quase exatamente as letras escritas aos funcionários do Bellin sobre as ARMs e os diversos benefícios de bem-estar e prevenção para a saúde. Os membros da equipe do Bellin também constataram que continuavam aprendendo lições importantes junto ao seu próprio sistema, as quais aplicavam em diversas empresas. "Tivemos êxito anteriormente em replicar a nossa experiência junto a outras empresas e continuamos a usar a nós mesmos como uma espécie de área de pesquisa fornecedora de base dessa iniciativa como um todo", diz Knox.

Junto à abordagem do *Business Health Solutions* reside a resposta para um dos problemas mais intratáveis enfrentados pelos médicos da assistência primária todos os dias, nos Estados Unidos – como obter assistência entre consultas. Esses médicos da assistência primária e suas equipes lutam para se conectar com os pacientes entre as consultas na clínica. Usam *e-mail* e telefonemas para tentar manter comunicação, mas muitas vezes é um desafio coordenar isso. A abordagem do Bellin é inovadora, porque transporta as equipes da assistência primária para fora da clínica e as coloca onde os pacientes estão localizados. Em vez de o paciente ter que vir até a equipe de assistência para consultas periódicas, é a equipe de assistência que vai até o paciente e está rotineiramente disponível.

Compromisso com ouvir, projetar e fornecer

Um elemento essencial no *marketing* inicial do *Business Health Solutions* foi o suporte entusiástico e vocal do CEO do American Foods Group. Quando ele falou sobre saúde melhorada entre seus funcionários e custo reduzido, tinha grande credibilidade junto aos líderes de outras companhias.

A importância do mantra ouvir, projetar, fornecer é difícil de enfatizar. Quando o Bellin se engajou nas discussões com um grande banco de Green Bay, esse banco estava interessado em ter serviços de assistência aguda no local. Mas quando Van Straten, sua equipe, o departamento de RH do banco e os corretores de seguro sentaram juntos para rever os dados de coberturas, não viram muita necessidade de assistência aguda. O que eles viram, todavia, foi uma necessidade de assistência para condições crônicas. "Uma clínica aguda não teria abordado as necessidades deles relacionadas com doenças crônicas", diz Van Straten. "Nós voltamos com uma proposta de colocação de um enfermeiro no local que orientasse os funcionários com relação ao manejo de doenças crônicas e isso funcionou muito bem. É um dos melhores engajamentos que já vi entre os consumidores."

Os recursos que o Bellin traz para disponibilizar em uma dada companhia qualquer dependem inteiramente das necessidades particulares dessa companhia. Em geral, o Bellin fornece algum nível de assistência primária – que varia de médicos no local a um enfermeiro disponível por telefone. Além disso, as necessidades específicas têm definido se há serviços de especialidade adicionais. Exemplificando, uma fábrica em que os operários sofrem numerosos problemas musculoesqueléticos poderia precisar de um fisioterapeuta no local.

Em seus primeiros anos ofertando novos serviços, o Bellin alcançou considerável sucesso. Em uma dúzia ou mais de empresas de tamanhos variados e de diferentes tipos de negócios, o Bellin mostrou que tinha habilidade de controlar custos e, ao mesmo tempo, melhorar a saúde dos funcionários. Em cada empresa, a equipe do Bellin se deparava com uma gestão apaixonada que, de algum modo, controlava os custos da assistência médica dos funcionários, embora estivesse profundamente insegura sobre o que fazer. Muitas vezes, a equipe encontrava líderes de empresas frustrados, que sentiam como se o benefício de saúde estivesse fora de controle e temiam o ponto para o qual os custos estavam caminhando. E, de modo uniforme, a equipe constatou que os empregadores não só ansiavam por diminuir os custos como também queriam ter uma base de funcionários mais saudável, a fim de manter ou aumentar a produtividade.

À medida que o Bellin conseguiu fazer os negócios prosperarem, Knox manteve os serviços de um pesquisador experiente, que mergulhou fundo na literatura médica para fornecer um resumo do melhor pensamento acerca dos principais fatores condutores da mudança comportamental. Essa era uma questão difícil. Era extremamente difícil para as pessoas que estavam com sobrepeso perder peso; era duro para as pessoas modificar hábitos alimentares não saudáveis; era uma árdua batalha ladeira acima para os fumantes abandonarem o tabagismo ou para aqueles que bebiam pararem de consumir álcool. Mas Knox queria conhecer o pensamento científico mais recente sobre aquilo que funcionava e não funcionava nessa área. "Quais eram os fatores que levavam ao sucesso na mudança comportamental?", perguntou ele. "O que nós poderíamos fazer para dar suporte às pessoas de modo mais efetivo?"

Essa pesquisa certamente não encontrou nenhuma bala de prata. Entretanto – assim como a experiência prática da equipe de Bellin –, mostrou que a consistência do esforço é essencial, assim como o estabelecimento de uma meta e o engajamento entre o paciente e o técnico. E trabalhar com as pessoas antes de elas estarem prontas para mudar era fútil – mas permanecer em contato com elas de modo que os programas estivessem prontamente disponíveis assim que ficassem prontos era essencial. Knox também aprendeu que as pessoas com múltiplos problemas comportamentais muito frequentemente estão prontas para mudar em uma área (por exemplo, perder peso) mas não em outra (como parar de fumar). "Nós aprendemos que a motivação precisava ser intrínseca em vez de extrínseca", diz ele. Mesmo que os esforços de mudança a princípio sejam extrínsecos, devem mudar rapidamente e passar a ser intrínsecos ao indivíduo, caso contrário cairão rápido.

Do mesmo modo como fizera com seus próprios empregados, o Bellin olha cada população com que trabalha sob três categorias amplas: de baixo risco, de risco e de alto risco. A equipe do Bellin reconheceu que as questões de saúde e estilo de vida de seus próprios funcionários eram bastante similares às de muitas outras populações de empregados. No caso dos funcionários de baixo risco, a meta é ajudá-los a manter a boa condição de saúde com triagens preventivas, campanhas de bem-estar e, quando necessário, alguma orientação em saúde. No outro extremo do espectro estão os funcionários de alto risco que tipicamente sofrem de condições sérias, como diabetes, hipertensão, obesidade ou doença arterial coronariana. A maioria dos tabagistas tende a estar incluída na categoria de alto risco. Quando as pessoas nessa categoria estão prontas para mudar, o Bellin entra com força total com diversos programas e orientação.

Assim como o Bellin constatou com seus próprios funcionários, o grupo de risco tem importância decisiva. O Bellin tem trabalhado, em primeiro lugar, ajudando essas pessoas a pelo menos permanecerem onde estão e não escorregarem para a categoria de alto risco. Isso é essencial para a saúde deles e para os custos gerais. E, quando há progresso aqui – com o uso de triagens e intervenções dirigidas, manejo do estresse, orientação e outros –, as pessoas podem se mover para a categoria de baixo risco. Quando isso acontece, certamente é um triunfo para a saúde e para as finanças.

Entendendo que um tamanho não é universal

O Fincantieri Marine Group é uma companhia de construção de navios com instalações em Green Bay, Marinette e Sturgeon Bay, em Wisconsin (EUA). As instalações localizadas em Marinette e Sturgeon Bay, administradas pelas subsidiárias-irmãs da Fincantieri – Marinette Marine Corporation e Bay Shipbuilding, respectivamente –, relataram que menos de 11% de seus funcionários passavam por consultas médicas anuais, sendo que 80% desses indivíduos não tinham nenhum médico da assistência primária. O Fincantieri Marine tinha um programa de manejo de doenças em curso, porém menos de 1% dos funcionários participavam. Em adição, os números mostravam que os funcionários e seus familiares tinham índices de imunização muito baixos.

De modo não surpreendente, os custos da assistência médica das instalações estavam subindo a um ritmo insustentável. No período de 2.009 a 2.010, por exemplo, esses custos aumentaram em 44%. Sarah Novak, administradora de compensação e benefícios do Marinette Marine Corporation/Bay Shipbuilding, solicitou propostas dos prestadores, em busca de alguém que pudesse melhorar a qualidade da assistência e controlar os custos entre os empregadores. Um prestador fez uma proposta bastante atraente de pagar e instalar um *trailer* no local para abrigar serviços de assistência primária. Essa companhia ofereceu uma série de serviços a um custo baixo ou nulo, com a meta evidente de usar seu trabalho no Marinette Marine Corporation/Bay Shipbuilding como molde para se expandir dentro do mercado. Outro prestador fez uma oferta parecida. Entretanto, quando Novak se reuniu com seus representantes, eles lhes disseram que não havia espaço para flexibilidade, que o molde que eles haviam construído seria implantado e "não haveria ajustes".

Novak tinha decidido ir até o primeiro prestador e se encontrar com o pessoal do Bellin, em 2.010, somente como uma reconsideração. Entretanto, após conversar com Van Straten e sua equipe, ela acreditou que o Bellin seria a escolha certa. O Bellin, então, tinha sido bem-sucedido nesse trabalho em mais de 40 empresas. E Novak diz: "Randy e sua equipe estavam abertos a ideias sobre como fazer as clínicas trabalharem e alcançarem êxito. Eles sabiam que um tamanho não era universal."

Van Straten prometeu-lhe que, se ela escolhesse o Bellin, ele instalaria o *trailer* de assistência primária e o faria funcionar dentro de 90 dias. Van Straten enfatizou que o programa era uma parceria; que ele e sua equipe trabalhariam com ela para conseguir que os funcionários – e os lucros –alcançassem uma posição bem melhor. Van Straten cumpriu sua promessa dos 90 dias e rapidamente ficou claro que a conveniência dos serviços no local – orientação, aconselhamento, testes de sangue e assim por diante – era um diferencial.

"Muitos créditos vão para Sarah e sua equipe", diz Van Straten. "Ela estava determinada a fazer com que seus funcionários e seus familiares se engajassem mais com a própria saúde... A visão de Sarah era tornar a assistência médica próxima e conveniente para os funcionários e seus familiares, bem como remover as barreiras à assistência." Para os pacientes com condições crônicas, como diabetes, colesterol e hipertensão, os testes eram realizados com facilidade e rapidez no local. E para incentivar os funcionários a continuarem a medicação, o copagamento das medicações para diabetes foi abandonado. "Isso tornou muito mais conveniente contar com o trabalho de laboratório no local", diz Novak.

"Porque sei que, de outro modo... (os funcionários) não conseguirão realizar os exames laboratoriais."

Novak não tinha um grande número de solicitações para pagamentos de seguro de saúde aos prestadores, mas aqueles que tinha em geral eram muito amplos e muitos estavam relacionados a doenças cardíacas e respiratórias. Ela trabalhou com os prestadores locais, em Sturgeon Bay e Marinette, buscando descontos de assistência médica para seus funcionários, e acabou tendo algum sucesso.

Embora esse programa ainda esteja nos estágios operacionais iniciais com suas clínicas no local, as rígidas economias estão perto de U$100 mil. Entretanto, Novak diz que isso não representa as economias totais reais. Ela diz que os dados "já estão mostrando que os casos catastróficos de custos altíssimos em potencial estão sendo identificados precocemente e prevenidos, devido à remoção das barreiras de custo e conveniência com o engajamento da assistência primária. Trata-se de onde as economias reais estão e o que é essa estratégia".

Avanço

Por todo o sucesso que o Business Health Solutions tem tido, o trabalho é árduo e o progresso muitas vezes, gradativo. Em algumas companhias, o Bellin não pode começar pela administração de ARMs e obtenção de dados essenciais, porque algumas empresas estavam cautelosas acerca do que os funcionários poderiam fazer com tal informação.

"A questão com qualquer empregador é quais peças do quebra-cabeça você está disposto e é capaz de montar hoje?", diz Knox.

Você quer colocar a assistência primária dentro da empresa – o que é um bom começo. Você não está pronto para fazer as avaliações de risco médico. Nós achamos que isso é muito importante. Nós gostaríamos de tentar trabalhar com você ao longo do tempo para chegar lá, mas não lhe diremos não, a menos que esteja disposto a comprar o nosso quebra-cabeça inteiro com todas as suas peças. Se nós achamos e acreditamos fortemente que isso é algo importante para você fazer? Sim.

Então, aquilo que fazemos em quase todos os casos é conversar sobre o quadro como um todo. Pouquíssimas empresas dizem "Ótimo, vamos fazer isso amanhã". Então nós dizemos "Onde você está hoje? Vamos começar a trabalhar onde você está, onde você se sente confortável. Vamos começar lá".

Há momentos em que nos perguntamos se devemos nos distanciar dos negócios porque uma companhia não está disposta, em determinado sentido, a fazer aquilo que achamos ser necessário. Não temos tomado a decisão de nos afastar. Temos decidido "entrar e estabelecer uma base e continuar trabalhando com eles ao longo do tempo para implementar o resto do modelo, mostrar resultados, desenvolver uma relação com seja lá o que o caso possa ser". Existem organizações que têm sindicatos que simplesmente não podem chegar lá hoje. Então, nós dizemos "Trabalharemos com você se nós começarmos a partir daqui e tentarmos trabalhar lá". Assim, essa tem sido a nossa abordagem.

Desde o lançamento do *Business Health Solutions*, o Bellin engajou mais de 2.500 empresas, que variam de caminhoneiros autônomos à fábrica de papel Georgia Pacific, com 3 mil funcionários. O modelo do *Business Health Solutions* atualmente está implantado em 74 pontos, onde, dependendo do tamanho da companhia, o Bellin pode ter apenas uma relação clínica virtual com o local ou uma presença no local robusta que inclua um médico, um enfermeiro licenciado e um fisioterapeuta.

Quando o Bellin entra em uma companhia e estabelece uma cabeça de ponte, com uma combinação de plano de saúde orientado para o consumidor, serviços no local, ARMs de funcionários e incentivos para participação, os resultados são custos de assistência médica 10-20% abaixo da média nacional.

Os ingredientes essenciais

Em 2.006, estava claro que a divisão do *Business Health Solutions* do Bellin estava sendo bem-sucedida devido à integração de vários elementos. Até aquele momento, Kerwin e sua equipe ainda não tinham definido precisamente o modo como pensavam acerca dos elementos ou como exatamente todos eles se ajustavam. Entretanto, em 2.006, eles pensavam de forma ampla sobre o que eram os elementos e como eles funcionavam. Após uma série de discussões internas, Kerwin, Knox e Van Straten apareceram com o termo **modelo de saúde total**, que refletia a crença deles de que um conjunto integrado de serviços poderia fornecer precisamente aquilo que o nome implicava.

Knox liderou esforços internos no Bellin para conduzir uma pesquisa literária bastante exaustiva sobre o que os empregadores estavam fazendo para melhorar a saúde e reduzir os gastos junto às suas populações de funcionários. Esse estudo, aliado ao conhecimento e à experiência dos próprios líderes do Bellin, os levou a identificar os seguintes cinco componentes do modelo de saúde total que eles acreditavam serem essenciais ao manejo bem-sucedido da saúde da população em qualquer organização.

Liderança e cultura

Considerando esse primeiro componente, a questão fundamental, nas palavras de Knox, é se os líderes da organização "têm criado uma cultura que está alinhada à saúde e ao bem-estar". No Bellin, por exemplo, Knox aponta que "há 4-5 anos você poderia ir até a nossa cafeteria e ver que era muito diferente do que é hoje". Em vez da ampla variedade de alimentos ricos em gordura e calorias que você encontraria naquela época, as ofertas de agora são bem mais equilibradas. Qualquer funcionário que deseje comer uma refeição saudável e que satisfaça tem agora muitas opções diferentes. E os piores tipos de alimentos gordurosos e prejudiciais à saúde desapareceram das ofertas da cafeteria.

"Em um sentido (a questão é), nós estamos colocando nosso dinheiro onde está a nossa boca?", diz Knox. "Estamos dispostos a fazer mudanças no ambiente, nas políticas e nas regras?" Os líderes do Bellin estão dispostos a demonstrar compromisso com a saúde e o bem-estar em suas próprias vidas, em seu nível de atividade e exercício, em seus hábitos de estilo de vida relacionados ao tabagismo e consumo de álcool, em suas opções nutricionais? Nós acreditamos que o modo como (os líderes) atuam e como nós nos comportamos como um grupo é fundamental para qualquer mudança a longo prazo."

Conhecimento sobre saúde

Um segundo componente do modelo envolve o desenvolvimento de um conhecimento profundo acerca dos riscos médicos da população e de seus membros, bem como sobre os principais fatores direcionadores do custo. E as populações podem ser bastante diferentes. Knox ressalta, por exemplo, que o Bellin trabalha com uma fundição cujos funcionários são homens com média de idade de 45 anos, e também com um banco em que os funcionários são na maioria mulheres na faixa etária de 20 anos. As necessidades de cada uma dessas populações serão "bastante diferentes, e isso levará a soluções distintas", diz Knox. Para reunir conhecimento sobre a saúde de uma população, as equipes do Bellin exploram "qualquer coisa e tudo em que conseguirem botar as mãos", incluindo dados de solicitações de assistência, avaliações de risco médico, alegações de incapacitação e compensação de trabalhadores e enfocam as entrevistas em grupo. Elas querem conhecer a população com quem estão lidando para que possam descobrir os caminhos mais produtivos para uma saúde melhor e também consigam identificar áreas em que os incentivos possam ser alinhados para promover as escolhas que irão melhorar a saúde da população.

Avanço na saúde

Esse terceiro componente do modelo envolve o foco intensivo no manejo de condições crônicas por meio de várias formas, tais como a modificação do estilo de vida e do comportamento. Knox diz: "No aprimoramento da saúde, nós realmente tentamos dar suporte aos indivíduos na tomada de decisões referentes à saúde, bem como trazer-lhes os recursos necessários para fazer mudanças em suas vidas ou apoiá-los nessas mudanças."

Aprimoramento da produtividade

O quarto componente inclui vários serviços de saúde e bem-estar aliados à reabilitação, incluindo fisioterapia e terapia ocupacional. Inclui também uma análise ergonômica do local de trabalho para aliviar as tensões físicas que incidem sobre os funcionários e prevenir lesões. A saúde e a produtividade no local de trabalho estão intrinsecamente ligadas. Ambas estão tão entrelaçadas, de fato, que trabalhar no aprimoramento da saúde beneficia diretamente não só a produtividade no local de trabalho como também a qualidade de vida geral.

Plataforma de navegação

O quinto e último componente do modelo é uma plataforma de navegação cuja meta é projetar uma série de pontos de acesso de assistência para pacientes que facilitem para as pessoas o acesso aos serviços de que necessitam – a assistência certa no local certo e pelo preço certo.

Assistência certa, local certo e preço certo

Enquanto o modelo do *Business Health Solutions* é uma das maiores inovações do Bellin, o outro é sua plataforma de navegação. Conseguir que os pacientes tenham acesso à assistência no contexto certo, na hora certa e pelo preço certo é um dos desafios centrais na assistência médica nos Estados Unidos. Nesse país inteiro, surgem gastos desnecessários substanciais quando as pessoas acessam a assistência médica em locais inapropriados ao atendimento de suas necessidades. No modelo do Bellin, o ponto de entrada para a plataforma de navegação é uma linha telefônica de chamadas de enfermeiro. Quando Van Straten e sua equipe entram em uma companhia, fornecem a cada funcionário um cartão contendo um único número de telefone. Esse número irá conectar o funcionário, a qualquer hora do dia ou da noite, a um enfermeiro de plantão. O trabalho desse enfermeiro é guiar o indivíduo exatamente para o nível correto de assistência, seja qual for a causa de sua aflição.

Todos os enfermeiros que atendem as chamadas telefônicas são altamente bem-informados, com conhecimento agudo sobre os benefícios precisamente proporcionados por cada empresa com a qual o Bellin trabalha. O enfermeiro consulta na tela de computador e vê, por exemplo, qual é o valor do copagamento (caso haja algum) para quem fez a chamada de uma consulta pelo *FastCare* (um serviço de assistência primária do Bellin descrito na próxima seção). Orientando os pacientes para o contexto de assistência apropriado, os enfermeiros respondem às necessidades de cada paciente fornecendo uma solução específica, e também atendem às necessidades da companhia controlando os custos. As pessoas não decidem subitamente romper seus hábitos antigos – como ir ao departamento de emergência – de modo imediato. Entretanto, o Bellin monta esforços de comunicação abrangentes em cada empresa para esclarecer aos funcionários que, quando eles tiverem um problema, a primeira coisa que deverão fazer é telefonar para o enfermeiro. E, assim, os funcionários descobrem rapidamente que o sistema de triagem por enfermeiro funciona bem para eles e seus familiares.

Essa abordagem emergiu daquilo que o Bellin fez para seus próprios funcionários em termos de arranjar acesso à assistência (ver Figura 5.1). "Nós projetamos isso para dizer aos funcionários que essas são formas econômicas e muito eficientes de ter acesso à assistência desde a assistência primária, assistência especializada, departamento de emergência e, por fim, assistência terciária", diz Kerwin, "mas é aconselhável começar pela forma de acesso mais econômica."

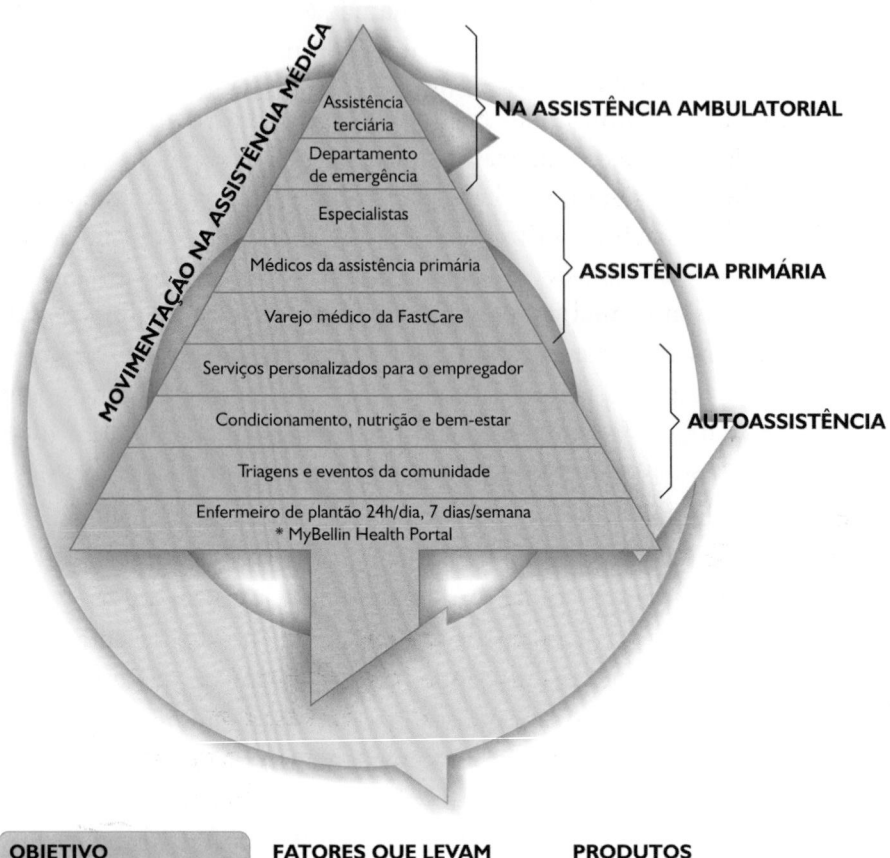

Fonte: Bellin Health.

Figura 5.1. Movimentação pela assistência médica – prestação de assistência.

FastCare: assistência mais econômica

A equipe do Bellin constatou que, embora a linha telefônica com enfermeiro criada em 2.005 estivesse funcionando bem, havia uma lacuna de oportunidade no acesso entre a linha de comunicação com enfermeiro e as consultas de assistência primária. Eles acreditavam que havia um amplo espaço entre o serviço telefônico e as consultas de assistência primária para uma clínica mais facilmente acessível e de nível de varejo, onde a ampla maioria das queixas padrão pudesse ser resolvida de forma rápida, eficiente e econômica. Para preencher esse espaço e expandir a plataforma da assistência primária, o Bellin criou o *FastCare*, que consiste em clínicas de assistência primária cuidadas por enfermeiros da prática e assistentes médicos capazes de prestar assistência básica para uma ampla gama de condições comuns. As clínicas do *FastCare* estão montadas próximo a farmácias preexistentes em locais de varejo, que são bem conhecidos e de fácil acesso aos pacientes. As clínicas abrem das 8 horas da manhã às 8 horas da noite, 365 dias por ano.

Kerwin explica o pensamento da equipe do seguinte modo:

(Após conversar com o enfermeiro de plantão, as pessoas) marcariam um horário com um médico da assistência primária na manhã do dia seguinte, viriam no horário marcado, receberiam o diagnóstico do médico da assistência primária, pegariam a prescrição e, então, iriam até a farmácia, obteriam os itens da prescrição e iniciariam... (o filho) no regime prescrito. Temos milhares de pessoas passando por isso, e é ineficiente, porque não se trata de emergência – é algo que poderia ser facilmente diagnosticado, eles continuam tendo que ir até a farmácia, então nós desenvolvemos isso pensando em levar a assistência até a farmácia, basicamente, num contexto de varejo, para que seja possível obter mais horas de cobertura, a fim de que as mães possam entrar e fazer tudo de uma vez só – um sistema muito mais eficiente.

Van Straten cita um levantamento do Commonwealth Fund a partir de 2.007, indicando que 2/3 dos americanos diziam ter dificuldade para conseguir assistência à noite, nos fins de semana e nos feriados, e que apenas 30% dos americanos conseguiam ser atendidos pelo médico no mesmo dia em que buscavam atendimento (Schoen *et al.*, 2.011). Um levantamento mais recente do Commonwealth Fund (2.011) indica que 55% dos pacientes têm dificuldade para obter acesso à assistência após o horário de expediente sem ter que ir para o departamento de emergência. Quando há disponibilidade do *FastCare*, todavia, "se você está com gripe ou resfriado, ou se seu filho acorda com dor de ouvido, você pode ir para essa clínica muito eficiente que está localizada bem ao lado de uma farmácia", diz Kerwin.

No programa do Bellin, alguns problemas podem ser resolvidos pelo enfermeiro da linha telefônica, enquanto outros são resolvidos nas clínicas do *FastCare*. Quando alguma coisa é mais aguda, o enfermeiro tem autoridade para marcar um horário para o dia seguinte em uma clínica de assistência primária. Tudo isso requer uma plataforma de assistência primária completa e alinhada com acesso aberto às *medical homes*. "A plataforma de navegação funciona melhor quando as companhias alinham seus planos de saúde para dar suporte à plataforma de navegação", diz Van Straten. "Exemplificando, no Bellin, nós eliminamos o dedutível e oferecemos em nosso plano serviços de *FastCare* gratuitos. Vimos então uma queda de 64% no número de consultas ao pronto-atendimento (PA) correspondentes a consultas codificadas como sendo de níveis 1 e 2. Era uma consulta de U$52 *versus* uma consulta de U$600."

Van Straten diz que existem alguns pagadores – notavelmente o Medicaid – que pagarão por uma consulta no DE e não pagarão por uma consulta no *FastCare*. Assim, aqueles que poderiam obter assistência de maneira eficiente, rápida e econômica em um ponto do *FastCare* provavelmente teriam que optar pelo DE se houvesse uma diferença para menos de U$52, que é a taxa cobrada pela consulta em uma clínica do *FastCare*. Entretanto, o Bellin renovou seu próprio plano de saúde, de modo a isentar da taxa qualquer funcionário que procurasse o *FastCare*, e muitas companhias para as quais o Bellin trabalha na saúde da população têm seguido o exemplo. O valor de conduzir os pacientes para o *FastCare*, em vez de uma clínica de assistência primária ou do DE, vale muito mais que U$52 para as companhias. E, em muitas companhias, o tratamento nas clínicas do *FastCare* é gratuito quando os pacientes as usam para continuarem sendo acompanhados no tratamento de assistência crônica ou quando usam o *FastCare* como alternativa ao DE.

Uma conexão com a assistência primária

As clínicas do *FastCare* às vezes são usadas pelos médicos que desejam acompanhar pacientes com condições crônicas e, para tanto, precisam checar o colesterol, a pressão arterial ou a glicemia, por exemplo. É rápido e fácil para os pacientes e ajuda a desentupir as clínicas de assistência primária. A equipe do Bellin descobriu que os cenários do *FastCare* são excelentes para médicos escolares e também ajudam a diminuir o volume em clínicas pediátricas.

Todos esses casos em que o trabalho clínico é canalizado para o *FastCare* geralmente são mais rápidos para os pacientes e bem menos onerosos para pacientes e empregadores. Além disso, trazer tantos casos de rotina para o contexto de assistência apropriado implica que os médicos da assistência primária podem passar mais tempo nos casos mais desafiadores, que estão no extremo superior. Os dados do Bellin sustentam essa conclusão, mostrando de modo conclusivo que, com o aumento da popularidade e o uso do *FastCare*, tem havido uma diminuição significativa no uso do DE do Bellin Hospital. Ao mesmo tempo, diz Knox, os dados mostram claramente que "o nível de acuidade na assistência primária subiu", permitindo que os médicos dediquem mais tempo aos problemas mais complexos com os quais foram treinados a lidar. "Isso tem sido significativo em nossas práticas de assistência primária", diz Knox. Os dados mostram que, na assistência primária, os médicos se deparam com muito menos casos diretos e relativamente simples, como dor de ouvido, dor de garganta e coisas do tipo. Por outro lado, diz Knox, "Temos visto uma migração rumo aos níveis 4s e 5s (ou seja, rumo à assistência mais intensiva) em nossa prática ambulatorial".

Para a abordagem geral funcionar, diz Knox, o *FastCare* deve ser uma extensão do contexto de assistência primária. "É um produto de assistência aguda sendo entregue em algum lugar", diz ele. "O registro médico eletrônico reconecta na *medical home* e o médico e a equipe de assistência permanecem no controle da assistência." Adicionalmente, diz Knox, o diretor médico do Bellin revisa os registros em todas as consultas ao *FastCare*, e "Posso lhe dizer, assim como ele também pode, que nós realmente fazemos um trabalho melhor seguindo o protocolo em nossas clínicas do *FastCare* do que faríamos em qualquer outro lugar. É uma necessidade mais básica que está sendo atendida. Os protocolos são muito bem definidos e bastante específicos".

O *FastCare* cresceu e está se tornando a maior marca clínica de varejo baseado em sistema de saúde nos Estados Unidos, com 57 clínicas em 15 estados, tanto abertas como em construção. Essas clínicas são operadas por 33 sistemas de saúde distintos e atendem cerca de sete mil pacientes por clínica a cada ano.

QuadMed

Certamente, o Bellin não é a única organização prestadora de assistência de alta qualidade no local de trabalho. O QuadMed, em Sussex, Wisconsin (a 150 km de Green Bay), é um dos pioneiros em prestação de assistência médica no local de trabalho patrocinada pelo empregador, além de ser um dos membros do *IHI Triple Aim Collaborative*. Uma das histórias mais notáveis na assistência médica americana moderna, o QuadMed foi iniciado em 1.990 pelos donos de uma grande gráfica, a Quad/Graphics. O dono dessa empresa estava frustrado com a qualidade e o custo da assistência proporcionada aos seus funcionários, e decidiu trazer a assistência para a empresa e prestá-la diretamente aos funcionários no local de trabalho. O resultado foi uma assistência melhorada a um custo menor para os 28 mil funcionários da Quad/Graphics e seus familiares. Segundo as estimativas, o QuadMed gasta cerca de 30% a menos com a cobertura de seus funcionários, em comparação as outras companhias compatíveis do mesmo estado. O método é bastante similar ao usado pelo Bellin – assistência primária agressiva no local com enfoque no bem-estar e na prevenção. O trabalho da Quad/Graphics foi tão bem-sucedido que o QuadMed foi formado para prestar serviços no local a outras companhias.

Perseguindo o *Triple Aim*

Em 2.009, como fazem regularmente, os membros da equipe de líderes do Bellin tiveram uma discussão aprofundada sobre estratégia. Eles tinham progredido bastante desde aqueles dias difíceis, quando lutavam contra uma intensa ameaça competitiva. Desde então, tiveram êxito na construção de uma robusta rede de assistência primária e de um conjunto inteiro de assistência especializada, além de intensificarem as relações com os médicos. Eles criaram e disseminaram o *Business Health Solutions* e o *FastCare*, construíram uma plataforma de navegação poderosa e alcançaram estabilidade financeira.

Em 2.009, quando Kerwin convocou sua equipe sênior para discutir sobre o futuro, a questão era *o que vem a seguir?* O que eles deveriam fazer para maximizar a efetividade das capacidades de sua organização? "Nós começamos a olhar para uma estratégia e missão mais agressivas e ainda mais direcionadas para fora, que abordassem a saúde de toda a população", diz Kerwin.

Knox lembra que as discussões "começaram com uma folha de papel em branco" e uma pergunta: "Aqui é onde estamos e aqui é para onde o mundo está indo – o que nós queremos perseguir no futuro?" Em 2.009, diz Knox, estava claro que o futuro pertencia às organizações prestadoras capazes de manejar efetivamente a saúde da população. Assim, a liderança do Bellin olhou para o futuro e vislumbrou seguir rumo a um engajamento muito mais robusto da comunidade, via assistência primária, para administrar a saúde da população de Greater Green Bay. Suas discussões os levaram a uma nova visão e à declaração de uma nova missão. A declaração da missão atual do Bellin diz:

> O Bellin Health é uma organização comunitária sem fins lucrativos, responsável pela saúde física e emocional das pessoas que vivem no nordeste de Wisconsin e no alto da península de Michigan.

> Diretamente, e em parceria com as comunidades, empregadores, escolas e oficiais do governo, nós orientamos os indivíduos e seus familiares em sua jornada ao longo da vida, rumo a uma condição de saúde ideal. Nós estamos comprometidos com o fornecimento de soluções de saúde total custo-efetivas, confiáveis e seguras, com respeito e compaixão. O nosso trabalho inovador influenciará a prestação de assistência médica em nossa região, bem como no mundo inteiro.

A declaração da visão do Bellin afirma: "As pessoas que vivem em nossa região serão as mais sadias do país."

O Bellin Health continuaria fazendo aquilo que tem feito em várias áreas. Nada que estivesse funcionando seria interrompido. Entretanto, a organização começaria uma jornada rumo ao manejo da saúde da população como nunca fora feito antes, com o *Triple Aim* embutido em sua missão.

Quando o programa *Triple Aim* original do IHI foi iniciado, em 2.007, o Bellin Health se uniu a ele para agir segundo a crença dos líderes de que o trabalho realizado pelo Bellin por vários anos tinha enfocado (sem nenhuma indicação disso) o *Triple Aim*. E certamente o *Business Health Solutions* era um exemplo de conquista de uma experiência aprimorada do paciente, de uma condição de saúde melhor da população e de custos menores. Contudo, ampliar os esforços para abranger toda a população regional de 600 mil pessoas era outra coisa, e até 2.009 o Bellin não tinha estado em posição para assumir uma meta tão ambiciosa. Knox fala sobre o Bellin ter tido que "conquistar o direito de inovar" por meio da organização dos elementos fundamentais, elementos estes que facilitariam o aprimoramento da experiência do paciente (incluindo a qualidade da assistência), melhorando a saúde da população e abaixando os custos. "Se você não tem uma plataforma estável nem um sistema de produção, a sua habilidade de assumir e inovar é minimizada", diz ele. "Então, quando olhamos para a assistência primária, estamos vendo se você pode sair e vender o nosso modelo de saúde total, se nós não padronizamos o acesso aberto ao longo do sistema."

Essencial ao sucesso do modelo de assistência médica é um sistema de produção confiável, diz Knox, que define esse sistema como sendo os recursos, avaliações, processos e conhecimentos requeridos para proteger produto ou serviço. "Se nós não estivéssemos fazendo o manejo de doenças de modo eficiente em nosso sistema de produção central, a nossa habilidade de assumir isso com confiança e oferecer isso em um ambiente diferente seria mínima", diz ele. "Então, eu acho que o conceito por trás do delineamento do sistema de produção é (que) você precisa conseguir um sistema de produção central estável. Você é eficiente com isso. Isso lhe permite estender e expandir os limites do sistema de produção, ofertar novos itens, inovar ao longo disso de forma bastante rápida."

A menos que o sistema de produção junto ao Bellin seja consistente e confiável, muito pouco do que os líderes tentarem fazer terá êxito, diz Knox. "Se nós estivéssemos em nosso antigo mundo e toda clínica fizesse as coisas de modo diferente – se o chassi ou a plataforma fossem diferentes em 35 clínicas isoladas e nós aparecêssemos com uma grande ideia que acreditássemos que iria impulsionar a assistência primaria, e tentássemos implementar isso nos 35 pontos que faziam as coisas diferentemente, nós administraríamos 35 mudanças muito distintas. A perspectiva de ser bem-sucedido com isso seria próxima de zero."

Participar da iniciativa *Triple Aim* do IHI deu ao Bellin três dimensões claras de enfoque para o seu trabalho. "Aquilo nos mudou", diz Knox. "Mudou o modo como nós pensávamos sobre medidas e sobre ser capaz de medir dentro dos 3 três elementos do *Triple Aim*". Influenciou o modo como Kerwin, Knox e outros líderes pensavam acerca do que estavam tentando realizar dentro de um contexto mais amplo. Com o engajamento no trabalho do Triplo Objetivo do IHI, o Bellin se esforçou para aprender com muitas organizações diferentes do mundo todo, onde trabalhos estimulantes estavam sendo conduzidos em torno da saúde da população e dos verdadeiros determinantes de saúde – e não apenas estritamente junto ao sistema de assistência médica.

"Ficamos impressionados com o trabalho conduzido pelas outras organizações com populações (organizações) para as quais você pensaria que esse conceito não tinha significado", diz Knox. "O CareOregon, em Portland, é uma HMO voltada para a população do Medicaid. O trabalho que eles estavam conduzindo com a população do Medicaid e o trabalho que eles estavam fazendo com uma HMO, levando a teoria do *Triple Aim* para junto das organizações prestadoras de todos os tipos de diferentes propriedades e tamanhos –, nós estávamos maravilhados com aquilo." Os líderes do Bellin também foram golpeados pelas organizações prestadoras que lidavam com populações bastante difíceis nas áreas mais pobres da cidade de Nova York, bem como com o trabalho realizado no centro de Cincinnati pelo Cincinnati Children's Hospital. Ouvir as histórias de sucesso que ocorreram em locais com demografia desafiadora deu aos membros da equipe do Bellin a confiança de que eles também poderiam se esforçar e trabalhar com algumas das populações mais difíceis de sua região. "Foi totalmente motivador para nós e nos deu uma confiança incrível para continuar nosso trabalho e disseminá-lo em toda a nossa população", diz Knox.

Um mergulho profundo nos determinantes de saúde

Em 2.011, diz Knox, o *Triple Aim* estava "embutido em nossa psique e em nossas ações".

Existem muitos determinantes de saúde que não podem ser modificados por uma organização como o Bellin: hereditariedade, gênero, estado profissional ou civil, renda e nível de instrução. Entretanto, havia inúmeros outros que uma organização que abordasse efetivamente o *Triple Aim* poderia influenciar, se estabelecesse parcerias com diversas organizações sociais e comunitárias na prestação de assistência primária efetiva. Estes incluíam determinantes poderosos como os hábitos pessoais, incluindo exercício, nutrição e consumo de álcool, cigarro e drogas.

As equipes do Bellin já trabalhavam com empregadores para influenciar o máximo desses determinantes que afetavam os funcionários, mas ainda havia um grande número de pessoas em suas áreas (por exemplo, desempregados) que estavam fora do alcance. Assim, eles empreenderam esforços intensivos com as escolas de Green Bay para alcançar as crianças e seus familiares. Eles iniciaram ações junto aos seniores e outra população-alvo do Medicaid.

Entretanto, é possível que a iniciativa com os empregadores seja, pelo menos até agora, o trabalho de maior influência sobre os determinantes-chave de saúde. A perspectiva de Knox é a de que o engajamento com funcionários no local de trabalho tem potencial de alcançar 80% dos determinantes de saúde na população de funcionários. E, se as companhias estiverem dispostas a se engajar na comunidade – em questões mais amplas relacionadas com o meio ambiente, emprego, disponibilidade de alimentos frescos, por exemplo –, provavelmente seria possível alcançar determinantes ambientais ou econômicos também. "Depende da companhia", diz ele, "e de como eles querem se envolver ou não, bem como de algumas questões mais amplas que estão conduzindo a saúde."

O Bellin adotou o trabalho do *Triple Aim* com paixão. Os líderes do Bellin conhecem sua população em detalhes e identificaram os fatores determinantes essenciais para a melhora da saúde. "Nós pesquisamos sobre aquilo que existe, pelo menos nos Estados Unidos, em termos de estratégias de empregador e trabalho, reunimos todas as informações e as aplicamos a nossa própria população, em um modelo abrangente", diz Knox. "Nós vemos exemplos de trabalhos muito bons, mas em certo sentido trabalhos fragmentados, e eu acho que temos tentado com algum sucesso reunir uma abordagem abrangente voltada para a saúde da população."

É essa abordagem abrangente, insiste Knox, que mantém o aspecto do custo do *Triple Aim*:

> É possível conseguir custos baixos com seu plano de saúde apenas transferindo uma grande parte do custo para os funcionários, sem lidar com os fatores causais geralmente relacionados ao estilo de vida e ao comportamento, e com as pessoas fazendo mudanças significativas. Quando eu disse que nós investimos recursos, nós investimos em assistência primária, em técnicos de saúde, centros de condicionamento, nutricionistas. Nós investimos nos recursos existentes para ajudar e dar suporte às pessoas, com esperança de que grande parte do ganho que estamos vendo seja devida ao fato de estarmos lidando fundamentalmente com as causas-raiz.

O Bellin também está explorando colaborações adicionais para alcançar os determinantes de saúde da população por meio do trabalho com vários departamentos do governo, incluindo os departamentos de saúde locais e, para enfocar a segurança pública, os departamentos de polícia. Esse trabalho está alcançando os grupos ambientais e atuando em questões nutricionais, ao lado de mercearias e restaurantes. Como exemplo, Van Straten cita o *NuVal Nutritional Scoring System*, que classifica o alimento em uma escala de 0 a 100, em que os alimentos mais saudáveis marcam pontuações maiores. O NuVal, por exemplo, classifica a vagem cozida com 100 pontos e o Famous Amos Chocolate Chip Cookies com 10 pontos. A ideia é capacitar os consumidores a comparar alimentos em termos nutricionais com a mesma rapidez e facilidade com que comparam seus preços. Em seu *website*, o NuVal descreve seu sistema de indicadores como um sistema que considera "mais de 30 nutrientes e fatores de nutrição – os bons (proteína, cálcio, vitaminas) e os não tão bons (açúcar, sódio, colesterol). E, em seguida, tudo é reduzido a um número simples e fácil de usar... em que você pode confiar para tomar as melhores decisões acerca de nutrição em questão de segundos".

"Esse sistema", diz van Straten, "está influenciando as compras locais e exercendo impacto sobre o processo de produção de alimentos para torná-los mais saudáveis...As pessoas irão comentar sobre esse sistema de indicadores e sobre como é fácil usá-lo, e não vão querer sentar lá e contar as calorias nem calcular os carboidratos. Isso é ótimo, se você pensar na nossa população de indivíduos com condição de saúde crônica, população que recebe assistência crônica, (como os) diabéticos, e no quanto esse sistema é simples para eles."

Avançando com seu trabalho, o Bellin tem ultrapassado seus competidores nos últimos anos. Entretanto, esses competidores logo perceberam aquilo que o Bellin estava fazendo e começaram a seguir seus passos, padronizando sua assistência e os programas de acordo, em grande parte, com aquilo que o Bellin está fazendo. Isso contribui para um ambiente mais competitivo e, na verdade, beneficia a comunidade como um todo. Quando um sistema de saúde está seguindo nessa direção, o seu poder é real. Quando todos os sistemas de saúde estão fazendo isso, todavia, pode ser uma ordem de magnitude mais poderoso e mais influenciador sobre a saúde geral da comunidade. Se essa ideia se espalha, eles podem fazer uma diferença marcante na assistência médica nos Estados Unidos.

Pontos-chave para fazer este trabalho

- ⊙ **Uma população definida.** Definir e identificar claramente a população específica que você quer abordar.

- ⊙ **Um projeto bem-planejado.** Empregar uma estrutura abrangente, como o modelo de saúde total.

  Avaliar a posição de liderança em saúde e bem-estar para a população. (É uma estratégia essencial? É discutida regularmente? As medidas estão implantadas?)

  Avaliar a cultura de saúde e bem-estar da população.

  Conduzir uma análise aprofundada da população, a fim de obter conhecimento para aprimoramento.

  Definir os recursos e serviços essenciais disponíveis para a população, que dão suporte à saúde e ao bem-estar, além de promoverem mudança de estilo de vida e comportamento.

  Definir e acessar a produtividade da população e desenvolver intervenções.

  Definir um sistema de navegação apropriado para a população, para facilitar o acesso à assistência certa e na hora certa, pelo menor custo.

- ⊙ **Uma abordagem confiável para planejar a execução.** Desenvolver uma abordagem estruturada e disciplinada para executar o projeto ou modelo para a população definida.

  Definir claramente os objetivos.

  Definir claramente as medidas.

  Usar um modelo de aprimoramento do sistema como um todo.

Metodologia e Prática do Cuidado Centralizado no Paciente e na Família

Melhorando a experiência do paciente e os resultados clínicos

6

Na população norte-americana em processo de envelhecimento, porém ainda ativa, os procedimentos de substituição articular total se tornaram um dos principais gastos do Medicare. Em 2.010, nos Estados Unidos, foram realizadas 900 mil substituições articulares totais – 600 mil de joelho e 300 mil de quadril – a um custo de US$4,8 bilhões. O número de pacientes necessitando desse tipo de substituição está se aproximando daquilo que o Dr. Antony DiGioia chama de níveis "epidêmicos", e a expectativa é de que a demanda sofra um aumento exponencial no decorrer dos próximos anos. DiGioia é pioneiro no desenvolvimento de novas tecnologias para esse tipo de cirurgia. Em sua prática, em Pittsburgh (EUA), ele realiza centenas desses procedimentos a cada ano. Mais do que isso, porém, DiGioia é um inovador que criou uma nova abordagem de tratamento de pacientes, não só em ortopedia como também em muitas outras experiências de assistência.

Nesse capítulo, em vez de escrever sobre uma instituição ampla, nós enfocamos o trabalho realizado por um indivíduo e sua equipe. A essência do trabalho de DiGioia é sua determinação para resolver um dos problemas mais difíceis e opressores da assistência médica na atualidade: a falta de centralização no paciente.

Conforme descrevemos nos outros capítulos, a publicação de 2.001 do relatório do Institute of Medicine (IOM), *Crossing the Quality Chasm: A New Health System for the 21st Century*, listou notavelmente os seis elementos definidores da assistência de qualidade: segura, efetiva, centralizada no paciente, oportuna, eficiente e equitativa. DiGioia acredita que, quando a assistência médica enfoca intensivamente o elemento da centralização no paciente, os demais elementos vêm naturalmente em seguida. Ele criou uma metodologia a que chamou *Patient and Family Centered Care (PFCC) Methodology and Practice* (Prática e metodologia da assistência centralizada no paciente e na família), destinada a remediar a falta de centralização no paciente.

A *PFCC Methodology and Practice* é fundamentada na crença de que há capacidade mais do que suficiente no sistema do modo como ele é; de que não há necessidade de quaisquer recursos ou gastos adicionais. O método depende não de novos recursos e sim do reenfoque dos recursos existentes. DiGioia afirma que o trabalho conduzido até então – após 6 anos da implementação em mais de 33 áreas de assistência – prova que permite aos prestadores fazer mais com menos. Usando o *PFCC Methodology and Practice*, diz ele, "podemos alcançar o *Triple Aim*".

Os dados de 2.010 listados a seguir, que são de pacientes submetidos a procedimentos de substituição de quadril ou joelho, ilustram os resultados impressionantes alcançados com essa metodologia (dados nacionais da Agency for Healthcare Research and Quality):

- A duração média da internação nas instalações de DiGioia em casos de substituição de joelho total era de 2,9 dias, *versus* a média nacional de 3,8 dias.

- Em casos de substituição de quadril, a duração média da internação era de 2,5 dias, contra a média nacional de 4,9 dias.

- Entre os pacientes de DiGioia, incríveis 92% foram liberados diretamente do hospital para casa, enquanto a média nacional era de 23-29%.

- Entre os pacientes de DiGioia, 99% relataram que a dor não era impedimento para a fisioterapia, incluindo a fisioterapia no dia da cirurgia.

- As médias dos indicadores de satisfação (medidos em termos de pacientes que "recomendariam para familiares e/ou amigos) de Press Ganey e HCAHPS (*Hospital Consumer Assessment of Healthcare Providers and Systems*) alcançados por DiGioia estavam no 99º percentil, no nível nacional.

O trabalho de DiGioia indica que um foco inflexível nos pacientes e seus pacientes fornece resultados impressionantes em todos os três aspectos do *Triple Aim*. Quando se enfoca o custo da métrica da assistência isoladamente, fica claro que a abordagem de *PFCC Methodology and Practice* – ao cortar quase pela metade as internações hospitalares – exerce impacto profundo.

Unindo engenheiros e cirurgiões

O interesse de Tony DiGioia na mecânica do corpo humano era bastante pessoal no fim da década de 1.970, quando era jogador de ponta ofensivo do time de futebol da Carnegie Mellon University e sofreu uma lesão no joelho que o impediu de jogar nas finais da temporada, nos tempos de calouro. Felizmente, a tensão no ligamento colateral medial (LCM) não precisou de cirurgia, e, com o passar do tempo e a reabilitação, ele voltou à ação no ano seguinte. Naquela época, DiGioia não tinha noção de que viria a se tornar um dos principais especialistas da nação na articulação que tinha machucado. Isso teria parecido particularmente improvável devido a sua paixão por engenharia civil, sua formação principal.

Ele era o mais velho de oito irmãos em uma família de Pittsburgh, e queria seguir os passos do pai, PhD em engenharia civil. Na Carnegie Mellon, DiGioia se dedicou à precisão do ambiente da engenharia. Depois da graduação, ele entrou em um programa de mestrado da Carnegie, na área de engenharia biomédica, e trabalhou em um laboratório de biomecânica ortopédica fazendo análise estrutural de articulações. "No computador, era possível ver como uma substituição articular reagiria sob determinadas condições, antes mesmo de o dispositivo ser usado em um paciente real", diz ele.

Como estudante de graduação, ele teve a felicidade de ser supervisionado pelo Dr. Albert Ferguson, um respeitado cirurgião ortopedista. Já na década de 1.970 e início da década de 1.980, Ferguson sabia da importância de trazer outras disciplinas – especialmente a engenharia

– para resolver problemas em medicina. DiGioia colaborou com residentes e outros médicos nos desafios de engenharia na ortopedia. Não demorou muito, DiGioia adquiriu o hábito de participar dos grandes círculos de residentes, e Ferguson o incentivou a considerar uma carreira em medicina. Perseguindo essa ideia, DiGioia se inscreveu e foi admitido na Harvard Medical School, seguindo para Boston, levando consigo o conselho de Ferguson para sempre procurar "fazer a ponte entre cirurgiões e engenheiros".

Após um estágio em cirurgia geral e uma residência em cirurgia ortopédica no University of Pittsburgh Medical Center (UPMC), ele voltou a Boston por causa de uma bolsa de estudos em cirurgia reconstrutiva de adultos, no Massachusetts General Hospital, onde enfocou amplamente as substituições de quadril e joelho. Depois de concluir seu treinamento, em 1.992, DiGioia voltou para Pittsburgh e entrou para a prática ortopédica do Shadyside Hospital, que posteriormente se tornou parte do sistema UPMC. Ao mesmo tempo, ele fez algo altamente inusitado para um jovem cirurgião: iniciou um laboratório de pesquisas onde reuniu uma equipe multidisciplinar, composta por engenheiros e especialistas em computação da Carnegie Mellon, com o objetivo de desenvolver a ciência de cirurgia ortopédica.

Inicialmente, DiGioia e sua equipe científica enfocaram as simulações de computador da substituição articular, como uma forma de planejar a cirurgia. Naquele tempo, a ciência da robótica estava se desenvolvendo rápido, e a Carnegie Mellon era um dos líderes nessa área. DiGioia e sua equipe por fim combinaram a robótica com ferramentas cirúrgicas assistidas por computador. Para fazer seu trabalho se desenvolver, eles foram um dos primeiros a receber apoio financeiro da National Science Foundation, na área de robótica médica. DiGioia e sua equipe imaginavam um modo de usar a robótica como ferramenta de navegação, criando aquilo que DiGioia descreve como "um sistema GPS para cirurgiões". A ideia se mostrou inovadora. A robótica aliada às ferramentas assistidas por computador permitia um alinhamento mais preciso dos implantes. "Um alinhamento melhor significa-ca menos problemas com desgastes ou deslocamentos", diz DiGioia. "Conseguir reproduzir a técnica com tal precisão implicava resultados consistentemente melhores para todos os pacientes. Isso diminuía a variação e estreitava a melhor prática."

Ajudando a liderar

DiGioia era jovem, inteligente e diferente. Ele queria construir uma prática ortopédica de sucesso, mas também queria pesquisar e inovar. Isso era incomum e não costumava ser bem recebido pelos outros médicos da prática. Apenas um ano depois, DiGioia decidiu iniciar uma prática sozinho. "A melhor situação para mim é quando estou ajudando a liderar um caminho", diz ele. "Quando estou em uma situação em que não tenho a oportunidade de liderar o caminho nem de exercer impacto na prática clínica, não me sinto muito estimulado. Tornou-se claro que, para continuar a ser capaz de fazer as coisas de que eu gosto e que quero fazer, e que onde sinto que reside a minha força, teria que começar a minha própria prática do zero. E foi isso que eu fiz."

Na prática isolada, ele trabalhou com outros na organização de uma conferência sobre cirurgia ortopédica assistida por computador. Eles apelidaram a conferência de CAOS e, subsequentemente, formaram uma organização chamada CAOS-International (The International Society for Computer Assisted Orthopaedic Surgery). As conferências CAOS tiveram início em 1.995, com uma sessão realizada em Pittsburgh e outra na Suíça, e DiGioia continuou a dirigi-las por mais uma década. Os encontros eram uma oportunidade para reunir cirurgiões, engenheiros e outros cientistas que estavam na vanguarda da cirurgia assistida por computador.

No início da década de 2.000, sua prática crescia de forma estável, e não demorou muito para mais cirurgiões começarem a trabalhar em seu centro de tratamento articular, no Western Pennsylvania Hospital, no West Penn Allegheny Health System, o primeiro centro de tratamento dirigido do oeste da Pennsylvania destinado a pacientes que precisavam de substituição de quadril e de joelho.

Tão central a sua vida profissional quanto a tecnologia sempre fora, entretanto, ele estava prestes a aprender algo que lhe abriria a mente para as possibilidades de aprimoramento, de um modo como nenhuma tecnologia jamais o fizera.

Enfocando toda a experiência da assistência

No início dos anos 2.000, DiGioia percebeu que, para todo o seu enfoque em tecnologia, os locais com os resultados melhores e mais reproduzíveis "eram aqueles que olhavam para a toda a experiência da assistência e não só para a cirurgia. Qual é a melhor forma de preparar um paciente para a cirurgia? Qual é a forma mais efetiva de realizar exames pré-operatórios? E quando? Qual tipo de regime de anestesia funciona melhor? Qual é a forma mais efetiva de controlar a dor? Qual é a reabilitação mais rápida e mais bem-sucedida? Como você tem acesso aos fisioterapeutas, todos, na mesma página? Como você acompanha o paciente?"

Com o passar do tempo, ele refletiu sobre essas e outras questões, e percebeu que até então jamais estivera tão clara a necessidade de enfocar toda a experiência do paciente. Quanto mais ele pensava sobre isso, mais claro se tornava. Com essa clareza, veio-lhe a crença de que também era essencial incluir os familiares do paciente em cada etapa do processo, porque ele conseguia ver que os membros da família exerciam um enorme papel na vida do paciente – antes, durante e após o tratamento.

DiGioia sempre se orgulhara da colaboração interdisciplinar, e, agora, ele percebia que tinha estado trabalhando em "um silo de cirurgia ortopédica assistida por computador". Ele era bastante inovador no lado da tecnologia, mas agora podia ver que era bastante tradicional do outro lado. Assim como a maioria dos cirurgiões, ele via o processo cirúrgico por um prisma estreito, visualizando a própria operação real como o evento, com todo o resto sendo auxiliar. Entretanto, ele agora via isso de modo diferente – que a reabilitação, por exemplo, era tão importante para um resultado de qualidade quanto uma técnica cirúrgica precisa, e que o controle da dor era essencial a uma reabilitação efetiva.

Alguns cirurgiões, talvez muitos, repudiavam as partes do processo – os demais elementos além da cirurgia em si – considerando-as periféricas e preferindo enfocar uma abordagem em que a habilidade do cirurgião ou o *design* do implante superava tudo.

"Você tinha que olhar toda a experiência do paciente", diz Di-Gioia. "Tradicionalmente, quando se é um cirurgião, enfoca-se muito, muito a cirurgia que é realizada. Nós constatamos que, sim, a técnica é importante, mas na maioria dos casos aquilo que exerce maior impacto sobre os resultados é outra coisa." DiGioia viu que uma abordagem mais ampla era mais efetiva. Melhorar "a experiência do paciente ou o fluxo ao longo do sistema inteiro e um ciclo completo de assistência melhoraram os resultados mais do que qualquer tecnologia isolada, e isso foi observado em um número maior de pacientes".

DiGioia "saiu daquele silo" e embarcou avidamente na demolição de outros silos que estavam impedindo o desenvolvimento completo das equipes de assistência. "Havia pessoas fazendo maravilhas com o processo. Um grupo estava fazendo um programa de reabilitação rápida exclusivo. Outro tinha desenvolvido técnicas de controle da dor bastante progressivas. Outro ainda estava fazendo técnicas de anestesia espinal exclusivas, enquanto outro tinha novas técnicas cirúrgicas. Havia todas essas ilhas. Todavia, pouquíssimos tinham juntado tudo." DiGioia foi juntar tudo isso com um sentido de rejuvenescimento. Ele é uma esponja intelectual, que se considera um "integrador"; alguém que coleta informação e ideias de outros e as coloca em posição de solucionar dificuldades clínicas, como os procedimentos e planejamento pré-operatórios, controle da dor, anestesia, reabilitação – cada etapa no processo de assistência ao longo de um ciclo inteiro de assistência.

Ao se referir ao "processo" e à "experiência do paciente", DiGioia queria dizer tudo que estivesse além da cirurgia em si, e que tudo isso tinha que ser mapeado. Tradicionalmente, a visão em voga na ortopedia tem sido a de que existe um processo pré-operatório, seguido da cirurgia e então de um processo pós-operatório – com todos vistos como peças separadas. Entretanto, "da perspectiva do paciente e de seus familiares, trata-se de uma experiência unificada e não se pode separar as partes", diz DiGioia. "Se você realmente quer maximizar resultados, qualidade, segurança e até eficiências, tem que olhar todos os componentes no processo de prestação de assistência."

Em agosto de 2.006, DiGioia definiu por escrito, em sua própria forma de descrever, o problema que buscava resolver: "A abordagem operacional tradicional nos hospitais americanos está quebrada e não pode ser consertada apenas trabalhando mais intensamente e mais rápido. Os problemas estruturais fundamentais do(s) sistema(s) atual(is) supercompartimentalizam, superespecializam e se apoiam apenas em uma única abordagem operacional para todos os pacientes. A maioria dos hospitais centraliza as operações no atendimento das necessidades dos departamentos e disciplinas, e não nos pacientes."

A solução dele foi examinar todos os processos, a partir da perspectiva do paciente. DiGioia tinha bastante consciência de que a assistência centralizada no paciente tinha sido assunto da literatura por alguns anos, que o IOM tinha promovido a importância da assistência centralizada no paciente e a incluíra como um dos seis elementos de qualidade, e que ele certamente não estava sozinho nesse pensamento. Números crescentes de acadêmicos reconheciam o valor da assistência centralizada no paciente. Exemplificando, Guterman *et al.* (2.011) escreveram em um relatório do Commonwealth Fund que, "nos Estados Unidos, nós temos evidência de que a reorganização da assistência em torno do paciente, com equipes que sejam responsáveis umas pelas outras e pelos pacientes, bem como sustentadas por sistemas de informação que orientem e conduzam ao aprimoramento, tem o potencial de eliminar o desperdício, diminuir os erros médicos e melhorar os resultados – a um custo total menor".

Uma descrição de conduta feita pelo IHI sobre a experiência do paciente relata:

De acordo com pesquisas recentes, a experiência do paciente é uma das três prioridades principais dos líderes de hospitais para os próximos três anos. É nitidamente o momento de reenfocar a pessoa no centro da assistência. Muitas organizações lutam para entender o significado real da assistência centralizada no paciente, e também aquilo com que realmente se parece. Todos exercem algum papel na jornada do paciente: desde o atendente na chegada ao estacionamento até o CEO e a equipe clínica, incluindo os serviços ambientais e a recepcionista de *check-out*. Os hospitais bem-sucedidos proporcionam uma experiência excepcional ao paciente. As organizações cuja cultura enfoca os pacientes são recompensadas com maior qualidade e eficiência clínica, um ambiente mais seguro para o paciente, maior engajamento dos funcionários e resultados financeiros melhores.

Ao colocar a ênfase na experiência do paciente com a assistência – incluindo respeito, parceria, tomada de decisão compartilhada, transições bem coordenadas e eficiência –, os hospitais enxergam as melhoras em seus dados de levantamento de satisfação do paciente e no HCAHPS. Como os indicadores de HCAHPS são disponibilizados publicamente, os hospitais que alcançam pontuações altas nesses indicadores podem atrair mais pacientes, prestadores e pagadores.

Quanto mais DiGioia pensava sobre essa abordagem holística, mais firmemente a incorporava em sua prática. "Toda indústria deve ouvir o usuário final", diz ele. "Nenhuma indústria sobrevivente falhou em enfocar o usuário final. E nós não fazemos isso na assistência médica. A indústria não pode sobreviver seguindo o modelo atual, se nós seguirmos um caminho em que não ouvimos o usuário final nem o engajamos no delineamento de novas abordagens. É impossível se enganar colocando o foco nos pacientes e em seus familiares. Simplesmente não tem como."

Vendo algo diferente nos pacientes de DiGioia

Notavelmente, antes mesmo de começar a se concentrar formalmente na assistência centralizada no paciente, DiGioia espontaneamente já prestava mais atenção no bem-estar dos pacientes, em comparação a muitos outros médicos. Gigi Conti Crowley, por exemplo, conseguia ver que existia alguma coisa diferente no modo como DiGioia lidava com seus pacientes. Como enfermeira no Shadyside Hospital, Crowley teve oportunidade de observar a forma como muitos cirurgiões lidavam com os pacientes. Com o tempo, ela notou que os pacientes de DiGioia vinham para a cirurgia preparados e bem-informados acerca do curso do tratamento; que eles tinham conhecimento sobre a administração de medicação para dor e sobre o processo de reabilitação, bem como sobre todos os outros detalhes envolvidos em seus tratamentos. Ela podia ver que os pacientes dele estavam claramente mais bem preparados do que os pacientes dos outros cirurgiões. Ela também percebeu que, quando os pacientes de DiGioia recebiam alta, eles deixavam o hospital com uma ideia clara sobre como seria a jornada daquele momento em diante – medicações, reabilitação, visitas de seguimento e mais. Muitas vezes, ela constatou que os pacientes dos outros médicos estavam confusos e indecisos. Alguns ficavam surpresos quando ela lhes dizia que eles voltariam para casa no mesmo dia. "Eu percebia e pensava nos pacientes dele", diz ela. "Por que eles são tão preparados? Todos estavam na mesma página."

Posteriormente, ele teve que comunicar sua atenção à equipe inteira. "Tony percebeu que um cirurgião é apenas uma parte do todo da experiência", diz Leslie Davis, presidente do Magee-Womens Hospital do UPMC. "Ele não tenta ser mais do que uma peça. Existem numerosas práticas em que o médico realmente está bem-intencionado – 'se você sentir qualquer dor, telefone para mim e eu irei cuidar disso'. Mas, então, quando o paciente telefona, o médico está esquiando no Colorado. Tony percebeu que ele é uma peça da equipe e que tem que ter uma equipe, bem como tem que educar o paciente sobre a serventia de seu papel. Todos os membros da equipe sabem quais são seus próprios papéis. Eles podem ajudar o paciente, e não se trata de somente 'Vamos seguir os passos do Dr. DiGioia'".

Delineando uma nova abordagem

Por volta de 2.005, ficou claro para DiGioia que, gradualmente, ele e sua equipe tinham renovado o processo em torno da cirurgia e que o método recém-desenvolvido – projetado a partir do ponto de vista do paciente e de seus familiares – era mais efetivo do que a abordagem tradicional. Ele descreveu isso como uma "abordagem de baixa tecnologia baseada em sistemas" para promoção do aprimoramento – "o redelineamento das experiências do paciente, de modo que os recursos e o pessoal sejam organizados em torno dos pacientes, em vez de ao redor dos departamentos e profissionais especializados do hospital, e ao longo de todo o ciclo de assistência".

DiGioia passou a chamar esse novo método de *Patient and Family Centered Care (PFCC) Methodology and Practice*. Essa abordagem abrangia muitos aspectos, incluindo um preparo melhor dos pacientes e de seus familiares antes da cirurgia. Isso implica que os pacientes conheçam totalmente as alternativas à cirurgia, se essas opções existirem; implica que os pacientes que não tiverem outra escolha real além da cirurgia saibam de todo o processo e de seu papel ativo nele; implica os pacientes selecionados e trabalhando lado a lado com um orientador – o cônjuge, outro familiar ou um amigo – que o auxiliaria ao longo de todo o processo. Isso significava técnicas de anestesia melhores, um controle da dor mais inovador e efetivo e uma reabilitação rápida. Significava se engajar com os fisioterapeutas desde o início, para entender o desenrolar do curso de FT adiante. Significava o uso de equipes focadas na assistência, as quais DiGioia definiu como "profissionais de assistência médica que trabalham juntos e se especializam nessas áreas ao longo de um ciclo completo de assistência médica" – com igual ênfase no trabalho em equipe e na especialização. As equipes tipicamente incluem médicos, enfermeiros e assistentes médicos, mas também podem ir muito além dos membros de equipe clínica usuais e incluir qualquer pessoa que toque o paciente a qualquer momento no decorrer de sua experiência de assistência.

Um exemplo das mudanças trazidas pela nova abordagem envolve os exames pré-cirúrgicos. Antes do início da abordagem PFCC, os pacientes estavam sujeitos à abordagem hospitalar tradicional de preparação antes da cirurgia. Eles eram transferidos de um departamento a outro para realizar vários exames, como exames de sangue, radiografias de tórax, ECGs e outros. Isso poderia demorar horas e requeria agendamento e coordenação de horários, o que, por sua vez, deveria ser providenciado pelo próprio paciente.

A abordagem PFCC estabeleceu uma abordagem do tipo *one-stop-shop* (centro multisserviços) para esses requerimentos, estabelecendo um centro dedicado apenas aos pacientes de substituição de articulação. "Em vez de enviar os pacientes a vários departamentos para a realização de exames, nós trouxemos os exames até eles", diz DiGioia. Os pacientes e seus orientadores seguiam para a clínica, para uma reunião enfocada e com duração de 60-90 minutos, durante a qual recebiam todos os exames requeridos, bem como educação abrangente e direcionada.

A *Patient and Family Centered Care Methodology and Practice* incorporava a crença de DiGioia de que a inovação tinha acontecido quando da colaboração de pessoas de diferentes disciplinas. "Um dos princípios básicos da metodologia PFCC é o de que nós reunimos pessoas que trabalham entre as paredes do mesmo estabelecimento, mas que nunca tinham trabalhado juntas antes", diz ele. "Como nós enfocamos o paciente e seus familiares ao longo de toda a experiência de assistência, é importante trabalhar de mãos dadas com o atendente de estacionamento, com o médico, o nutricionista e o enfermeiro – reunir todos os cuidadores."

DiGioia sabia, por exemplo, o quanto era importante que os pacientes comparecessem em seu primeiro encontro pré-operatório e no dia da cirurgia sentindo-se maximamente focados e desestressados. Quanto mais calmos e focados eles estivessem, mais aprenderiam e mais efetivamente se engajariam. Mesmo assim, DiGioia e sua equipe aprenderam com o *feedback* dos pacientes que a experiência de chegar ao hospital sem saber onde estacionar e sem saber exatamente a entrada para onde ir era um fator que causava estresse antes mesmo de eles entrarem no edifício! Assim, DiGioia e sua equipe revisaram o processo para que os pacientes recebessem instruções precisas sobre onde exatamente estacionar o carro e como exatamente chegar ao consultório. Além disso, DiGioia e os membros de sua equipe engajaram os atendentes do estacionamento reconhecendo que, pelo fato de "tocarem" a experiência do paciente, eles atuavam como cuidadores. Esse foco na habilidade do paciente de estacionar com facilidade é indicativo do grau de seriedade com que a metodologia aborda cada etapa do processo.

"A peça correspondente ao estacionamento é bastante importante", diz DiGioia. "É da natureza humana dar importância às primeiras impressões, e a primeira pessoa que você encontra e com quem lida no hospital muitas vezes é o atendente do estacionamento. É importante porque isso determina o cenário para o restante da experiência." Se um paciente chega e não consegue encontrar uma vaga para estacionar, seu nível de ansiedade e frustração sobe rapidamente. Talvez, o paciente precise percorrer a pé uma distância muito grande – e essas pessoas muitas vezes estão indo ao hospital para realizar substituição de joelho ou quadril! É possível que se atrasem. "Uma grande parte disso tem a ver com minimização da ansiedade", diz DiGioia. "A assistência médica em si é, em 99% do tempo, provocadora de ansiedade – até mesmo no caso de uma consulta simples. O estado mental do paciente afeta os resultados. Isso afeta a fisiologia da experiência da assistência. Não é apenas uma questão de sensibilidade." (E isso afeta também os processos hospitalares. DiGioia observa que, no dia em que a unidade cirúrgica do UPMC Presbyterian Hospital aplicou o método PFCC à experiência de chegada dos pacientes, incluindo o estacionamento, um dos resultados foi uma redução dos atrasos na sala de espera, o que, por sua vez, melhorou a eficiência e a produtividade.) Em uma tentativa de compreender total e exatamente a experiência vivenciada pelos pacientes, DiGioia e os membros de sua equipe se sentaram para conversar, ouvindo as preocupações dos pacientes, suas esperanças e expectativas. Ele também engajou estudantes universitários, estudantes de áreas da saúde e cuidadores para serem a sombra dos pacientes e relatarem com precisão o que lhes acontecia desde a consulta inicial, passando pela internação, reabilitação, até as consultas de seguimento. Seguir os pacientes e seus familiares como uma sombra significa a observação direta e em tempo real dos pacientes e de seus familiares ao longo da movimentação pelas etapas individuais da experiência de assistência. Uma experiência completa de assistência ou segmentos dessa experiência podem ser seguidos como sombra. Aquele que atua como sombra fica encarregado de observar a experiência da assistência com os olhos do paciente e dos seus familiares, registrando tudo que vê. A sombra é capaz de:

⊙ Observar as etapas no processo de assistência à medida que acontecem, inclusive a duração de cada uma.

- Registrar e entender as reações do paciente e de seus familiares ao que acontece em cada etapa.
- Mapear o fluxo da assistência para pacientes e familiares.

O sombreamento solicitado por DiGioia produziu um mapa de fluxo de experiência de assistência abrangente, como ele próprio o chamou, mostrando exatamente aquilo que os pacientes e seus familiares tiveram que enfrentar. Esse quadro preciso do estado atual permitiu, então, que DiGioia e sua equipe identificassem desperdício e ineficiência e renovassem muitos elementos do seu processo. Exemplificando, o sombreamento e o mapeamento de fluxo identificaram os seguintes pontos de contato e cuidadores que comporiam o grupo de trabalho da experiência de assistência:

Pontos de contato	Cuidadores
Contato inicial	Atendente do estacionamento; assistente médico
Consulta	Recepcionista; educador de pré-operatório
Educação e exames pré-operatórios	Assistente médico; enfermeiro de pré-operatório
Cirurgia	Enfermeiro da prática; anestesiologista
Internação	Técnico de radiologia; cirurgião
Alta	Recepcionista de *check-out*; equipe da SC; enfermeiro da UCPO (unidade de cuidados pós-anestésicos); enfermeiro de transporte; ajudante; fisioterapeuta; terapeuta ocupacional

Magee: disseminando o método

Quanto mais usava, testava, aprimorava e media a metodologia, mais DiGioia se convencia de que ela poderia ser disseminada para outras áreas da assistência e não usada apenas na ortopedia. Ele acreditava que essa metodologia poderia ser aplicada a quase qualquer experiência de assistência, bem como a qualquer organização e estabelecimento, de internação ou ambulatório, para alcançar resultados similares, e que isso poderia melhorar os resultados não só de pacientes de ortopedia como também de todos os pacientes.

Entretanto, ele precisava provar que a metodologia funcionava além da ortopedia. Ele tinha que conseguir levar a metodologia a um lugar onde pudesse disseminá-la a dezenas de outras experiências de assistência e ver se funcionava tão bem quanto o esperado. DiGioia esperava fazer isso no West Penn Allegheny Health System, que era sua localização, porém as discussões com os líderes administrativos do hospital não o levaram aonde ele esperava chegar. Ele precisava estar em um lugar que abraçasse a oportunidade. Isso implicaria deixar o Western Pennsylvania Hospital, onde trabalhava há 5 anos, porém a lealdade de DiGioia era muito mais importante do que a metodologia que ele desenvolvera e seu potencial de aprimorar a assistência do que qualquer outra localização clínica.

No verão de 2.005, DiGioia chamou um antigo amigo, que conhecera nos tempos de residência, o Dr. Freddie Fu, chefe do departamento de ortopedia no UPMC. Fu marcou um encontro com DiGioia e também com Elizabeth Concordia, vice-presidente executiva do sistema UPMC, deixando claro o seu desejo de que DiGioia se unisse a eles. Afinal de contas, ele era um cirurgião renomado e bastante ocupado, que traria lucros significativos para o hospital. Contudo, era mais do que isso.

"Eu lhes disse rapidamente que não estava interessado em mudar a minha prática apenas por mudar", diz DiGioia. "Expliquei-lhes que queria desenvolver projetos de demonstração para mostrar como essa metodologia pode ser aplicada a qualquer experiência de assistência e lhes expliquei o processo. Disse: 'É importante para mim ter uma plataforma para testar, desenvolver e disseminar a metodologia da forma mais abrangente e rápida possível.' Liz comprou a ideia na hora." As discussões continuaram entre Concordia e sua equipe, não só sobre como incorporar essa prática mas também como expandir e acelerar a disseminação da metodologia PFCC.

Concordia sugeriu que ele trouxesse sua equipe para o Magee Womens Hospital, um dos 22 hospitais do sistema UPMC. Nas instalações do Magee, havia 280 leitos, e o estabelecimento era historicamente devotado a questões relacionadas com a saúde da mulher, embora tivesse começado a oferecer serviços mais amplos também. Para DiGioia, as vantagens eram numerosas. O lugar não tinha um departamento de ortopedia, e isso significava que ele poderia desenvolver um programa a partir do zero. Havia um andar vazio disponível e também o compromisso de fornecer todo o equipamento e os serviços de que ele precisasse para desenvolver um programa de primeira linha. O mais importante era o comprometimento de Concordia em fazer do novo programa um modelo de demonstração para o sistema.

"As pessoas pensaram que estávamos loucos", diz ele. "Elas diziam 'por que você está se mudando para um hospital de mulheres que nem tem ortopedia?'" Entretanto, DiGioia e sua equipe viram isso como uma grande oportunidade para levar o conceito de assistência centralizada no paciente e na família a um nível adiante. Ele percebeu que, no Magee Hospital, poderia desenvolver uma subespecialidade hospitalar entre as paredes de um hospital já existente – um "hospital dentro de um hospital". Assim, nasceu o Bone and Joint Center no Magee Women's Hospital do UPMC, onde DiGioia atua no novo programa de ortopedia desde 2.006. Dessa vez, outra parte de seus esforços foi fazer o UPMC fundar um centro de inovação para promover a disseminação da *PFCC Methodology and Practice*.

Seis etapas do estado atual para a experiência ideal

A aplicação da *PFCC Methodology and Practice* envolve seis etapas bem simples que foram definidas por DiGioia.

Etapa 1

É a seleção de uma experiência de assistência. DiGioia usa os cuidadores para considerar qual área é a que mais precisa de aprimoramento. Na percepção dos pacientes e de seus familiares, quais áreas precisam de melhoria? Os indicadores HCAHP da instituição revelam que há deficiência em quais áreas? Quais áreas contam com líderes enérgicos – homens e mulheres com senso de urgência para mudança? "Procure sempre pessoas com senso de urgência, porque você lhes dará tudo de que precisarem para fazer a mudança", diz DiGioia.

Determine também se o foco será a experiência de assistência completa ou uma experiência de assistência parcial. "Com a cirurgia ortopédica, por exemplo, você poderia optar por usar o método para melhorar apenas o dia da cirurgia de substituição articular total", diz DiGioia. "Você pode ter como alvo um processo inteiro ou apenas uma parte dele."

Etapa 2

Estabeleça um conselho orientador da experiência de assistência. Os primeiros participantes devem formar uma equipe central de cuidadores determinados a melhorar. Eles se tornarão os campeões do processo de aprimoramento. O campeão administrativo (o vice-presidente da organização, COO ou CEO) trabalha removendo as barreiras administrativas, enquanto o campeão clínico faz o mesmo na parte da clínica. Um coordenador de PFCC atua como chefe de comunicação para e do grupo. O conselho faz reuniões semanais com duração de 30-60 minutos, para conduzir a mudança e estabelecer o estágio da experiência de assistência completa em que o grupo está trabalhando.

Etapa 3

Avaliar o estado atual e desenvolver um senso de urgência para conduzir a mudança. É isso que o Dr. Gary Kaplan, CEO do Virginia Mason Medical Center, gosta de descrever como "drenagem do pântano", para ter uma visão da realidade do estado atual. Existem muitas formas de determinar o estado atual, mas uma é a mais efetiva e envolve a técnica de sombreamento usada por DiGioia para aprimorar a cirurgia ortopédica. "Quando você sombreia uma experiência de assistência duas ou três vezes, é incrível como as mesmas coisas surgem várias e várias vezes", diz ele. "Quando você sombreia e olha tudo através dos olhos do paciente e dos familiares dele, as pessoas se surpreendem porque pensavam que conheciam o estado atual."

Conforme descrito anteriormente, o sombreamento também permite aos cuidadores desenvolver um mapa verdadeiro e preciso de fluxo de experiência de assistência. Desenhar um mapa visual que mostre a experiência revela as lacunas e o desperdício de tempo e movimento, além de revelar oportunidades de aprimoramento.

Outras ferramentas que ajudam a determinar o estado atual são os conselhos consultivos de pacientes e seus familiares, bem como as narrativas. As narrativas dos pacientes e de seus familiares (definidas como qualquer informação que a equipe obtenha do paciente ou de um familiar dele) trazem a voz do paciente diretamente para a equipe. Essas histórias, sejam escritas ou (ainda mais poderosas) capturadas por gravadores de áudio/vídeo, podem complementar os levantamentos ao permitirem que os pacientes expliquem seu modo de pensar e sentir em relação à experiência da assistência, bem como isso poderia ser melhorado (a videoetnografia é discutida no Capítulo 7). O conselho consultivo de pacientes e familiares da ortopedia é composto pelos pacientes, por seus familiares e pelos cuidadores que trabalham como parceiros na projeção conjunta de uma experiência de assistência excepcional. Há ainda outra ferramenta, que consiste nos relatórios HCAHP. Eles ajudam a preencher os detalhes do estado atual, particularmente nas áreas de pontos fracos. Embora todas essas ferramentas para determinação do estado atual tenham valor, DiGioia afirma que "o sombreamento e o mapeamento do fluxo da experiência de assistência são os mais importantes, porque identificam os pontos de contato dos cuidadores, bem como destacam os gargalos e as redundâncias".

Etapa 4

Expandir o conselho orientador da PFCC para o grupo de trabalho em experiência de assistência completa, com base nos pontos de contato do cuidador de sombreamento e mapeamento do fluxo de experiência de assistência. O grupo de trabalho pode variar de uma a duas dezenas de cuidadores envolvidos na experiência de assistência dos pacientes e de seus familiares. Ou, segundo DiGioia, os cuidadores que "de alguma forma tocam o paciente e seus familiares". Na abordagem de *PFCC Methodology and Practice*, os cuidadores são definidos como quaisquer indivíduos que, no contexto de assistência médica, exerçam um trabalho que toca a experiência do paciente ou de seus familiares, incluindo médicos, enfermeiros, terapeutas, técnicos, nutricionistas, agendadores de horários, atendentes de estacionamento, porteiros e também indivíduos que os pacientes e seus familiares nunca veem, como administradores de hospital, funcionários da cadeia de abastecimento, funcionários do registro médico e representantes financeiros.

A filiação a um grupo de trabalho em experiência de assistência completa é determinada pelo mapa de fluxo de experiência de assistência e pelos pontos de contato do cuidador, e é desenhada a partir de uma ampla gama de departamentos, o que ajuda a quebrar os silos. Os cuidadores convidados a participar devem vir de todos os departamentos e de todos os níveis da organização, a fim de alcançar a coordenação ao longo dos silos de assistência tradicionais. DiGioia sugere fortemente que os convites para potenciais membros da equipe no começo decisivo do grupo de trabalho sejam feitos na forma de uma carta formal escrita pelo CEO. Isso engloba tanto a importância como o compromisso com o trabalho desde o topo da organização. Os cuidadores concordam em atuar como membros do grupo de trabalho e fazer reuniões semanais com duração de uma hora cada. Considerando o poder da liderança para efetuar mudanças disruptivas, é essencial que o COO ou o vice-presidente do hospital façam parte do grupo de trabalho e compareçam às reuniões semanais, bem como que o presidente ou CEO do hospital se faça presente participando regularmente dessas reuniões.

Em cada reunião do grupo de trabalho, o *feedback* dos pacientes e de seus familiares orienta os projetos que serão enfocados pelo grupo. Além disso, os líderes de aprimoramento de projeto relatam o estado de seus projetos ativos.

Etapa 5

Criar uma visão compartilhada da experiência de assistência ideal do paciente e de seus familiares narrando por escrito a história ideal. Essa é uma etapa maravilhosa, que permite que todos os membros do grupo de trabalho e todas as equipes de aprimoramento de projeto em experiência de assistência a serem formadas em breve visualizem a perfeição. Durante essa parte do processo, não há limite para aquilo que pode ser imaginado – sem restrição de recursos, tempo ou qualquer outra coisa. O conceito como um todo consiste em conjurar a melhor experiência de assistência possível do paciente e seus familiares, e então compará-la à do estado atual.

Em fevereiro de 2.007, foi formado o grupo de trabalho em experiência de assistência do dia da cirurgia de PFCC do UPMC Presbyterian Hospital. A experiência de assistência foi definida pelo período que vai do momento da consulta até o momento em que o paciente recebe alta da unidade de cirurgia ambulatorial ou da unidade de internação. A Tabela 6.1 contém um exemplo resumido dos resultados de sombreamento do grupo de trabalho (a história real) e segmentos de história ideal escrita pelos membros do grupo de trabalho.

Quando os membros do grupo de trabalho colocam os resultados do sombreamento e a história ideal lado a lado, a pergunta que fazem é como eles poderiam ir de um para outro? Como eles poderiam fazer a mudança que transformaria o estado atual em coisa do passado e o substituiria por aquilo que é ideal para os pacientes e seus familiares?

Etapa 6

Identificar potenciais projetos de aprimoramento, por meio da comparação do estado atual com a experiência ideal do paciente, e conseguir assistência dos pacientes e de seus familiares na priorização desses projetos. Uma vez identificados os projetos, devem ser formadas as equipes de aprimoramento de projeto de metodologia PFCC, que têm reuniões semanais para conseguir que o trabalho seja concluído, empregando as técnicas e ferramentas mencionadas nas etapas 1 a 5. Os aprimoramentos de foco inicialmente são soluções de fácil execução, tecnologia simples e baixo custo para a geração de resultados positivos e entusiasmo para o processo.

Para DiGioia, "A *PFCC Methodology and Practice* é um processo que tem começo e não tem fim. Os cuidadores identificam continuamente as experiências de assistência completas, bem como os segmentos menores que necessitam de aprimoramento, fazem mudanças seguindo essas seis etapas, avaliam as mudanças feitas, fazem aprimoramentos adicionais, avaliam novamente e assim por diante, em um ciclo contínuo de mudanças e medidas".

"O processo de PFCC proporciona conforto ao paciente", diz Gigi Conti Crowley, diretora do programa de ortopedia de DiGioia no Magee. "Eles sabem exatamente o que está acontecendo com eles e quando. Eles se encontram com todas as pessoas com quem terão que lidar ao longo do processo – o enfermeiro, o agendador de horários, o Dr. DiGioia, o fisioterapeuta. 'Eu serei a pessoa que o receberá no dia da cirurgia. Estarei aqui com você e seguiremos exatamente ao longo do processo que acabei de descrever.' E com isso você já terá diminuído a ansiedade deles."

Identificando a base da PFCC

Anthony DiGioia, Pamela K. Greenhouse e Timothy J. Levison (2.007) descreveram uma série de oito etapas que constituem a base da assistência centralizada no paciente e na família: "(1) educação do paciente e de seus familiares; (2) técnicas menos invasivas; (3) anestesia multimodal e técnicas de controle da dor; (4) protocolos de reabilitação rápida; (5) rápido *feedback* de resultados (a partir das perspectivas do paciente e do prestador) resultando em alterações eficientes do programa; (6) criação de um ambiente de aprendizado e cultura; (7) desenvolvimento de senso de comunidade, competição e equipe entre os pacientes e entre pacientes e cuidadores e equipe; e (8) promoção de abordagem de bem-estar (em vez de doença) para recuperação".

Tabela 6.1. Um grupo de trabalho olha a experiência real e cria uma experiência ideal

	Resultados do sombreamento	História ideal
Experiência inicial	Buscador de caminho – sinalização inadequada de direção na garagem e no hospital. Os pacientes estavam estacionando em três garagens de estacionamento separadas, com disponibilização de assistência mínima de manobrista ou para pacientes cadeirantes.	"Eu dirigia seguindo as direções, que também estavam disponíveis no *website* para minha família e meus amigos. Também me ofereceram a opção de ter uma van para me buscar em casa e transportar a mim e meu cônjuge para o hospital."
Experiência pré-operatória	As diretrizes para testes de anestesia para cirurgia eram inconsistentes. Os pacientes estavam inseguros quanto aos testes necessários e ao motivo por terem sido enviados ao departamento de pré-testes. Os materiais de instrução fornecidos aos pacientes no consultório do cirurgião estavam desatualizados.	"O cirurgião explica o motivo da cirurgia, o procedimento, os riscos e benefícios da cirurgia, e por que ela irá ajudar. Ela me forneceu informação impressa, que eu posso levar para casa, ler quantas vezes quiser e conversar com minha família a respeito. Meu médico explica que há muitos materiais desse tipo disponíveis no *website* do UPMC para eu usar a qualquer momento. Tenho em mãos um folheto e um DVD sobre a experiência cirúrgica e o processo de ingesta na cirurgia de um dia, no estabelecimento onde meus procedimentos serão realizados." "Meu dia de exames pré-operatórios segue de forma bastante suave e eficiente. Recebi um itinerário com cada etapa a ser concluída na ordem. Todos me cumprimentam de forma calorosa, chamando-me pelo nome, e me apresentam à próxima pessoa que devo conhecer."

Buscando o *Triple Aim* na Saúde

Transporte	O UPMC Presbyterian está localizado em dois edifícios separados conectados por uma ponte cujo comprimento tem cerca de 400 m. A calçada estava congestionada, sem passagem demarcada para o transporte de pacientes. A maioria dos pacientes estava sendo transportada de maca, tivesse isso sido ou não solicitado. Havia um equipamento de manipulação de transporte, enquanto a maca era empurrada.	"A minha cirurgia será no mesmo edifício em que fica a sala de descanso familiar. Não terei que ser transportada em cima de pontes ou túneis, e meu marido não terá que caminhar entre os prédios."
Descanso da família	A sala de espera estava fora de moda, fria e com assentos desconfortáveis. A comunicação entre cuidadores e familiares poderia ser melhorada. Os *pagers* eram pouco confiáveis, e geralmente o ambiente era barulhento. O atendente da sala gritava números de *pager* e os sobrenomes para atualizar os pacientes.	"Meu marido recebeu um código numérico para que pudesse checar meu progresso no quadro de rastreio eletrônico sem ter que listar meu nome. Ele parou na área de bistrô para tomar uma xícara de café, porque nós tivemos que sair muito cedo de casa. Ele trouxe um *laptop* e checa seus *e-mails* usando a conexão sem fio gratuita do hospital. Na sala de descanso da família há estações de computadores. A cada 2 horas, um contato o atualiza acerca do meu progresso."
Alta	As instruções de alta foram recebidas pouco antes da partida do paciente. O paciente e seus familiares desconheciam a duração esperada da internação.	"No dia da cirurgia, o contato dá a mim e ao meu marido um 'plano de voo' que detalha a minha jornada ao longo do dia até o momento da minha alta, com as estimativas de tempo específicadas. Ele explica que, se houver atraso, um membro da equipe explicará o porquê e revisará os tempos do plano de voo." "Disseram ao meu marido que ele pode pegar minhas prescrições de altano local, e ele aceitou avidamente essa oportunidade. Sinto-me confiante por saber quais são as expectativas para quando eu for para casa, uma vez que toda a minha equipe de assistência forneceu indicações claras desde a minha primeira consulta."

DiGioia, Greenhouse e Levison quebraram o processo em segmentos, começando pela consulta com antecedência aproximada de três semanas em relação à cirurgia. Essa consulta "é organizada na forma de instrução e exame *one-stop*, para estabelecer o cenário da internação. A consulta simplificada permite aos pacientes concluir a instrução e os exames necessários em cerca de duas horas. A consulta também proporciona uma oportunidade para encontrar outros pacientes e seus familiares que irão se submeter a uma cirurgia ao mesmo tempo, bem como a equipe". Encontrar outros pacientes que passarão por procedimentos similares geralmente é reconfortante para os pacientes. Eles percebem que estão longe de estar sozinhos no desafio que estão enfrentando. Eles relaxam um pouco mais quando se engajam com outros e, com bastante frequência, trocam informação e respondem às perguntas uns dos outros, aprendendo assim uns com os outros, de uma forma benéfica.

Essa sessão pré-operatória de ensino e exames prepara o paciente não só para a cirurgia como também para a alta. O paciente se encontra no consultório com um assistente social que fornece uma visão geral do plano de alta antecipado – a data da liberação para voltar para casa e o plano de assistência domiciliar. Essa é uma peça fundamental, porque mostra ao paciente o panorama geral do processo. É o tipo de informação que permite ao paciente montar todas as peças em sua mente e ter uma sensação de calma e controle por estar bem-informado. Do mesmo modo, conhecer o espectro inteiro da assistência permite ao paciente pensar a respeito do processo e identificar quaisquer lacunas sobre as quais perguntar. Quanto mais bem informado estiver o paciente desde o início, mais precisas e mais úteis serão as perguntas que ele será capaz de fazer. O paciente e a equipe também marcam com antecedência a data da primeira consulta pós-operatória, que completa o ciclo inteiro da experiência de assistência a partir da perspectiva do paciente e de seus familiares.

Uma outra peça essencial do processo advém da seleção de um orientador para o paciente – tipicamente, um familiar ou amigo próximo. O orientador, conforme escrevem DiGioia *et al.* (2.007), "ajudará o paciente na fase de recuperação pós-cirúrgica da substituição articular e proporcionará um ponto de contato único, além de comunicação entre os prestadores de assistência médica, pacientes e outros familiares".

DiGioia acrescenta que "as famílias e orientadores são cuidadores livres e dispostos a ajudar, mas nós não exploramos totalmente esse recurso".

No dia da cirurgia, o pensamento do médico está no paciente e não apenas na cirurgia. Durante uma breve discussão tranquilizadora antes da cirurgia, o cirurgião pode responder a quaisquer perguntas de última hora feitas pelo paciente ou pelo orientador e tentar renovar-lhes a confiança e acalmá-los. O cirurgião também – com observação tanto do orientador quanto do paciente – marca o local cirúrgico.

Após conversar com o cirurgião, paciente e orientador se reúnem com o anestesiologista "e aprendem mais sobre as técnicas de anestesia e opções de controle da dor pós-operatória. A ênfase da anestesia está no manejo das expectativas do paciente; nos protocolos de controle da dor multimodais; na integração da assistência pré, intra e pós-operatória; na relação entre tratamento de dor e de náusea; e no compromisso com um controle da dor de baixo custo".

Quando entra na SC para se submeter ao procedimento, o paciente é cercado por especialistas clínicos experientes cujas vidas profissionais têm como foco as operações de substituição articular total. A equipe consiste em profissionais que são especialistas em suas respectivas áreas – desde o cirurgião até os enfermeiros que compõem a equipe da SC. O resultado de toda a preparação e do conhecimento da equipe é, como escrevem DiGioia *et al.*, "a padronização, que diminui a variabilidade e melhora a qualidade, diminui o tempo ocioso, melhora a produtividade, diminui o estresse do cirurgião e da equipe da SC, e leva a resultados reproduzíveis. A equipe dedicada e a diminuição da variabilidade significam necessariamente um maior desenvolvimento da habilidade de toda a equipe. A velocidade não é sinônimo de eficiência e sim um derivado desses resultados combinados".

Quando a cirurgia é concluída e os pacientes voltam para seus quartos no hospital, eles vestem suas roupas de sair para ficarem prontos para o processo de reabilitação, que começa em questão de horas, à medida que o controle da dor permite que os pacientes se levantem, se desloquem e comecem a realizar os tipos de exercício que acelerarão seu processo de cura.

Um dos aspectos mais atraentes da metodologia PFCC – particularmente para os administradores de hospital e cuidadores afins – é sua simplicidade. É muito diferente de ter alguém entrando e dizendo que nós acreditamos que você deve mudar o sistema administrativo para o Seis Sigma ou para o Sistema de Produção da Toyota. Essas vantagens amplas, embora sejam ideais para algumas organizações prestadoras, não se adaptam a outras.

A metodologia PFCC, em contraste, diz DiGioia, "é simples, intuitiva e faz as pessoas ficarem focadas. Se você enfoca a coisa certa, tudo o mais se ajusta no devido lugar. Trata-se de soluções muito simples para estados patológicos e processos de fluxo de pacientes muito complicados. Na assistência médica, nós tendemos a complicar bastante as coisas. Essa é uma abordagem bem simples. São de fato soluções simples e comuns. E, em sistemas complexos, as soluções simples são as melhores".

Disseminando PFCC a outras experiências de assistência

Embora seja simples e flexível, a *PFCC Methodology and Practice* requer a presença de certos elementos, e, como frequentemente ocorre em qualquer indústria, o ingrediente central é a liderança. Ainda que seja essencial contar com funcionários de linha de frente que abracem o método, é igualmente essencial ter líderes administrativos e clínicos que o adotem. "A probabilidade de sucesso dos processos disruptivos ou transformadores melhora significativamente quando se tem o suporte do CEO", diz DiGioia. "Assume-se o controle muito mais rápido quando se tem um campeão."

A experiência de DiGioia é a de que são os evangelistas, ou evangelizadores, que provavelmente correspondem a no máximo 5% de uma força de trabalho, que conduzem a mudança. Essa experiência é sustentada por "estudos sobre desenvolvimento organizacional baseados nos livros de John Kotter e Clayton Christiansen", diz DiGioia. "Ambos indicam que é bastante comum em um sistema complexo um indivíduo ter a sensação de não poder fazer nada para mudar a cultura – de parecer assustadora a ideia de fazer 10 mil funcionários adotarem uma nova forma de pensar. Mas você não precisa de 100% de adesão. Se você tiver evangelistas de verdade, os primeiros a aderirem com paixão à mudança, você pode fazer isso acontecer, especialmente se contar com o suporte do CEO. Com o apoio dos (5% de) evangelistas você estará em uma posição muito boa para mudar a cultura em sua organização."

O primeiro local para onde a *PFCC Methodology and Practice* foi disseminada após o início do programa em ortopedia foi o *Women's Cancer Program*, no Magee. "Nós queríamos ver se poderíamos fazer a PFCC funcionar fora do campo da ortopedia", diz Judy Herstine, administradora do *Women's Cancer Program*. "Queríamos ver se funcionaria em uma linha de serviço existente, com grande número de médicos diferentes em numerosas áreas distintas." Herstine se tornou uma campeã para o novo trabalho e montou uma equipe que incluía representantes de cirurgia de mama, radioncologia e oncologia médica, radiologia, enfermagem e serviços ambulatoriais, entre outros. A equipe se reunia com meia dúzia de pacientes para conversar de modo informal, bem como ouvir e aprender a partir daquilo que estava na mente dos pacientes.

"Um aspecto importante era o tempo que levava desde o recebimento pela paciente de uma mamografia anormal até a obtenção da biópsia para determinar definitivamente se o diagnóstico era ou não de câncer", diz Herstine. "Nós sempre lutamos para diminuir esse tempo. Era um intervalo de tempo que causava ansiedade demais nas pacientes – até os médicos presentes na sala as ouvirem falar sobre o quanto esse tempo de espera as afetava. A reação deles foi 'Nossa! Nós temos sempre insistido que o enfoque do programa da mama gire em torno da eficiência do nosso recurso mais limitado – o radiologista. Como tornar o radiologista mais produtivo? Isso sempre tem sido estabelecido de modo que seja a forma mais eficiente para o radiologista.'" Eles introduziram uma mudança imediata que permitiu que as pacientes tivessem acesso à biópsia no mesmo dia em que faziam a mamografia. Assim, a média do tempo de espera dessas pacientes pelos resultados passou de duas semanas para apenas um dia. No curso do trabalho de PFCC, Herstine diz que a equipe também identificou 15-20 outras áreas de importância para as pacientes, em que "não estávamos fazendo um trabalho tão bom quanto deveríamos".

Metodologia e Prática do Cuidado Centralizado no Paciente e na Família

Elizabeth Concordia diz que uma das vantagens do método é a existência de poucas barreiras. Uma vez introduzido em um departamento hospitalar, as pessoas de outras áreas do hospital logo veem seu impacto, "vira quase um efeito bola de neve, porque se autodissemina".

Mesmo assim, como ocorre com quase qualquer mudança significativa na assistência médica, houve barreiras. Um obstáculo em particular à disseminação da metodologia PFCC foi o fato de muitos clínicos insistirem que já enfocavam o paciente e que sempre fizeram isso. Entretanto, um exame mais atento, por meio do sombreamento e do mapeamento do fluxo da experiência de assistência, frequentemente revelava que a estrutura deles não era tão focada no paciente quanto eles pensavam – e, em alguns casos, não chegava nem perto disso.

Os céticos por vezes poderiam ser persuadidos pela ideia de que DiGioia se baseou em uma das principais autoridades acadêmicas em mudança. O professor John Kotter, da Harvard Business School, escrevia sobre gestão da mudança há décadas, e DiGioia encontrou orientação e inspiração no livro publicado por Kotter em 1.996, intitulado *Leading Change* (Liderando a mudança), bem como em seu processo de mudança em oito passos. DiGioia leu e estudou amplamente alguns dos principais teóricos sobre o processo, economistas e administradores da área de assistência médica. De Kotter, ele aprendeu como mudar as organizações e o sentido de urgência necessário para conduzir a mudança. Da obra *Redefining Health Care* (Redefinindo a assistência médica), de Michael Porter e Elizabeth Teisberg (2.006), DiGioia aprendeu sobre o conceito de valor em assistência médica. Da obra de Regina Herzlinger, *Market-driven Health Care: Who Wins, Who Loses in the Transformation of America's Largest Service Industry* (1.997) (Assistência médica orientada pelo mercado: quem ganha e quem perde na transformação da maior indústria de serviços da América), leu sobre os centros de assistência e a visão da assistência a partir da perspectiva do paciente. "Ela chama de assistência médica orientada pelo mercado, mas isso na verdade considera a perspectiva do usuário final e sustenta o codelineamento", diz ele. A partir de Clayton Christensen, autor de *The Innovator's Dilemma: When New Technologies Cause Great Firms to Fall* (O dilema do inovador: quando as novas tecnologias levam à queda de grandes empresas)

(1.997), DiGioia entendeu o PFCC como processo disruptivo e soube como introduzir processos disruptivos em uma organização.

Disseminando o PFCC para a assistência de traumatologia

Também houve obstáculos quando Concordia quis implementar a *PFCC Methodology and Practice* na unidade de traumatologia do Presbyterian Hospital do UPMC. O Dr. Lou Alarcon, diretor do programa de traumatologia, relutou. O departamento, um dos mais ocupados em toda a cadeia do UPMC, cuida de cinco mil pacientes desafiadores a cada ano – mais da metade dos quais é de pacientes cirúrgicos. Noventa por cento desses pacientes sofrem de traumatismo cego, como lesões na cabeça e fraturas, muitas vezes em consequência de quedas ou acidentes de carro. O trabalho é intenso, de ritmo acelerado e pressão concentrada. A equipe de traumatologia está interessada na avaliação muito rápida de pacientes, na maioria dos casos na operação desses indivíduos, e focada em poucas coisas além de mantê-los vivos.

"A primeira vez que ouvi falar sobre o PFCC, fiquei cético", diz Alarcon. "Pensei que seria muito demorado, envolveria muitas reuniões, interferiria na assistência aos pacientes, custaria dinheiro. Sabia que o PFCC tinha funcionado muito bem para Tony na cirurgia ortopédica eletiva, mas não pensei que poderia ser aplicável aos pacientes de trauma. Soava 'fofinho', e nós, cirurgiões, não somos os mais sensíveis."

Entretanto, à medida que Alarcon foi aprendendo mais, viu mérito suficiente para se dispor a tentar. Alarcon compareceu a reuniões semanais com uma equipe que incluía "qualquer pessoa da traumatologia que pensasse ser potencialmente capaz de interagir com o paciente ou seus familiares – enfermeiros, técnicos, pessoal da cafeteria, clero". Os internos seguiram como sombras os pacientes de trauma ao longo das semanas e meses que se seguiram, acompanhando-os desde o momento da entrada na unidade de traumatologia até a alta. "Queríamos ver a experiência como um todo segundo a perspectiva deles", diz Alarcon.

Um exemplo de mudança bastante modesta – embora uma mudança muito importante para os pacientes – envolveu os colares cervicais. A prática padrão na unidade de traumatologia era aplicar imediatamente um colar cervical como medida preventiva e os colares tipicamente permaneciam nos pacientes por 24 horas ou mais, até que eles passassem por uma varredura de TC para garantir que não havia nenhuma lesão no pescoço. "Os colares não só eram muito desconfortáveis como também causavam úlceras por compressão e podiam prejudicar a capacidade de desobstruir as vias respiratórias", diz Alarcon. "Os pacientes sempre se queixavam dos colares e ansiavam muito por tirá-los. Mas isso era uma prioridade mínima para nós." Entretanto, ao se concentrar nesse aspecto, a equipe descobriu uma forma relativamente simples de conseguir fazer os radiologistas lerem as varreduras dentro de 30 minutos e, assim, tirarem imediatamente os colares da maioria dos pacientes. "Depois de conseguirmos fazer isso, percebemos que não envolvia custos e apenas requeria que identificássemos aquilo que importava para o paciente", diz Alarcon.

A equipe de traumatologia também criou um serviço voluntário de recepção para que, quando os familiares dos pacientes chegassem, houvesse pessoal disponível para levá-los rapidamente até os entes queridos e ajudá-los a circular pelo sistema.

Historicamente, se um paciente apresentasse uma queixa, a equipe da unidade de traumatologia reagiria. "Agora, porém, estamos mais pró-ativos, não esperamos por uma queixa", diz Alarcon. "Nós estamos tentando criar uma cultura em que *sempre* vemos as coisas da perspectiva do paciente e de seus familiares.".

Após adotar a *PFCC Methodology and Practice*, Alarcon e sua equipe fizeram uma descoberta importante. No decorrer do sombreamento dos pacientes que retornavam em consulta na clínica ambulatorial para assistência de seguimento, a equipe constatou que um número significativo de pacientes de traumatismo estava desenvolvendo transtorno do estresse pós-traumático (TEPT) após receber alta do hospital. No passado, esses pacientes muitas vezes tinham sofrido de depressão incapacitante, e, como a equipe da unidade de traumatologia não tinha conhecimento disso, nada havia sido feito para tentar ajudar psicologicamente esses pacientes. Entretanto, com essa nova descoberta, a equipe iniciou a triagem de todos os pacientes de traumatismo, em uma tentativa de identificar aqueles com risco de TEPT. Essa triagem levou à constatação de que 25% dos pacientes apresentavam resultado positivo para sintomas de TEPT. "É um grande número de indivíduos com comprometimento da capacidade de interagir com os familiares, de trabalhar e de tudo em suas vidas", diz Alarcon.

Agora, aqueles com resultados positivos nos testes recebem aconselhamento de enfermeiros treinados e, em alguns casos, são encaminhados a especialistas para tratamento. Toda a experiência com a metodologia PFCC tem servido para "abrir os olhos" da unidade de traumatologia, afirma Alarcon. "Você poderia achar isso 'fofinho', mas quando você engaja o paciente e o coloca no centro do processo com as ferramentas para a tomada de decisão bem-informada, os resultados são melhores."

Como resultado do trabalho em equipe, os indicadores Press Ganey de satisfação do paciente subiram de 77% para 87% no departamento de emergência, e de 70% para 80% na unidade de internação de traumatologia geral. Além disso, já em 2.010, foi constatado que a renovação de pessoal nas áreas de traumatologia, incluindo o departamento de emergência, caiu de 35% para 12% ao longo dos 2 últimos anos.

Por fim, os pertences perdidos de pacientes nas áreas de traumatismo declinaram de um total de até 25 sacos individuais de pertences por semana para zero. No esquema das coisas, essa última estatística pode parecer particularmente insignificante, mas quando as pessoas estão literalmente traumatizadas com a lesão a perda de seus pertences mais importantes só serve para aumentar o estresse em um momento em que a última coisa que promoveria cura e bem-estar seria mais um outro estresse.

Concordia achou o método PFCC "fácil de adaptar, porque você está engajando as pessoas da linha de frente que trabalham naquela área e por ser sustentável. Não se trata de um consultor que chega e vai embora. Lá, as pessoas fazem as mudanças. Quando você usa um consultor de fora... (depois que ele vai embora) muitas vezes as coisas voltam ao que eram". Quando Concordia fala sobre PFCC, enfatiza que o método muda a cultura, proporciona resultados de qualidade e é sustentável. "O resultado é uma experiência ideal para o paciente", diz ela.

Resultados

Até agora, a *PFCC Methodology and Practice* foi disseminada para mais de 30 experiências de práticas variadas em numerosos hospitais UPMC. Foi implementada em consultórios médicos, ambulatórios e também em diversos tipos de hospitais – grandes e pequenos, terciários a comunitários, de especialidades e acadêmicos.

"Reenfocando os recursos existentes e usando as ferramentas e técnicas da *PFCC Methodology and Practice*, quebramos os silos existentes entre os departamentos", diz DiGioia. "Nós mantemos um foco firme na visão da experiência da assistência com os olhos dos pacientes e seus familiares, e alcançamos melhoras mensuráveis em termos de satisfação do paciente, satisfação do cuidador e economia para a organização."

A *PFCC Methodology and Practice* afeta o custo da assistência de algumas formas, incluindo o foco na redução do desperdício e da ineficiência na prestação da assistência. A chave é uma consciência precisa de cada etapa do processo de assistência, bem como a identificação de quais etapas servem mais efetivamente aos pacientes. Qualquer coisa que não acrescente valor para o paciente é eliminada. A natureza baseada em equipe da metodologia exerce papel importante na redução do desgaste. O foco em cada etapa do processo de assistência resulta em resultados melhores, bem como em diminuição das complicações e das reinternações. O fato de os pacientes de DiGioia passarem tempo significativamente menor no hospital, em comparação com a média regional para esses pacientes, exerce um impacto imenso sobre as economias e a qualidade, em parte porque a casa do paciente é um ambiente muito mais seguro do que um hospital.

Os resultados do programa de ortopedia no Magee Womens Hospital do UPMC refletem o foco da assistência no paciente e em sua família. Em 2.010, o programa de ortopedia realizou 1.551 procedimentos de substituição (primária e de revisão) total de joelho e de quadril, que incluíram 626 procedimentos de substituição primária de joelho e 412 procedimentos de substituição primária de quadril. Nós iniciamos esse capítulo apontando os altos indicadores Press Ganey e HCAHP alcançados por DiGioia e o quão rapidamente os seus pacientes conseguiam voltar para casa (após 2,9 dias na substituição de joelho, em comparação aos 3,8 dias da média nacional; e após 2,5 dias na substituição de quadril, em comparação aos 4,9 dias da média nacional). Além disso, 91% dos pacientes submetidos ao procedimento de joelho e 92% dos pacientes submetidos ao procedimento de quadril conseguiram voltar direto para casa após a cirurgia, em comparação às médias nacionais de 23% e 29%, respectivamente. Voltar para casa direto após a cirurgia é importante, porque isso foi associado à menor incidência de complicações no pós-operatório e à maior independência para caminhar, subir escadas, deitar e levantar da cama e de assentos. Outros resultados são igualmente impressionantes:

⊚ As taxas de infecção para o programa de ortopedia foram de 0,3% para substituições totais de joelho e de 0,7% para substituições totais de quadril, em comparação às médias nacionais de taxa de infecção de 2,4% para procedimentos de joelho e de 1,7% para procedimentos de quadril.

⊚ No programa de ortopedia, a taxa de mortalidade durante a internação foi de 0% para os procedimentos de substituição total tanto de joelho quanto de quadril.

⊚ Taxas de reinternação:

Reinternações em 2.010	% total de pacientes
Em 30 dias	1,5
Em 60 dias	0,6
Em 90 dias	0,0

⊚ Em média, somente 6% dos pacientes submetidos à substituição total de quadril ou joelho receberam transfusões.

DiGioia está "convencido de que os resultados alcançados por nossos pacientes são muito melhores... (devido à) combinação de técnicas, implantes e, o mais importante, processo".

À medida que a *PFCC Methodology and Practice* é disseminada pelo sistema UPMC, os resultados melhorados alcançados pelos pacientes produzem resultados financeiros diretos.

Exemplificando, um artigo do *Health Affairs* sobre o trabalho de PFCC de DiGioia constatou que "dados não publicados mostram que 272 dos 743 pacientes candidatos à cirurgia de coluna espinal no UPMC Presbyterian Hospital, internados em 2.010, receberam alta antes da data previamente agendada, enquanto 312 pacientes foram liberados na data prevista. Isso representou a economia de um total de 336 dias no hospital e U\$117.600. Em 2.010, a média da duração da internação sofreu uma diminuição de 0,87 dias para os pacientes submetidos a cirurgia da coluna espinal, em comparação ao observado em 2.008", antes de o Presbyterian Hospital ter adotado a abordagem de assistência centralizada no paciente e seus familiares (Meyer, 2.011). Um impacto financeiro adicional é a vantagem competitiva resultante para os hospitais que adotam aprimoramentos relacionados ao PFCC. Quando os pacientes aprendem sobre a métrica da qualidade no Magee, por exemplo, tendem mais a ter a cirurgia realizada lá do que em outro lugar.

DiGioia sustenta que outro benefício financeiro são as economias com os custos, que vêm acompanhadas da satisfação aumentada da equipe, uma vez que o engajamento e as parcerias com os pacientes e seus familiares fomentadas pela metodologia PFCC "nos recompensam em nossa missão central como cuidadores". E um artigo escrito por DiGioia e colaboradores para o *Innovation Center of UPMC* considera-se que a satisfação do paciente também resulta em melhor lucratividade:

> Muitos administradores de assistência médica têm dificuldade para estabelecer uma correlação direta entre satisfação do paciente e rentabilidade. Entretanto, organizações como a Press Ganey, Gallup, Planetree e Healthcare Financial Management Association mostram cada vez a

importância da relação existente entre a satisfação do paciente e a rentabilidade.

Um artigo recente publicado pela Healthcare Financial Management Association mostra que os hospitais com níveis consistentemente altos de satisfação do paciente são os mesmos hospitais que estão entre os mais bem-sucedidos em termos fiscais... (Um) estudo científico conduzido pela Press Ganey... demonstra a correlação existente entre a satisfação do paciente e a rentabilidade do hospital (*PFCC Partners of UPMC*, 2.008; ver na Figura 3 os achados da Press Ganey).

DiGioia sustenta que a abordagem de PFCC controla custos, citando o fato de que desde a extensão da *PFCC Methodology and Practice* para mais de 36 experiências de assistência não se fez necessária nem uma única nova contratação para implementar a metodologia. Com base nos recursos existentes, várias áreas clínicas têm melhorado os resultados, a qualidade e a segurança, ao mesmo tempo em que têm reduzido o desperdício e melhorado a qualidade da assistência.

DiGioia também diz que não houve necessidade de pessoal adicional para a realização do processo de aplicação do método PFCC. Cada grupo que aplicou o método encontrou meios de reenfocar o pessoal existente para simplificar e aprimorar a experiência da assistência.

Ensinando e disseminando o método muito além do UPMC

Em um dia de inverno do ano de 2.011, DiGioia estava à frente de uma reunião em Pittsburgh – um grupo de prestadores vindos de todas as partes dos Estados Unidos e de outros países, tão distantes quanto o Qatar. Eles foram convocados para aprender a *PFCC Methodology and Practice*. Vestindo uma camisa simples, DiGioia falou de maneira fácil e confortável. Ele nunca vira a maioria daquelas pessoas, mas sabia a situação pela qual passavam e entendia suas frustrações e aspirações. Ele sabia o que elas queriam para seus pacientes e respectivos familiares! E ele queria apresentar-lhes a *PFCC Methodology and Practice* na esperança de que eles a levariam consigo para casa e a implementariam. Ele foi explícito ao afirmar que a forma mais importante de medir a adaptabilidade e a simplicidade do método era obtendo uma resposta positiva para a seguinte pergunta: Vocês podem levar esse método para casa e aplicá-lo em suas práticas ou nos hospitais? Enfim, ele não tinha vergonha de declarar a sua ambição pela abordagem de PFCC. "Nós não queremos pequenas ilhas de sucesso", disse ele. "Nós queremos aceleração e adoção amplamente disseminada."

Prestadores de toda parte têm observado o estado atual da assistência em seus hospitais ou práticas médicas e sabem que poderiam fazer melhor; que os pacientes merecem coisa melhor; que os aprimoramentos da qualidade e da eficiência são alcançáveis. No entanto, quando eles comparam o estado atual com a visão que têm do estado ideal, frequentemente tropeçam.

"Não existe uma resposta certa para cada organização", diz DiGioia.

> Há uma gama de meios para engajar famílias e pacientes. Com o método PFCC e o processo de codelineamento, que é inerente à abordagem, vocês decidem aquilo que é melhor para seus pacientes e os respectivos familiares nos seus estabelecimentos e com a ajuda dos pacientes e familiares como parceiros. Não estamos dizendo que temos a solução exata para todos os seus problemas, mas temos uma metodologia para vocês chegarem lá. Quando vocês dizem às pessoas que têm a solução para os problemas delas, isso as 'desliga'. Queremos dizer com isso que vocês resolverão os problemas em seus próprios estabelecimentos porque conhecem intimamente essas questões e circunstâncias. O que podemos fazer é fornecer as ferramentas para chegar lá. E é isso que a *PFCC Methodology and Practice* é.

Pontos-chave para fazer esse trabalho

- ⊙ Enfocar a experiência da assistência, incluindo transições de assistência e comunicações ao longo de todo o ciclo de assistência.

- ⊙ Ver toda a assistência como experiência com os olhos dos pacientes e de seus familiares.

- ⊙ Conduzir o sombreamento e o mapeamento do fluxo da experiência de assistência para ver as necessidades do paciente e dos seus familiares, bem como o percurso da jornada da assistência e os possíveis obstáculos. A nova forma de ver irá inspirar ideias inovadoras e novas formas de prestar assistência para os pacientes ao longo do *continuum* da assistência.

- ⊙ Projetar com base na população. Com a perspectiva da jornada do paciente em mãos, projetar a experiência inteira, desde o diagnóstico, passando pelo tratamento, até o paciente recuperar totalmente a funcionalidade.

- ⊙ Trabalho em equipe. Convidar todos aqueles que interagem com pacientes a se juntar no processo de delineamento. Os processos de assistência produzirão resultados melhores, pacientes encantadores e experiências de equipe a custos menores, com o benefício adicional de equipes fortes e efetivas.

- ⊙ Usar a metodologia para produzir novos projetos sem trazer recursos adicionais.

- ⊙ Parceria entre cuidadores e pacientes, mais os familiares desses, no codelineamento da prestação de assistência aos pacientes e seus familiares.

- ⊙ Aplicar a PFCC a qualquer experiência de assistência para ir do estado atual para o estado ideal.

Kaiser Permanente

Embutindo capacidade de aprimoramento no DNA organizacional

7

Como alguém descreve uma organização de assistência médica com 167 mil funcionários, 16 mil médicos, 593 clínicas ambulatoriais de assistência, 37 centros médicos e quase 9 milhões de membros espalhados por 8 regiões? Com o passar dos anos, deu para conhecer bem o Kaiser Permanente (KP). Embora seja uma organização sólida, ao longo do tempo o KP tem se mostrado ágil e altamente inovador. De fato, o KP merece ser considerado um dos inovadores mais efetivos na área de assistência médica – e foi por isso que o escolhemos como âncora do nosso livro de inovadores.

Nos Estados Unidos, é consenso que a via da assistência médica atual é insustentável e obriga a buscar um novo caminho. Esse novo caminho pode ser incrivelmente semelhante à abordagem integrada do KP, que alinha os interesses de todos os *stakeholders* – pacientes, prestadores, comunidades e aqueles que pagam pela assistência médica. O KP mostra novos meios de fazer uma gama de coisas em assistência médica, e neste capítulo nós descrevemos alguns exemplos convincentes de seu trabalho – trabalho esse que atinge questões amplas e extensivas, bem como supera alguns dos desafios mais refratários nas linhas de frente da assistência de saúde. Trata-se de um trabalho que melhora a saúde das populações, melhora a experiência de assistência do paciente e está voltado para o controle do custo dessa assistência.

Um componente importante desse trabalho é a capacidade interna do KP de disseminar inovações e aprimoramentos. Embora a cultura da inovação crie um ambiente fértil para o aprimoramento, grandes ideias não fazem muito se não forem disseminadas de modo eficiente e aplicadas de maneira sustentada nas linhas de frente da assistência.

Algumas organizações são altamente competentes nisso, mas na área da assistência médica muitas não o são. Embora o KP seja vastamente maior do que praticamente qualquer outra organização nos Estados Unidos, muitas de suas ferramentas e técnicas de disseminação e aprimoramento continuado podem ser adotadas por prestadores de qualquer tamanho.

Talvez mais do que qualquer outra coisa, a história do KP é a da liderança institucional promovida pela organização para o resto da indústria da assistência médica não só nos Estados Unidos como em outros lugares. Ao fazer o que faz em tantos campos, o KP incorpora um modo melhor de perseguir o *Triple Aim* (Objetivo Triplo).

Tecnologia de classe mundial para melhorar a saúde

A tecnologia é um elemento essencial no sucesso do KP. A organização opera em uma plataforma tecnológica a que poucos se igualam na área da assistência médica em nível mundial – em termos de tamanho, escopo e capacidade. Nos Estados Unidos, pouco mais da metade dos médicos usa um prontuário eletrônico do paciente (PEP), enquanto no KP o uso de PEP é de 100%. O Dr. Jed Weissberg, vice-presidente sênior de hospitais, qualidade e prestação de assistência do KP, que também atua como médico, considera a adoção amplamente disseminada por médicos e pacientes do envio seguro de mensagens por *e-mail* um aspecto fundamental. A habilidade dos médicos e pacientes de se comunicar direta e rapidamente é uma ferramenta clínica imensamente poderosa.

"Temos um tráfego de milhões de mensagens de *e-mail* a cada ano", diz Weissberg. "É agora uma parte intrínseca da assistência médica, mas não era há 10 anos. Hoje, está amplamente disseminada em toda a organização. Acho que é profundamente transformador como meio de comunicação entre o sistema de prestação de assistência e os pacientes."

Por que isso é tão essencial à qualidade clínica? Por que é – nas palavras do CEO do KP, George Halvorson – uma "enorme ruptura"? Porque os pacientes, quando estão conectados e contam com pronto acesso às suas equipes de assistência médica, bem como à gama completa de seus prontuários e informação médica, se engajam mais na própria assistência e, assim, com sua própria saúde. Tendem menos a se perder no "submundo" da assistência "entre consultas".

A tecnologia do KP faz muito mais do que possibilitar a comunicação estreita entre pacientes e equipes de assistência e dar poder aos pacientes para se tornarem mais engajados em seu próprio cuidado. Essa tecnologia também agrega e analisa quantidades monumentais de dados oriundas de dezenas de milhões de atendimentos a pacientes em todo o país. Além dessa tecnologia, os clínicos do KP também têm acesso a uma das maiores e mais importantes bibliotecas eletrônicas do mundo – a Kaiser Permanente Clinical Library, que consiste em um compêndio de diretrizes baseadas em pesquisa e materiais de referência.

Inovações do KP Care Management Institute

A biblioteca está sediada no KP Care Management Institute (CMI), um setor operacional de dimensões modestas dentro do KP que exerce um impacto imensurável sobre a pesquisa, diretrizes baseadas em evidência e prestação de assistência definitiva nas linhas de frente. O CMI é um centro nacional de R&D que testa e dissemina novas abordagens clínicas, atrelando a tecnologia, para disseminar a assistência baseada em evidência, ao mesmo tempo que busca impulsionar a coordenação da assistência e a centralização no paciente.

Na parte inicial deste capítulo, enfocamos em grande parte o trabalho conduzido pelo CMI, particularmente relacionado a três dos desafios clínicos centrais da época em que vivemos – a doença cardíaca, a obesidade e o tratamento do câncer. Em um artigo intitulado "The Care Management Institute: Making the Right Thing Easier to Do" (The

Care Management Institute: facilitando fazer a coisa certa) (2005), o Dr. Paul Wallace, então diretor executivo do CMI, escreveu:

> A criação de um rigoroso conteúdo clínico baseado em evidências é a base do trabalho realizado pelo CMI. Grupos de trabalho inter-regionais, compostos por especialistas clínicos das áreas de medicina, farmácia e enfermagem, além de metodologistas que se baseiam em evidências e consultores de administração de assistência do CMI, criaram diretrizes de prática clínica para um conjunto central de condições e aspectos relacionados à assistência médica: asma, arteriopatia coronariana, dor crônica, câncer, depressão, diabetes, assistência ao idoso, insuficiência cardíaca e autocuidado, bem como tomada de decisão compartilhada. Essas diretrizes foram aprovadas em nível nacional pelo National Guideline Directors, representando todas as regiões, e são revisadas no mínimo a cada 2 anos.

O CMI é um convocador especializado, e reúne profissionais experientes com conhecimentos em diversas áreas clínicas, bem como em medidas de resultados, desenvolvimento de diretrizes baseadas em evidência e epidemiologia. O CMI é liderado por codiretores – drs. Scott Young (que atua como médico e também é diretor médico sênior) e Alide Chase (vice-presidente sênior de qualidade e segurança). Um dos determinantes do sucesso do CMI é o fato de sua equipe central, com tamanho relativamente modesto e composta por 52 profissionais, estar sempre buscando e adotando ideias e sugestões de todo o sistema KP. "Não é que o CMI esteja pensando em tudo sozinho", diz Weissberg. "O que faz o CMI ser realmente bem-sucedido é a habilidade de unir o maior poder de raciocínio à experiência de todo o KP. O CMI é o foco e o nexo do aprendizado e do aprimoramento operacional. Temos interação entre líderes de pensamento e líderes de prática para experimentar as coisas num contexto operacional, até encontrarmos algo que funcione."

Avanço para o paciente com condições cardiovasculares complexas

O caminho para alcançar o *Triple Aim* segue diretamente pela epidemia de doenças cardíacas e outras condições crônicas que desafia dezenas de milhões de americanos e é responsável por um porcentual assombroso dos custos de assistência médica. Tratar pacientes de alto risco com diabetes, cardiopatia ou ambas as condições – incluindo aqueles que já sofreram um ataque cardíaco – é excepcionalmente difícil. Esses pacientes não só têm uma probabilidade acentuadamente maior de sofrerem derrame ou ataque cardíaco, em comparação aos pacientes sem esses antecedentes, como também representam um desafio incrível para os recursos clínicos e financeiros do país.

"De muitas formas, nossa jornada ao redor da doença cardíaca tem sido o principal trabalho conduzido no CMI", diz o Dr. Scott Young. "Há 10 ou 15 anos, era a doença. Nós trabalhamos para saber onde as pessoas faziam isso bem e como nós poderíamos chegar até as diretrizes. O CMI foi o primeiro a trazer medidas de desempenho baseadas na população relacionadas à doença cardíaca. Poderíamos dizer: 'Esse grupo de pacientes está se saindo melhor do que aquele. O que os clínicos estão fazendo de diferente?'"

Depois de muito estudo, o CMI criou diretrizes baseadas em evidência para as equipes clínicas do KP colocarem em prática nos locais de prestação de assistência. Em 2.003, o KP iniciou um programa para ajudar os pacientes de alto risco a evitarem as complicações sérias da doença cardiovascular. Isso ficou conhecido como *A-L-L Initiative* (*Aspirin-Lipid-lowering therapy-Lisinopril* [Terapia redutora de Lipídio com Aspirina-Lisinopril]). Os pesquisadores do KP prescreveram uma combinação de fármacos que consistia em uma estatina (40 mg de lovastatina) e uma medicação para pressão arterial (20 mg de lisinoprila). Muitos pacientes também tomavam uma dose baixa de aspirina.

O KP usou o modelo de simulação de Arquimedes, diz Weissberg, que "mostrou que colocar as pessoas com risco cardiovascular acima de certo nível – submetendo-as a um curso de aspirina, medicamento do grupo dos inibidores de ECA, e estatina diminuiria drasticamente o risco de ataque cardíaco ou derrame desses indivíduos. Isso nos fez desejar assumir uma postura bem mais pró-ativa".

Os clínicos sabiam que, para os pacientes com diabetes ou cardiopatia, esses três fármacos (bastante econômicos no quadro geral das coisas) diminuíam o risco de futuros ataques cardíacos e derrames. Os clínicos supunham que o amplo uso conjunto desses três fármacos por pacientes de alto risco poderia exercer impacto significativo sobre a saúde e a mortalidade. O desafio era identificar os pacientes e fazê-los aderir às medicações – e é aqui que o tamanho, o alcance e a sofisticação tecnológica do KP exerceram papel central, ajudando os clínicos na identificação dos pacientes de alto risco.

Em 2.007, decorridos 2 anos de administração dos medicamentos à população-alvo, o CMI conduziu um projeto de pesquisa em que quase 70 mil pacientes foram estudados. Um relatório interno do KP indicou que, "enquanto pesquisas e estudos clínicos anteriores demonstraram que" as medicações A-L-L "individualmente reduziam a incidência de ataques cardíacos e derrames, esse foi o primeiro estudo a avaliar se um processo consistente poderia ser desenvolvido para administrar os fármacos combinados a números maiores de indivíduos com diabetes e/ou doença cardíaca em contextos realistas, em um sistema de prestação de assistência médica. Foi também o primeiro estudo a avaliar o quão drasticamente esse programa afetaria os resultados clínicos e os índices de internação por ataques cardíacos e derrames".

Os resultados do estudo foram uma vitória para a abordagem A-L-L. Os pesquisadores do CMI relataram em um artigo do *American Journal of Management Care* (Dudl, Wang, Wong, & Bellows, 2.009) que os pacientes do estudo apresentaram reduções de até 80% do risco de derrame ou de ataque cardíaco, e que até mesmo os pacientes que receberam os fármacos apenas por uma parte do tempo apresentaram diminuição significativa do risco. O Dr. R. James Dudl, que liderou o estudo e atua como chefe da clínica de diabetes no CMI, disse à Reuters que "Até as pessoas que tomaram a medicação por menos da metade do tempo apresentaram mais de 60% de redução na incidência de ataques cardíacos e derrames. Aquelas que tomaram a medicação por mais da metade do tempo foram as que tenderam mais a alcançar uma queda de 80%".

O estudo do CMI constatou que essa abordagem melhora a qualidade do cuidado individual, exerce enorme impacto sobre as populações de pacientes de alto risco e diminui o custo da assistência (Steenhuysen, 2.009).

"Acertamos ao fazer aquilo que é mais fácil fazer em relação à doença cardiovascular com as diretrizes e ferramentas no local da assistência", diz o Dr. Young. O trabalho do CMI no campo da doença cardiovascular permitiu ao KP identificar a melhor evidência e pôr em prática no próprio local da assistência as diretrizes e ferramentas que são mais facilmente usadas pelas equipes de assistência clínica.

Seguindo na contracorrente para trabalhar em obesidade

Os esforços contínuos do KP no sentido de aprimorar a assistência prestada a pessoas com cardiopatia e diabetes levou inevitavelmente a organização a enfocar a obesidade. Trabalhar para diminuir a obesidade demanda não só esforços intensivos por parte dos pacientes e das equipes de assistência como também requer a atuação com outros que estão fora das fronteiras tradicionais do sistema de assistência médica. A maioria dos determinantes de saúde, na verdade, está bem longe da área clínica, na vida e nos hábitos diários dos pacientes – ocorrem "a montante" dos tormentos e condições apresentados pelos pacientes no momento da consulta clínica.

Assim, para enfrentar a obesidade, o KP se uniu à Convergence Partnership, uma coalizão de líderes de assistência médica de algumas organizações, entre as quais The California Endowment, Kresge Foundation, Robert Wood Johnson Foundation, W.K. Kellogg Foundation e Nemours. Em uma carta escrita em 2.010 à secretária do U.S. Department of Health and Human Services, Kathleen Sebelius, esses líderes (incluindo o vice-presidente sênior da KP, Raymond J. Baxter, PhD) escreveram (Convergence Partnership, 2.010):

> Embora o acesso à assistência médica seja essencial, um corpo amplo e crescente de pesquisas mostra que a condição de saúde é muito mais influenciada pelos ambientes em que vivemos, trabalhamos, aprendemos e nos divertimos. Esses ambientes exercem impacto profundo sobre a dieta, a atividade física e a segurança dos indivíduos... Pesquisadores mostram que os problemas de saúde estão ligados a determinadas condições presentes nas comunidades. As redondezas onde vivemos – se temos acesso a alimentos saudáveis, a locais seguros para caminhar e nos divertirmos, moradias adequadas, empregos estáveis, conexões com vizinhos, amigos e instituições comunitárias – influenciam nossa condição de saúde. Assim, se quisermos melhorar a saúde e prevenir doenças e lesões, devemos prestar atenção nos ambientes do entorno das pessoas.

O Dr. Young diz: "A obesidade é difícil. Trata-se de um fator esmagador que causa e contribui para a vasta maioria das condições crônicas e contínuas potencialmente fatais que observamos, (inclusive) o câncer. Em nossa reunião anual, um dos médicos especialistas em câncer me disse: 'Se não conseguimos resolver o problema da obesidade em nossa população, não conseguimos solucionar o problema do câncer.' De 50 a 75% dos cânceres são causados pelo estilo de vida (p. ex., tabagismo, sedentarismo). Mulheres obesas e com câncer de mama apresentam risco aumentado de recorrência. Não se pode contar com a quimioterapia para eliminar o câncer. É preciso preveni-lo."

Não existe uma solução simples para a obesidade. "Você não pode eliminá-la na sala de exames", diz Young. "Isso envolve comunidades, escolas – todo um conjunto de parceiros diferentes dos que tivemos no passado. Estamos começando a reunir comunidades com interesses bem distintos daquelas das antigas parcerias. (No caso da) obesidade infantil, você deve perguntar: Como posso influenciar as escolas? Como posso influenciar as escolhas em minha própria casa?"

Embora encontrar meios de diminuir a obesidade seja um trabalho imensamente desafiador e complexo, é também potencialmente transformador por atingir o âmago do *Triple Aim*. Um importante passo à frente foi a decisão tomada em alguns hospitais e clínicas do KP de incluir o exercício como um "sinal vital". "Vários de nossos estabelecimentos estão fazendo disso um protocolo padrão", diz Young. "Você passa pela triagem para a consulta agendada e nós medimos a sua pressão arterial, pulsação, altura e peso, enquanto os assistentes médicos lhe perguntam que exercícios físicos você pratica normalmente. Então, o assistente insere essas informações no registro, o que subsidia o clínico para uma discussão desses parâmetros." O foco da conversa será convencer o paciente a fazer alguma coisa, como por exemplo caminhar.

O KP segue na direção oposta e se engaja com as comunidades em muitas formas de incluir iniciativas médicas comunitárias, como o *Healthy Eating Active Living* (Alimentação saudável, vida ativa), uma iniciativa fundamental que promove exatamente o que seu nome sugere. "Não seria ótimo se você nunca tivesse que tomar comprimidos para controlar a pressão arterial, ou se nós pudéssemos ajudá-lo a não ter que ir ao cardiologista?", pergunta Young. "Sim, nós queremos evitar que alguém com pressão alta sofra um ataque cardíaco, mas para isso temos primeiro que evitar que essa pessoa tenha hipertensão arterial. Uma coisa é assistência médica e outra é saúde."

Weissberg pergunta: "Como a assistência clínica pode ser estendida para a comunidade? Nós temos uma parceria com nosso departamento de benefícios comunitários para promover o conceito de saúde total junto às escolas em nossas áreas de atuação, por meio de enfermeiros escolares, modificações na lanchonete (opções de alimentos saudáveis) e do trabalho para garantir que as áreas em torno das escolas sejam lugares seguros para caminhar e se exercitar."

Uma nova iniciativa lançada em 2.012 envolve uma parceria entre o KP e a HBO, o Institute of Medicine, o Centers for Disease Control and Prevention, o National Institutes of Health e a Michael and Susan Dell Foundation, com o objetivo de criar uma campanha pública cujo alvo é a obesidade (http://theweightofthenation.hbo.com/#). A campanha inclui uma série de documentários, uma campanha de alcance comunitário, bem como uma iniciativa das mídias sociais para combater a obesidade por meio da consciência e da educação. A meta final é exibir estratégias que funcionem no controle do peso e façam as pessoas agirem com base nelas.

Assistência padronizada, efetiva e mensurável para o câncer

O CMI atua dando suporte às iniciativas regionais de assistência para o câncer, de modo bastante semelhante ao modo como atua em relação à doença cardíaca e outras questões, diz Young. "Nós queremos ser focados no paciente, sistemáticos e agir com base em evidências", diz ele. "Queremos ser capazes de medir nossos resultados e capitalizar junto ao sistema KP as pessoas que se saírem melhor." O CMI atua ao lado dos clínicos em todo o sistema KP nacional, para identificar estratégias inovadoras de assistência para o câncer. Explorando o saber coletivo e a experiência que esses clínicos têm com o tratamento de milhões de pacientes de câncer ao longo dos anos, o CMI está em forte posição para criar melhores práticas padronizadas e disseminá-las em todo o KP.

Após o êxito alcançado em seu trabalho com cardiopatias, os dirigentes das clínicas regionais decidiram olhar o panorama amplo da assistência para o câncer, e, mais uma vez, engajaram a equipe do CMI. "Como é a assistência completa para o câncer?", pergunta Young. "Como são os meios? Quais são as métricas, as evidências? E o que se vê, ao contrário das doenças cardíacas, é que no câncer há um número muito maior de condições. Há o câncer de pulmão e o câncer de tireoide, e existem causas diferentes e tratamentos diversos, os quais podem influenciar diferentes pessoas de diversas maneiras."

Por isso, diz ele, em alguns aspectos, o desafio por trás da assistência para câncer é ainda maior do que no caso da doença cardíaca. A pesquisa conduzida pelo CMI mostrou que, em todo o KP, havia quatro mil protocolos diferentes de administração de fármacos para câncer aos pacientes. Segundo um relatório interno do KP, o CMI constatou que, "antes de 2.008, a solicitação e administração de quimioterapia em todo o KP eram feitas predominantemente em papel. A padronização dos regimes quimioterápicos era rara e seguia as preferências de quem fazia as prescrições".

"Nós fizemos uma turnê pelo país, em busca de métricas indicativas de assistência ótima para câncer, e era tudo diferente", diz Young. "Nós voltamos e dissemos, 'Temos que conseguir protocolos e métricas comuns em outro lugar'."

A variação significava que a qualidade e a efetividade dos protocolos de quimioterapia eram imprevisíveis. Em uma área tão complexa quanto a assistência para o câncer, como se poderia saber se a abordagem usada pelo Dr. Smith era tão efetiva quanto aquela usada pelo Dr. Jones – em pacientes semelhantes com cânceres parecidos?

O CMI forneceu suporte aos oncologistas do KP quando da identificação dos tratamentos quimioterápicos mais efetivos e, subsequentemente, definiu 1.400 abordagens quimioterápicas padronizadas que foram então integradas ao sistema eletrônico KP HealthConnect®. O resultado foi permitir que os clínicos pudessem identificar o melhor tratamento farmacológico baseado em evidências para qualquer tipo de câncer, bem ali, no prontuário eletrônico do paciente disponível no local da prestação de assistência.

Esse avanço resultou em uma prestação de serviço padronizada e muito mais consistente de assistência efetiva aos pacientes com câncer. A tecnologia exerceu papel central nesse trabalho. A equipe do KP introduziu uma nova característica do prontuário eletrônico – chamada KP HealthConnect Beacon® Oncology Module – que permite aos clínicos identificar a melhor prática baseada em evidência para os pacientes de câncer, de forma bem mais rápida e efetiva do que antes. Um artigo de destaque de um membro do Institute of Medicine (IOM) relatou que o Beacon Module "dá suporte a uma assistência de alta qualidade, baseada em evidências e segura para todos os pacientes de oncologia do KP, em quatro regiões". O artigo também observou que a equipe do KP "diminuiu o número de protocolos de quimioterapia... para pedidos, repetições, líquidos, velocidades de administração e notas de enfermagem – por meio de uma revisão de evidência e de um processo de desenvolvimento de consenso que examinou cuidadosamente oncologistas, farmacologistas e enfermeiros de cada região... para modificar rapidamente os conjuntos de pedidos padronizados do KP de acordo com a evolução e emergência das evidências; os oncologistas também se organizaram em grupos para revisar as últimas evidências relatadas nos periódicos sobre câncer e conferências importantes da área".

O artigo do IOM observou alguns resultados do Beacon Module no KP:

- ◉ Pelo menos 84% de adesão aos modelos baseados em evidência em todas as regiões.

- ◉ Redução de 9% na incidência de eventos adversos no San Jose Medical Center (local-piloto).

- ◉ Redução de 18% nas horas extras de enfermagem oncológica (com base na avaliação de oito estabelecimentos situados no Norte da Califórnia).

- ◉ Tempo de resposta de 48 horas para notificação de lembrete de fármaco (Mylotarg) para leucemia, cessação do uso do fármaco para o qual foi enviado lembrete e arranjo de terapias alternativas em todas as regiões ativas do Beacon.

- ◉ Capacidade aumentada de administrar recursos de farmácia e biotecnologia, bem como de responder rapidamente a novos conhecimentos sobre tratamentos ou eficácia de fármacos.

- ◉ Rápida implementação de novos protocolos em resposta às mudanças baseadas em evidências (p. ex., uso de avastatina após a modificação dos dados referentes à eficácia relatados pela American Society of Clinical Oncology).

- ◉ Banco de dados crescente para pesquisa de resultados terapêuticos.

A equipe do KP teve sucesso na redução do número de protocolos para administração de quimioterapia de 1.400 para 700 abordagens padrão, minimizando substancialmente as variações de tratamento que antes se basearam nas preferências pessoais de cada médico. Essa padronização permitiu ao KP medir a efetividade de vários protocolos, de forma muito mais efetiva.

"O Beacon Oncology Module é um componente presente em nossos prontuários eletrônicos que essencialmente permite aos nossos oncologistas dispor de um conjunto de pedidos padrão de quimioterapia para tumores de adultos", diz Young. "Isso substituiu todos aqueles coquetéis para diferentes cânceres. O Beacon realmente promete revolucionar o tratamento do câncer de adultos." E essa decisão resulta parcialmente do trabalho sustentado pelo CMI em conjunto com oncologistas e outros clínicos em todo o país, para identificação e concordância quanto às melhores práticas.

Nos dias de hoje, claro, o ritmo da pesquisa sobre o câncer certamente é rápido, e poucas coisas estão estáticas no que se refere ao tratamento dessa doença – ao menos não por muito tempo. Sendo assim, o que acontece quando novas evidências sugerem a necessidade de novos tratamentos? "Nós podemos responder de forma muito, muito rápida nas práticas de nossos oncologistas", diz Weissberg. A equipe do CMI consulta um painel de especialistas em câncer, e, com base na nova evidência, é julgado se o protocolo de assistência será ou não modificado. Nos casos em que há necessidade de mudança, o novo protocolo é rapidamente instalado no sistema eletrônico e a informação referente a esse protocolo é transmitida a todos os prestadores de assistência em câncer no KP. Tão poderosa quanto essa pesquisa em termos de fornecer aos clínicos as melhores informações sobre tratamentos é o enfoque dado pelo KP ao aprimoramento da qualidade, segurança e eficiência da assistência, por meio do foco nas experiências de vanguarda dos pacientes e da equipe.

Videoetnografia: uma poderosa ferramenta de disseminação usada pelo CMI

Outro aprimoramento essencial que chama a atenção no CMI é o uso da videoetnografia, que se tornou uma ferramenta efetiva de inovação e disseminação no KP. Estee Neuwirth, PhD, diretora de estudos de campo do CMI, lidera o trabalho com videoetnografia. Ela explica que etnografia, ou trabalho de campo, "é um método qualitativo que envolve entrevistas e observação para conhecer, interpretar e descrever experiências, sistemas, organizações e culturas", de modo que a video-etnografia é, portanto, "o uso rápido e aplicado dos métodos etnográficos empregando vídeo para capturar observações e entrevistas, com o intuito de analisar e, em seguida, compartilhar achados essenciais...com equipes, líderes e outras pessoas envolvidas no aprimoramento da qualidade em uma organização ou instituição".

A técnica é simples. Um processo em particular (p. ex., a administração de medicamento em uma unidade hospitalar) é escolhido para ser enfocado. Usando uma pequena câmera de vídeo portátil, um membro da equipe passa alguns dias fazendo gravações de vídeo de enfermeiros e outros clínicos interagindo com os pacientes durante a administração da medicação. No total, podem ser produzidas até 15 horas de vídeo após 2 dias de gravações. Vários membros da equipe de videoetnografia revisam e editam os vídeos em amostras de 3-5 minutos que pretendem mostrar os elementos-chave do processo (p. ex., administração de uma medicação).

"Na assistência médica, é um desafio... identificar lacunas e oportunidades para melhorar e construir disposição para mudanças e para conhecer de fato os pacientes", diz Neuwirth. "A videoetnografia é uma ferramenta para ser usada com essa finalidade."

Quando Neuwirth faz as gravações de vídeo, formula questões simples aos pacientes e membros da equipe e filma suas respostas: Como é a experiência? Como essa experiência poderia melhorar? O que você quer e precisa para conseguir ajuda para melhorar? O que você quer e precisa para fazer seu trabalho de forma mais efetiva? Para tornar seu trabalho mais recompensador?

Uma técnica relacionada, predecessora da videoetnografia, é o papel de sombra, em que um membro da equipe segue outros membros da equipe ou pacientes para observar e registrar por escrito a natureza exata de suas experiências. Neuwirth, porém, considera a videoetnografia ainda mais efetiva do que a sombra. "O vídeo muda toda a natureza das coisas", diz ela. "Com o vídeo, todos podem ver quando elas funcionam e não funcionam."

Neuwirth descreve a videoetnografia como uma ferramenta que "nos permite ver com mais clareza a prestação de assistência, por intermédio dos olhos de nossos pacientes. A vantagem de usar a video-etnografia é que nós podemos compartilhar essas histórias de pacientes e temas importantes de entrevistas com nossos pacientes e com a equipe, amplamente em toda a organização, e essa ferramenta está se mostrando um poderoso catalisador de disseminação e aprimoramento".

Neuwirth e seus colegas têm usado a videoetnografia em diversas áreas, que vão desde as readmissões e do cuidado do diabetes ao manejo cirúrgico de pré-operatório e de medicação. Há muitas ocasiões em que o vídeo produzido aponta um momento decisivo para os cuidadores. Um bom exemplo é o projeto do CMI de aprimoramento das transições do hospital para casa. Essas transições, certamente, têm muitas oportunidades de erro. Tipicamente, um paciente – muitas vezes debilitado e, talvez, idoso – recebe instruções essenciais antes de ser liberado para voltar para casa. Se essas instruções são efetivas, por que então as readmissões hospitalares têm aumentado nos Estados Unidos?

O Dr. Weissberg caracteriza a videoetnografia como "a mudança mais drástica na forma de pensar sobre assistência médica que já vi em 28 anos". Ele diz que, quando o KP estava conduzindo o trabalho inicial das transições de assistência do hospital para casa, a equipe do CMI assistiu a um vídeo em que uma paciente, em seu quarto no hospital, recebia "uma sucessão de pessoas bem-intencionadas que vinham e falavam sobre medicações, questões nutricionais, explicando como entrar em contato com os médicos – uma após a outra, essas pessoas vinham ao quarto e lhe davam instruções".

A paciente também foi filmada em um vídeo no qual descrevia sua experiência, dizendo que "tudo tinha sido bom, mas que ela só queria sair de lá!".

Como resultado desses achados fornecidos pela videoetnografia, o KP desenvolveu um conjunto de intervenções para serem aplicadas na transição dos pacientes do hospital para casa (Tabela 7.1), incluindo a condução de seguimentos pós-internação mais extensivos e a facilitação do acesso dos pacientes que recebem alta a um cuidador – um número de telefone que os pacientes podem usar para obter respostas a suas dúvidas clínicas, no momento oportuno.

Tabela 7.1. Elementos presentes no novo conjunto de intervenções de transição disseminados em todo o KP

Quais são as necessidades do paciente e de seus familiares?	Conjunto de intervenções de transição
Terei tudo de que preciso quando voltar para casa.	• Estratificação de risco com assistência individualizada • Padrão enfermagem/assistência clínica necessita de avaliação
Sei quando telefonar e para qual número ligar quando precisar de ajuda.	• Número de telefone especializado em instruções de dúvidas clínicas
Meu clínico saberá o que aconteceu comigo no hospital.	• Resumo padrão de alta no mesmo dia
Sei quais são as minhas medicações, como tomá-las e porque preciso delas.	• Revisão da medicação pelo farmacologista no hospital • Ligação telefônica para PharmD (alto risco)
Conheço alguém que virá à minha casa checar se estou bem.	• Agendamentos médicos feitos no hospital em 5 (alto risco) a 10 dias • Telefonema de retorno do enfermeiro dentro de 48 horas • Manejo de caso pelo enfermeiro por 30 dias (alto risco)

"Nós reenquadramos o modo de pensar as nossas intervenções", diz Neuwirth, "de modo que todas estejam ligadas àquilo que os pacientes desejam e precisam. A partir daquele trabalho de videoetnografia, nós aprendemos que as metas emocionais dos pacientes e dos cuidadores afetavam a quantidade de informação que eles absorviam no dia da alta. Também constatamos que o fornecimento de instruções no dia da alta pode ser inefetivo, porque os pacientes podem estar ansiosos com a saída do hospital ou os membros da equipe podem estar sem tempo. A emoção pode interferir na cognição, e a transferência de informação logo após a alta hospitalar pode negligenciar a prontidão para o aprendizado, um princípio fundamental da educação do paciente".

Neuwirth vê a videoetnografia como uma ferramenta simples e econômica que pode ser usada por qualquer pessoa na assistência médica para a construção da vontade de mudar, gerar novas ideias para aprimoramento e determinar se os membros da equipe estão executando as melhorias corretamente. "A videoetnografia traz a voz do paciente para dentro do quarto e muda toda a conversa", diz Neuwirth. "Quando entrevistamos uma gama de pacientes podemos ver os padrões e temas."

Desde 2.010, ela já treinou mais de 20 equipes de 10 membros na execução da técnica, e todas essas pessoas têm aplicado com sucesso a videoetnografia em projetos de aprimoramento.

Consultoria de inovação do KP

O Care Management Institute não é o único lugar no KP que tem papel decisivo na inovação e no aprimoramento. Na verdade, essa atribuição está impregnada em toda a organização. A Innovation Consultancy do KP, por exemplo, consiste em um grupo de *design* interno fundado em 2.003, que atua em inovação e na disseminação de novos métodos em todo o KP. Chris McCarthy, um dos membros da equipe de inovação, descreve a consultoria como "um grupo de *design* baseado em evidência e centralizado no ser humano" – uma combinação singular de abordagens. A consultoria mescla aquilo que McCarthy chama "fase de ideação tradicional – síntese, *brainstorming*, prototipagem etc. – e, em seguida, nós rematamos a ciência de aprimoramento", que inclui a realização de testes de campo e o estabelecimento de métricas de resultados e de processos. "Nós partimos do nada para testar ideias e provar que essas ideias se mostrarão valiosas", diz ele. "Nós somente chamamos isso de inovação quando sabemos que proporciona valor. Até então, é apenas um conceito ou ideia."

Em 2.007, Christi Zuber, à frente da Innovation Consultancy, e McCarthy perguntaram a alguns enfermeiros do KP o que havia de errado com a administração de medicamentos. A resposta inicial dos enfermeiros pareceu encerrar a discussão. "Não há nada de errado", disseram eles. "Trabalhamos duro e fazemos o serviço."

Zuber e McCarthy queriam ir mais fundo. A experiência lhes ensinara que frequentemente havia uma desconexão entre aquilo que as pessoas envolvidas com assistência médica pensavam e aquilo que elas sentiam. McCarthy se sentou com alguns enfermeiros e, em uma organização com bilhões de dólares investidos em tecnologia, deu-lhes giz de cera, marcadores coloridos e folhas de papel em branco. Então, pediu que refletissem sobre o pensamento que lhes viesse à mente ao enfocar a ideia de administração de medicação, visualizassem isso e então desenhassem na folha de papel a imagem que lhes viesse à mente.

Em cerca de 15 minutos ele teve uma resposta que era o extremo oposto daquilo que os enfermeiros lhe haviam manifestado verbalmente (as **Figuras 7.1 e 7.2** exibem dois desenhos de enfermeiros). McCarthy diz: "Nos desenhos, os enfermeiros pareciam aborrecidos, tristes, frustrados e desgastados." Quando McCarthy e Zuber questionaram o conteúdo daqueles desenhos, os enfermeiros lhes disseram que a administração da medicação era caótica, inquietante, por vezes indefinida e cheia de interrupções.

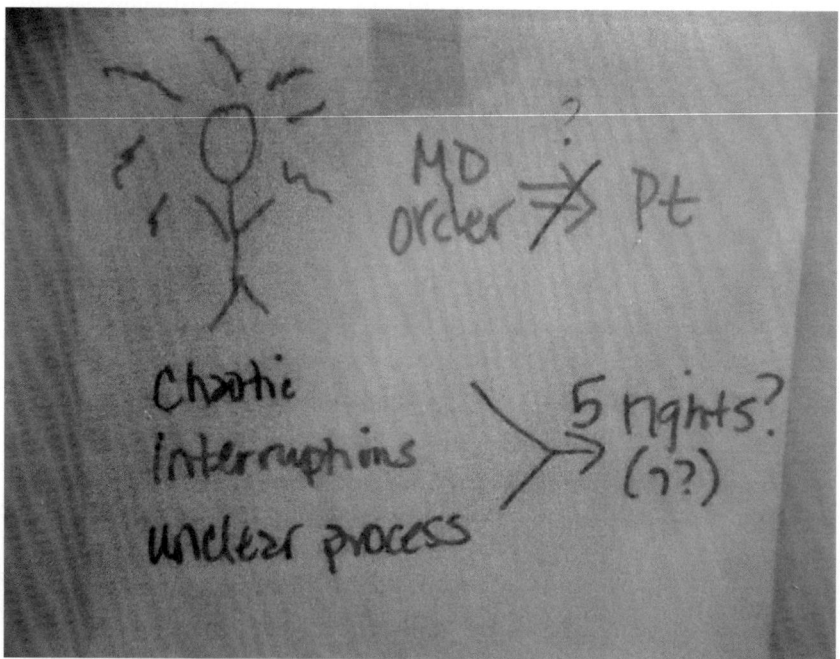

Figura 7.1. Visualização da administração de medicamento na perspectiva de um enfermeiro: 1.

Buscando o *Triple Aim* na Saúde

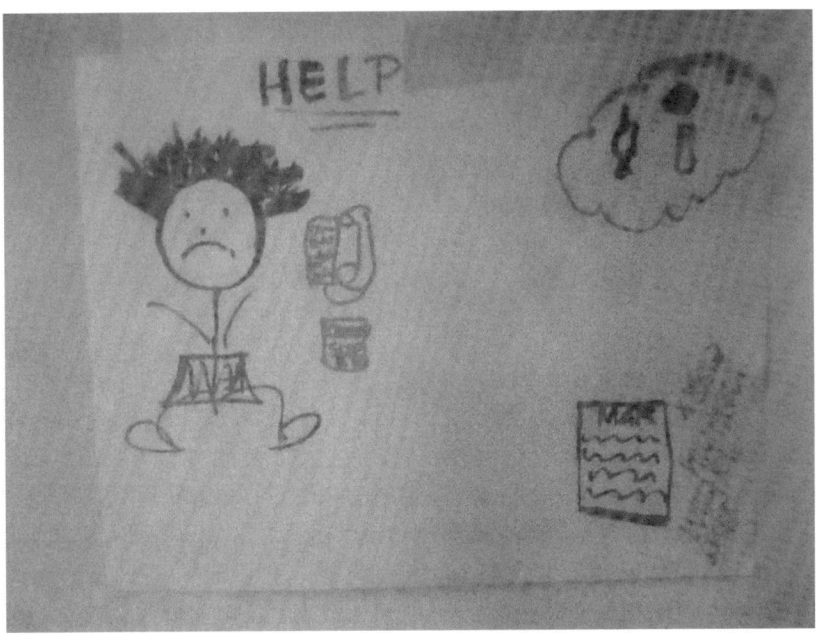

Figura 7.2. Visualização da administração de medicamento na perspectiva de um enfermeiro: 2.

"Conduzimos vários estudos e documentamos as interrupções, que eram grandes", diz McCarthy. "Documentei uma (administração de medicamento) que teve 17 interrupções! Aquilo foi um extremo. A média era de cerca de uma interrupção por administração, o que já é alto. Imagine toda administração de medicamento sendo interrompida."

Depois de ver os desenhos dos enfermeiros e de se aprofundar no conhecimento de suas preocupações e frustrações com relação à administração de medicações, McCarthy reuniu um grupo-piloto de enfermeiros, médicos, farmacêuticos e pacientes para visitar companhias de diferentes indústrias. Ele queria que esse grupo testemunhasse em primeira mão o modo como as companhias de fora da assistência médica haviam trabalhado incansavelmente ao longo dos anos ou até mesmo décadas para melhorar a segurança. O grupo visitou uma escola de voo, uma concessionária de carros da Lexus e um supermercado Safeway. Depois das visitas, o grupo passou 2 dias trabalhando em ideias sobre como melhorar a segurança da medicação junto ao KP. O grupo se reuniu no

Kaiser Permanente Sidney R. Garfield Health Care Innovation Center, um espaço de simulação onde as equipes do KP testavam diversas ideias antes de tentarem implementá-las no sistema. (O Garfield Center pode ser o único em toda a assistência médica – falaremos mais sobre ele mais adiante, neste mesmo capítulo.)

Durante os 2 dias passados no Garfield, os membros da equipe receberam uma infusão de energia. Havia um senso palpável de que se trabalhassem juntos poderiam exercer impacto – talvez um grande impacto –na segurança da medicação. A equipe conversou sobre quase todos os aspectos da administração de medicações. No total, foram propostas cerca de 400 ideias, e 40 delas foram suficientemente intrigantes para inspirar a equipe a construir protótipos rápidos usando materiais simples, como papel, cartões, marcadores e fita adesiva. Desses 40 protótipos, a equipe então selecionou um total de 15 para estudos adicionais e possível desenvolvimento.

Um dos modelos rápidos era um amplo peitilho de avental onde havia um sinal cor-de-rosa dizendo "NÃO PERTURBE", que o enfermeiro deveria usar ao administrar a medicação. Quando a equipe em Garfield Center viu aquilo, todos riram. McCarthy e seus colegas amaram a ideia – não a parte do não perturbe e sim a ideia subjacente, que eles rapidamente apelidaram de uniforme da não interrupção, uma roupa que sinalizaria que todos os enfermeiros estavam em processo de administração de medicação e não deveriam ser interrompidos.

A ideia era atraente, e foi formalmente denominada KP MedRite, a metodologia KP de administração de medicação aos pacientes da forma mais segura possível. Ao longo de um período de 10 meses, a ideia foi prototipada, revisada repetidamente e transformada em piloto. No local-piloto de Sacramento, a equipe comprou um colete de segurança de U$10 no Home Depot e experimentou usá-lo como se fosse o protótipo do uniforme da não interrupção. Os enfermeiros gostaram da ideia de ter um uniforme transmitindo o sinal de não interrupção, mas não gostaram das roupas amplas e desajeitadas. A próxima versão da ideia foi uma faixa larga, que, todavia, também foi considerada incômoda demais. Os enfermeiros queriam algo mais estreito, que pudessem dobrar e guardar no bolso. E foi precisamente isso que eles conseguiram.

O caminho do fracasso para a disseminação e o aprimoramento

"Muitos de nossos projetos acabam bem-sucedidos por passarem por vários fracassos logo no início. E penso que a faixa é de fato um bom exemplo disso – a primeira ideia parece realmente boa e, quando a experimentamos na prática, o *feedback* pode ser negativo", diz McCarthy. "Mas, em geral, as pessoas conseguem expressar aquilo que faz uma ideia funcionar e, enquanto continuam manifestando isso, você tem tempo para continuar seguindo em frente. Nós mantivemos a ideia (do uniforme de não interrupção) e a repetimos várias vezes em diferentes versões até chegarmos a uma conclusão bem-sucedida."

Uma adição importante ao processo KP MedRite incluiu a definição de zona sagrada, ou seja, uma área nitidamente demarcada no piso da unidade. Quando um enfermeiro está nessa zona trabalhando na dispensação de medicamentos, nenhum outro cuidador tem permissão de entrar ali. Trata-se de um reforço da temática da não interrupção do KP MedRite, que garante ao enfermeiro o espaço necessário para que ele se concentre na tarefa da medicação que tem em mãos.

Durante o teste de campo, a pergunta é simples: as pessoas que colocarão a ideia em prática gostarão dessa ideia? Se elas gostarem, então McCarthy e seus colegas começam a pensar em uma forma de testá-la em locais-piloto, num processo que pode demorar de 3 meses a 1 ano ou mais. O KP prefere conduzir testes-piloto em pelo menos dois locais e no mínimo em duas regiões distintas do KP, totalizando quatro testes-piloto.

Quando a ideia funciona em múltiplos locais, então ela está de fato pronta para ser disseminada. Essa disseminação começa com a criação de um pacote de mudança, que explica o novo processo e fornece várias ferramentas para as equipes locais usarem na implementação. Cada pacote de mudança é preparado em três versões, uma para cada um dos três níveis organizacionais: equipe de linha de frente, gestor de implementação e líder. Os pacotes de mudança trazem gráficos excelentes e são escritos com clareza e objetividade visando prender a atenção do público-alvo.

Os pacotes de mudança incluem uma quantidade significativa de material postado em um *website* interno, que pode ser usado em vários locais para promover a disseminação. Todas as ferramentas desenvolvidas para disseminação ou comunicação da inovação podem ser baixadas pela equipe. Pôsteres e outros materiais, por exemplo, podem ser baixados e impressos para que cada hospital não tenha que recriar os materiais de comunicação. Os pacotes de mudança também podem incluir vídeos que mostram como deve ser uma inovação – como deve funcionar e fluir.

Quando uma inovação está sendo disseminada, a qualidade do pacote de mudança é importante, e as equipes de projeto do KP trabalham duro para que seus pacotes de mudança estejam sempre entre os melhores. De fato, há alguns anos, os líderes do IHI reconheceram os pacotes de mudança do KP com uma das melhores práticas. Os pacotes de mudança têm sido disponibilizados para outras organizações fazerem *download* e usarem, com inúmeras organizações médicas norte-americanas, além do KP, adotando as práticas KP MedRite (http://xnet.kp.org/innovationconsultancy/kpmedrite.html).

Além das características do pacote de mudança já descritas, existem mais dois elementos importantes. Um pacote tem que descrever o caminho do fracasso e estabelecer especificações mínimas. A disseminação bem-sucedida, diz McCarthy, muitas vezes depende de os funcionários de linha de frente conhecerem em detalhes aquilo que não funciona e verem a sequência de mudanças durante o processo de projeto e testes. "Quando conduzo as pessoas pela via do fracasso, de certo modo isso lhes permite aceitar a ideia final sem ter que acrescentar nenhum *feedback*... Enquanto percorro o caminho do fracasso por você, você se vê participando do fracasso e... da sugestão de como tornar isso melhor."

O poder das especificações mínimas

Aumentar o peso das inovações atribuindo-lhes múltiplas especificações prejudica a disseminação. "Uma grande armadilha que descobrimos é quando as organizações dizem: 'Eis a resposta – estas três coisas, e é assim que você deve fazer para acertar'", diz McCarthy. "Em vez disso, temos uma especificação mínima que usamos, e que advém da consideração de que a sua organização é humana e não robótica –desse computador que você somente pode programar." No KP MedRite, as especificações mínimas enfocam três componentes: uma ferramenta, um espaço e um processo. A ferramenta é a faixa de não interrupção. O espaço é o espaço sagrado. E o processo para o enfermeiro é o seguinte:

- Entrar na sala de medicação usando a faixa de não interrupção.
- Checar os cinco "certos" da administração de medicação: medicação certa, horário certo, paciente certo, dose certa, via certa.
- Seguir para o quarto do paciente, higienizar as mãos e informar ao paciente que está na hora de administração da medicação.
- Explicar claramente ao paciente qual medicação está sendo administrada e por que ela está sendo usada.
- Usar o digitalizador de código de barras para registrar a administração da medicação no prontuário eletrônico do paciente.
- Higienizar as mãos novamente, retirar a faixa e sair do quarto do paciente.

Na região Nordeste do KP, os enfermeiros discutiram ideias alternativas e apareceram com uma bandeja de medicação que era exatamente da mesma cor verde altamente visível e reluzente da faixa. "Quem se importa se (a ferramenta) for uma faixa ou uma bandeja de medicação?", diz McCarthy. "Para nós, o importante é a não interrupção."

Parte da ideia de fornecer especificações mínimas está no fato de isso permitir aos funcionários adaptar e modificar a ideia conforme seu contexto local. "Nós realmente acreditamos em deixar as unidades individuais terem um pouco do seu próprio DNA incluído na inovação, e isso aumenta a adesão, a sustentabilidade", diz McCarthy. "Quando eles fazem isso, têm em mente o seguinte pensamento: 'Coloco meu tempo e minha própria energia nisso, então quero que funcione.'"

Resultados do KP MedRite

Com o KP MedRite, as interrupções foram reduzidas de uma média de 1 a cada administração de medicação para 0,2 por administração.

Antes do KP MedRite, 68% dos enfermeiros diziam que o processo de administração de medicação era limpo, seguro e fácil. Após a implantação do KP MedRite, esse porcentual aumentou para 90%. De modo significativo, o novo sistema melhorou a probabilidade de as cinco etapas básicas de administração da medicação serem cobertas, melhorando a adesão anterior ao KP MedRite de 33% para quase 80% após a sua implantação.

Construindo um sistema de desempenho em todo o KP

O CEO e presidente do Kaiser Permanente, George Halvorson, amou o trabalho realizado pelo Care Management Institute, bem como o trabalho que a Innovation Consultancy fez com o KP MedRite. Halvorson sabia como ninguém o quão inovador o KP havia sido ao longo dos anos. Entendia claramente que a inovação era parte da natureza do lugar, mas queria mais. Halvorson queria que houvesse capacidade de aprimoramento **em toda parte** – em cada hospital, clínica e consultório médico do KP. Queria mais do que uma cultura de inovação. Queria que a capacidade de inovar, aprimorar e disseminar se espalhasse por todo o tecido da organização.

Em novembro de 2.007, Halvorson se sentou com alguns executivos, entre os quais Alide Chase. Chase lembra: "Ele disse, 'Eu gostaria que vocês construíssem um sistema de aprimoramento do desempenho na organização.'" Halvorson queria uma abordagem organizacional para aprimoramento do desempenho; para construir habilidade e capacidade de aprimorar. Ele queria explorar as melhores práticas de aprimoramento em assistência médica, mas também queria ajustá-las confortavelmente ao KP. E ele queria iniciar o trabalho nas linhas de frente do KP.

Foi um tempo difícil no KP. A organização então estava em processo de conclusão da implementação de seu sistema de prontuário eletrônico, o Kaiser Permanente HealthConnect. "Ao terminarmos a execução do KP HealthConnect, precisaríamos alavancar o tremendo investimento em TI que tínhamos feito", diz Chase, "contando com habilidade e mão de obra para o aprimoramento do desempenho. Precisamos casar a magia da TI com a capacidade de construção de habilidade da equipe." Chase foi incumbida de liderar os esforços para concretizar a visão de Halvorson. Havia muitas perguntas: como seria o modelo de desempenho? Quais componentes seriam incluídos? Quais habilidades e capacidade teriam que ser construídas na organização?

Desde o início, Chase e outros especialistas em aprimoramento– incluindo Chris McCarthy e Lisa Schilling, vice-presidente de aprimoramento de desempenho de assistência médica do KP – sabiam aquilo que **não** queriam: eles não queriam um processo de aprimoramento baseado em projetos. Muitas organizações da área da assistência médica seguiam uma tendência nessa direção. Com uma abordagem de projetos, essas organizações selecionavam um dado aspecto (p. ex., segurança da medicação) e montavam uma equipe de clínicos que enfocariam esse tópico, e muitas vezes fariam ótimos progressos.

Passado algum tempo, a mesma organização poderia enfrentar um desafio relacionado aos tempos de espera e montaria uma equipe para criar um projeto em torno desse desafio. "As equipes se especializam no assunto do projeto", diz McCarthy. "Falta a transferência de conhecimento" sobre como inovar e aprimorar. "Nenhuma das habilidades e técnicas que a primeira equipe trabalhou duro para aprender – aprendendo a inovar – é transferida para a próxima equipe."

George Halvorson queria fazer algo muito mais ambicioso – embutir o conhecimento de aprimoramento contínuo da qualidade na infraestrutura da organização, para os especialistas em técnicas de inovação e aprimoramento poderem se unir às equipes de especialistas em assuntos específicos e trazer à mesa poderosos conhecimentos e experiência em aprimoramento.

Em 2.007, Chase e Schilling iniciaram uma série de visitas a diversas organizações de assistência médica que estavam entre as melhores do mundo, incluindo o Intermountain Healthcare, onde havia muitos anos o Dr. Brent James desenvolvera um renomado currículo de aprimoramento. Elas também gostaram das abordagens de aprimoramento adotadas em outros locais, entre os quais o Cincinnati Children's Hospital Medical Center, o Ascension Health, o SSM Healthcare e o Jönköping County, na Suécia. Há anos essas organizações trabalham diligentemente no aprimoramento e na disseminação internos. Todas fizeram investimentos significativos de tempo e talento em seus próprios sistemas. No IHI, o Improvement Advisors ajudou a conectar a equipe de aprimoramento de desempenho do KP com essas organizações.

"Nós estávamos indo a diferentes lugares para aprender como as melhores organizações que estavam a nossa frente já vinham fazendo as coisas", diz Chase. "O IHI mantinha relações com todos aqueles lugares, e eles sabiam quem estava à frente."

Schilling retornou da visita a outros locais e escreveu um artigo em que analisava a posição do KP e recomendava um caminho para seguir adiante. Ela observou que o KP "não tem estruturas e processos consistentes para o aprimoramento contínuo de forma a possibilitar o desempenho de nível mundial em todos os níveis da organização". Schilling diz que estudar o trabalho conduzido em várias organizações resultou na identificação, pela equipe do KP, de "seis capacidades essenciais para a criação de organizações de alto desempenho":

1. Liderança e habilidade dos líderes de identificar as "poucas oportunidades vitais de avanço".
2. Uma abordagem de sistemas.
3. Medir a capacidade em todos os níveis.
4. A cultura de uma organização que aprende (com "infraestrutura para colher as melhores práticas de compartilhamento e aprendizado para gerar potencial para as práticas de disseminação de maior impacto").
5. Engajamento da equipe de baixo para cima.
6. Uma forte capacidade interna de aprimoramento.

"Nós queríamos atingir o nível de habilidade de aprimoramento que fosse o mais próximo possível das linhas de frente", diz Chase. "Não queríamos construir um centro de aprimoramento nacional."

Equipes baseadas em unidade

"Nós queríamos que a maior parte da construção de habilidade ocorresse o mais perto possível das instalações onde a assistência clínica era prestada", diz Chase, e isso significava se engajar com aquilo que o KP chama de equipes baseadas em unidade (EBUs). Uma EBU é definida como "todos os participantes de um departamento ou unidade de trabalho natural, incluindo supervisores, representantes do sindicato e membros da equipe, médicos, enfermeiros, dentistas e administradores". Essas equipes eram fruto de um acordo negociado em 2.005 entre o KP e sindicatos de várias categorias, como forma de melhorar a assistência prestada aos pacientes e, ao mesmo tempo, proporcionar o melhor ambiente de trabalho para os funcionários.

John August, diretor executivo da Coalition of Kaiser Permanente Unions, considera que "a fundação da parceria" entre o KP e os sindicatos constitui um aprimoramento do desempenho. August observa que o National Agreement entre o KP e os sindicatos "nos compromete a mudar a cultura organizacional para sustentar todo o aprimoramento do sistema... A meta é alcançar o aprimoramento contínuo de muitas medidas de aprimoramento de desempenho, todas de uma vez, e não enfocar iniciativa por iniciativa ou projeto por projeto" (August, 2.010). Esse alinhamento do trabalho e da administração em torno da qualidade e do aprimoramento tem proporcionado ao KP flexibilidade significativa e liberdade, nos níveis local e regional, para buscar o aprimoramento. Isso é fundamental para a inovação. Na assistência médica, a mudança e o aprimoramento quase sempre são desafiadores e, muitas vezes, dolorosos. Se o conflito administração--trabalho é adicionado ao desafio, então a mudança e o aprimoramento se tornam exponencialmente mais difíceis. O acordo firmado pelo KP ajuda a aliviar uma parte dessa contenda. Mais especificamente, as EBUs são orientadas pela Bússola de Valores KP (KP Value Compass) (Figura 7.3), que coloca o foco de um paciente e membro no centro do aprimoramento do desempenho e, de fato, no centro do que toda a equipe faz no KP.

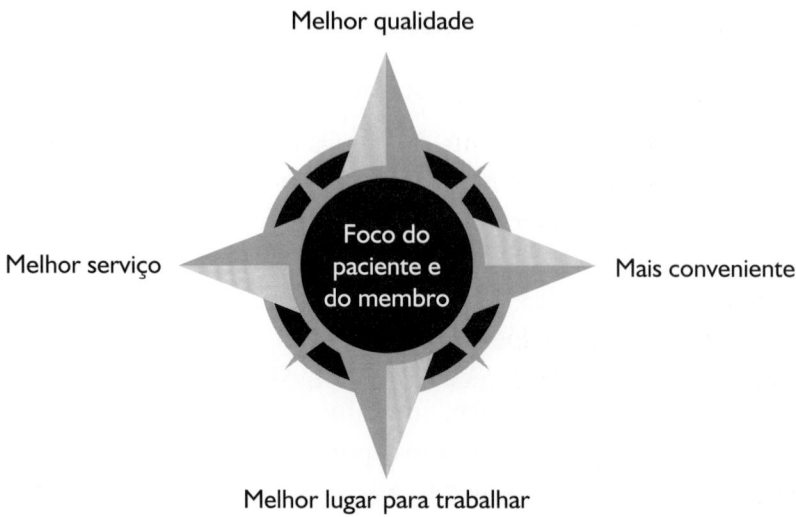

Figura 7.3. A bússola de valores do KP.

Do projeto ao portfólio

No inverno de 2.008, Chase, Schilling e outros membros da equipe de aprimoramento do desempenho lançaram um Improvement Institute para executivos e estagiários do Improvement Advisor (IA). Esse programa foi inicialmente planejado para ser o núcleo da capacidade de aprimoramento que o CEO George Halvorson aspirava disseminar em todo o KP. O propósito do programa era treinar grandes números de funcionários do KP para atuarem como guias habilitados para ajudar as equipes do KP no aprimoramento de processos internos. Embora não fossem especialistas em todas as áreas, esses indivíduos deteriam o conhecimento operacional da arte e da ciência do aprimoramento.

Desde o início, os estagiários IA foram ensinados a pensar em termos de **portfólio** de aprimoramento, e não de projetos de aprimoramento individuais. O conceito de IAs tendo um portfólio de projetos é fundamental para o sucesso da abordagem do KP, e Chase enfatiza a diferença existente entre administração de projeto e administração de portfólio. Em uma abordagem de projeto, uma equipe poderia enfocar, por exemplo, apenas a aplicação efetiva do grupo de pneumonia adquirida por ventilação (PAV). Com uma abordagem de portfólio, entretanto,

Buscando o *Triple Aim* na Saúde

os IAs alinham cada implementação ao plano estratégico geral da organização. Exemplificando, se a meta do hospital é diminuir as infecções, então o IA irá olhar o desafio de uma perspectiva ampla. O trabalho certamente envolverá a implementação efetiva do grupo de PAV. Contudo, essa atividade isolada pode não reduzir a incidência geral das infecções no hospital, ou pode exercer um impacto apenas marginal. Por isso, o IA também se envolverá com o trabalho relacionado à prevenção de infecções através de linhas centrais, intensificando complacência a adesão dos membros da equipe à lavagem adequada das mãos, bem como melhorando as condições sanitárias dos quartos, as roupas de cama e os equipamentos, entre outros. Quando um IA "salta de um projeto para um portfólio, o líder sênior diz para que é para fazer um... Big Dot", diz Chase. Um *Big Dot* é uma medida de sistema integral (como "diminuir em 20% a taxa de mortalidade associada à internação dentro de um período de 2 anos") que pode ser usada para avaliar o desempenho e a efetividade, bem como para alinhar os incentivos (Pugh e Reinertsen, 2.007). Assim, diz Chase, o IA tem que "assumir vários projetos em várias unidades que formarão um portfólio, e, conforme a habilidade do IA aumenta, o mesmo acontece com sua habilidade de lidar com muitas equipes. A habilidade de ver o todo é o que acontece quando você se move para um portfólio (perspectiva)".

O corpo docente do programa IA, em grande parte oriundo de fora do KP, incluía a dra. Uma Kotagal (do Cincinnati Children's Hospital Medical Center), Lynn Maher (da consultoria em inovação do National Health Service na Inglaterra) e alguns membros do IHI, entre os quais Robert Lloyd. A CEO e presidente do IHI, Maureen Bisognamo, coautora deste livro, ensinou os participantes sobre o papel do líder no aprimoramento.

O modelo de aprimoramento rápido e outras ferramentas

O trabalho do instrutor é "colocar as ferramentas no *kit* de ferramentas dos estagiários IA", diz Chase. Exemplificando, os estagiários IA aprendem algumas habilidades básicas de etnografia, mapeamento e análise de custo. Durante o curso, os instrutores e mentores ficam em pé, circulando por entre eles, aconselhando-os e auxiliando-os.

"Ensinamos coisas como estabelecer um objetivo, conduzir um teste e (empregar) estatística, para que seja possível ver melhorias com o passar do tempo", diz Schilling. "Como você olha para um processo, padroniza-o e o simplifica de modo a tornar fácil fazer a coisa certa? Onde você começa? Como você pilota localmente? Como você se move para o próximo ponto? Como você otimiza e como monitora e supervisiona o aprimoramento?"

Um elemento essencial para ser bem-sucedido com esse modelo de aprimoramento é garantir que todos os IAs tenham um excelente conhecimento funcional sobre testes de ciclo rápido – testes PDSA (Plan-Do-Study-Act [planejar-fazer-estudar-agir]), que podem ser conduzidos, analisados e medidos com bastante rapidez. "Todos têm que ter esse conhecimento acerca do modelo de aprimoramento rápido", diz Chase. "Os IAs em treinamento aprendem a resolver, ao longo de 90 dias, como executar corretamente um pacote de práticas, bem como experimentar pequenos PDSAs e continuar realizando medições para ver o quão corretamente nós executamos o pacote."

"Qual conhecimento todos precisam ter?", pergunta Schilling. "Nós acreditamos que todos precisam saber basicamente o *Model for Improvement* e os testes rápidos de mudança." Esse núcleo do treinamento IA era a abordagem enunciada em um livro que se tornou clássico na literatura da ciência do aprimoramento, *The Improvement Guide: A Practical Approach to Enhancing Organizational Performance* (Guia do aprimoramento: uma abordagem prática para melhorar o desempenho organizacional) (Langley, Moen, Nolan, Nolan, Norman e Provost, 2009).

- ⊙ **Estabelecendo metas.** Qual é o seu objetivo geral com essa iniciativa? O que estamos tentando realizar? Os instrutores mostram aos alunos que o aprimoramento efetivo requer definição precisa daquilo que se pretende realizar, com metas mensuráveis e específicas em termos de tempo.

- ⊙ **Identificando as medidas.** O que exatamente nós iremos medir para determinar se estamos progredindo?

- Identificando as mudanças. Quais mudanças específicas estão ao nosso alcance que levarão ao aprimoramento? Como as equipes do KP gostam de dizer (parafraseando Don Berwick), "todo aprimoramento requer mudanças, mas nem todas as mudanças resultam em aprimoramento". É essencial enfocar as mudanças com potencial de efetivar mudança real.

- Testando resultados. Por fim, os alunos são ensinados a aplicar o ciclo de PDSA básico para testar a mudança. Com o uso efetivo do PDSA, os IAs e suas equipes irão planejar juntos, trabalhar juntos, estudar juntos os resultados e atuar para ajustá-los ou implementá-los.

Ao final de 2.011 – menos de 3 anos após o início do Improvement Institute e do programa de treinamento IA –, o KP concluiu três levas de treinamento que promoveram a colocação de um total de mais de mil IAs em seus postos. E o KP já entrava na quarta leva, com um total de mais 300 estagiários de IA. Além disso, o KP tem desenvolvido um currículo ainda mais rigoroso para uma nova categoria de IA mais avançados e altamente treinados.

Depois de concluírem o programa de estágio, tendo completado seu primeiro ciclo de aprimoramento de 90 dias, os IAs seguem rapidamente para o próximo projeto do portfólio. "Queremos que a capacidade de aprimoramento seja aplicada imediatamente na área seguinte de prioridade do plano estratégico", diz Chase. "Assim, o IA em uma determinada área está trabalhando em algo, enquanto o próximo IA está em treinamento e vem logo atrás." Ao final de 2011, as equipes baseadas em unidade do KP, lideradas pelos IAs treinados internamente, completaram mais de 10 mil projetos de aprimoramento do desempenho centralizados no paciente.

É difícil superestimar o impacto coletivo de milhares de projetos em todo o KP. O aprimoramento constante e a habilidade interna do KP de acelerar esse aprimoramento com o treinamento de mais e mais IAs influenciam áreas específicas em toda a organização, certamente, mas também atuam como uma máquina que ajuda a conduzir os "big dots" em termos de satisfação do paciente, resultados clínicos e custos.

Criando troca de conhecimento de enfermagem

É difícil superestimar a importância das transições na assistência, seja qual for o cenário, mas sobretudo no contexto de hospital de assistência aguda. Para os enfermeiros, as mudanças de turno constituem uma corrida de revezamento interminável. Em todo o campo da assistência médica, em estabelecimentos amplos e pequenos, urbanos e rurais, a troca de turno é um momento crucial que apresenta desafios significativos. Entretanto, nesse período de tempo essencial também existe a oportunidade de criar sistemas e procedimentos que proporcionam assistência melhor e mais segura aos pacientes. Um estudo constatou que os enfermeiros estavam gastando mais tempo correndo de um lado para outro e atualizando gráficos do que ficando junto dos pacientes.

"Descobrimos que os enfermeiros gastavam o tempo deles cuidando de sistemas quebrados, em vez de cuidarem dos pacientes", diz Marilyn Chow, vice-presidente do National Patient Care Services, no KP. Alguns enfermeiros começavam seus turnos ouvindo uma gravação feita pelo enfermeiro do turno anterior sobre a condição de certos pacientes. Outros enfermeiros se amontoavam em uma sala de reuniões afastada – inacessível aos pacientes –, onde trocavam informações.

Trabalhando em colaboração com enfermeiros de linha de frente e da supervisão, as equipes de inovação do KP desenvolveram uma nova abordagem para transmitir informação sobre pacientes nas trocas de turno, a que chamaram *Nurse Knowledge Exchange* (troca de informação de enfermagem) (NKE). O cerne do processo consistia em fazer os enfermeiros que entravam e os que saíam se encontrarem na cabeceira do paciente, com um computador portátil que lhes proporcionasse acesso ao prontuário eletrônico do paciente. Incluindo o paciente em sua discussão de transferência, os enfermeiros revisariam a assistência prestada durante o turno anterior, bem como as necessidades de assistência esperadas para o próximo turno. A voz dos pacientes se mostrou um componente valioso nesse processo simples, porém bem mais consistente e efetivo. Para pavimentar o caminho para o processo de NKE de transferência, que é tão enrolado quanto possível, os enfermeiros fazem uma varredura com 1 hora de antecedência em relação à hora da troca de turno, para cobrir outros aspectos diversos com os pacientes. Durante essa varredura, os enfermeiros checam com todos os pacientes presentes na unidade, a fim de garantir o atendimento das necessidades deles e a minimização das interrupções durante o processo de transferência. Essa abordagem se mostrou efetiva para fazer com que a transferência ocorra de modo mais suave, por meio do processo NKE.

Outra parte da abordagem do NKE consistia em colocar um quadro de assistência no quarto do paciente – um quadro-branco simples –, onde seriam listados as metas da assistência e os próximos procedimentos. Essa ferramenta simples ajuda os pacientes a entenderem seus planos de assistência e a expectativa que devem ter com relação à assistência diária que estão recebendo. Trata-se de um lembrete sempre presente para os cuidadores, pacientes e suas famílias do plano de assistência específico para cada paciente. Por fim, a equipe de inovação, trabalhando com os enfermeiros, criou um banco de dados – apelidado MY BRAIN (meu cérebro) –, que pode gerar um relatório impresso para auxiliar a transferência de informação entre os enfermeiros.

Disseminação do NKE

O NKE era um processo tão obviamente melhor do que o "não sistema" para transferências de troca de turno que sua disseminação ocorreu viralmente a partir das unidades-piloto para os outros hospitais em todo o KP. Em alguns hospitais, diz McCarthy, enfermeiros flutuantes que estavam trabalhando em uma unidade-piloto de NKE estavam então "indo" para outras unidades e diziam: 'Vocês têm que ver o que está acontecendo naquela unidade. Eu realmente gosto do modo como eles fazem a troca de turnos'. Assim, nós tínhamos alguns desses enfermeiros flutuantes indo para outros hospitais naquela área de serviço, e então começamos a ter demandas viralmente, que era uma forma excitante de iniciar a disseminação".

Chow e seus colegas queriam disseminar o NKE o mais rápido possível. Para tanto, em vez de implementar a nova abordagem em um hospital de cada vez, o KP adotou uma estratégia desenvolvida pelos líderes seniores no IHI, entre os quais os doutores Bob Lloyd e Rashad Massoud. Essa abordagem acelerada é explicada em detalhes no documento oficial *IHI Innovation Series*, que também descreve os antecedentes dessa **estrutura de disseminação** (Massoud, Nielsen, Nolan, Schall e Sevin, 2.006). "O conceito era uma técnica em onda *versus* uma técnica linear", diz Chase. "A ideia era disseminar a princípio para alguns sítios simultaneamente, para então ter esses (sítios) atuando como mentores para os próximos sítios." A **Figura 7.4** ilustra a ideia de disseminação e crescimento exponencial, em que a primeira unidade treina três unidades adicionais e cada uma dessas, por sua vez, treina outras três unidades.

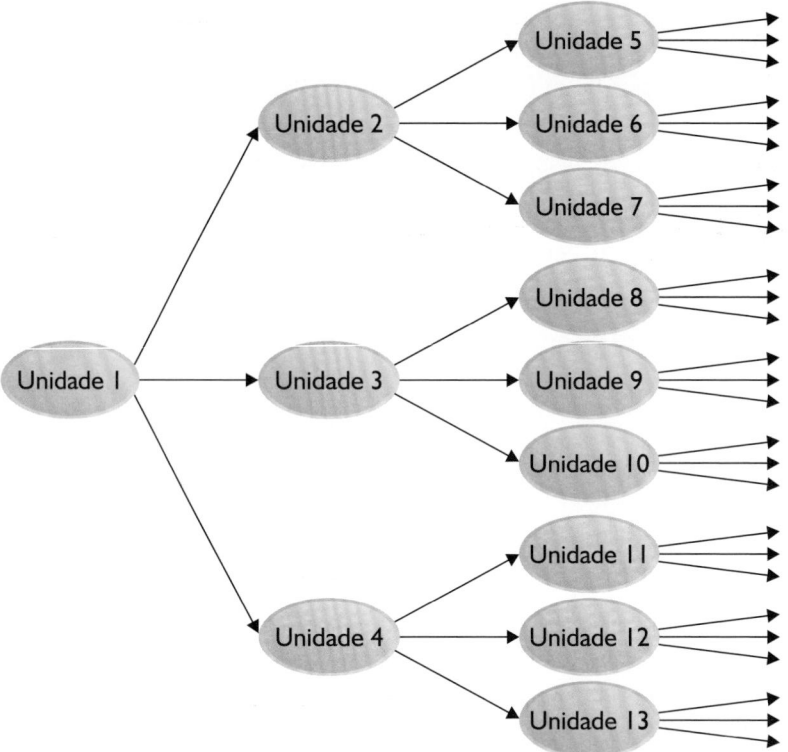

Figura 7.4. **Teoria da ampliação rápida.**

NKE*plus*

O NKE funcionou bem em alguns hospitais e muito bem em outros. Depois que o processo foi inserido em uma grande parte do sistema KP, alguns líderes de inovação voltaram e fizeram uma análise minuciosa. Eles constataram que, em alguns locais, o processo não estava atingindo seu potencial máximo. Em particular, dois problemas se destacavam. Um era o caos que às vezes se estabelecia na troca de turnos, quando um enfermeiro podia ter que transferir seus pacientes para até quatro enfermeiros. O outro problema era que, durante a transferência, quando os enfermeiros estavam juntos no quarto do paciente, não havia ninguém disponível para responder às chamadas luminosas, telefonemas, perguntas dos médicos e assim por diante.

A equipe de inovação se engajou nas reuniões de ideia com um amplo grupo de funcionários, incluindo enfermeiros de linha de frente, enfermeiros encarregados, internalistas, farmacêuticos, técnicos de assistência ao paciente, administradores de unidade e outros. Eles viam claramente a necessidade de refinar o modelo NKE com dois acréscimos que – aliados ao modelo NKE original – constituiriam o NKE*plus* (Figura 7.5).

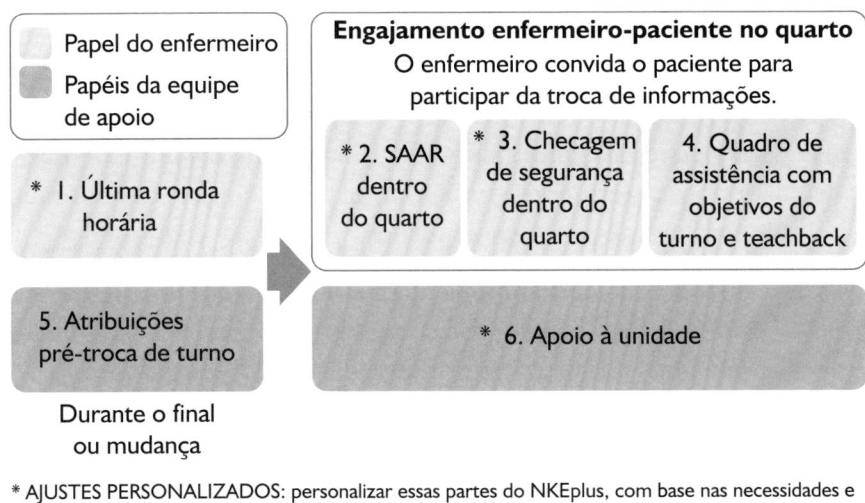

* AJUSTES PERSONALIZADOS: personalizar essas partes do NKEplus, com base nas necessidades e dinâmica exclusivas da unidade.

Nota: SAAR (situação-antecedentes-avaliação-recomendação) é definida pelo IHI como uma "estrutura para comunicação entre os membros da equipe de assistência médica acerca da condição de um paciente".

Figura 7.5. NKE*plus.*

O primeiro elemento novo tinha como alvo as **atribuições pré--troca de turno**. Isso envolvia um enfermeiro encarregado "atribuindo pacientes aos enfermeiros do turno que estava para começar, esforçando-se para que as transferências entre os enfermeiros fossem, sempre que possível, de um para um (um enfermeiro que terminava seu turno transferindo todos os pacientes para o enfermeiro do turno que iria começar). O enfermeiro encarregado de saída deveria trabalhar com os funcionários da unidade para que as atribuições fossem colocadas de forma clara antes da troca de turno". Isso implicava que os "enfermeiros estivessem preparados para começar assim que chegassem", e eles sabiam de qual dos enfermeiros de saída deveriam pegar um relatório. Os enfermeiros que estavam saindo também sabiam para quais enfermeiros do próximo turno deveriam entregar seus relatórios. "Ao minimizarem as transferências múltiplas entre enfermeiros diferentes, os enfermeiros não ficam 'esperando à toa' e podem passar mais tempo com os pacientes nos quartos, durante as trocas de turno."

O segundo elemento novo envolvia o **apoio à unidade**, que "consistia na coordenação da equipe de apoio e na administração da unidade para minimizar o desentrosamento dos enfermeiros durante a troca de turno". O apoio à unidade envolvia várias atividades, incluindo o uso da equipe de apoio e dos administradores de unidade para atender às chamadas luminosas de pacientes durante a troca de turno, numa tentativa de não distrair os enfermeiros de sua transição de trabalho decisivamente importante durante as trocas de turno.

O NKE*plus* tem seis componentes essenciais (conforme mostra a Figura 7.6) e é projetado para produzir a melhor preparação da unidade e coordenação aprimorada entre os funcionários.

"O fato realmente interessante com relação a ter uma infraestrutura de *design* que pode existir a longo prazo é que, depois de 5 anos, nós voltamos e catamos os pedaços... onde os havíamos deixado", diz McCarthy. "Nós implementamos o NKE em todo o nosso sistema e isso funcionou em muitos lugares, mas não em outros, então nós voltamos atrás e... exploramos mais, encontramos alguns detalhes que foram perdidos na primeira rodada e, assim, os reprojetamos."

Um resultado do NKE e do NKE*plus* nos testes-piloto de Sacramento e Santa Clara foi um aumento significativo da quantidade de tempo que os enfermeiros conseguem passar à cabeceira dos pacientes – um aumento de 19,6%. Isso é traduzido em quase uma hora a mais em um turno de 10 horas.

Desenvolvendo o Garfield Health Care Innovation Center

Marilyn Chow começou a ficar preocupada com todo o trabalho que os enfermeiros eram solicitados a fazer e com todos os aparelhos que eles tinham que carregar. Ela tinha lido sobre a Cleveland Clinic's Nursing Unit, do projeto Future, e ficou impressionada com a habilidade da clínica de simular várias ferramentas e processos de enfermagem. Chow considerava que um centro comparável no KP poderia ser semelhante. Ela contratou Jennifer Liebermann, que tinha experiência significativa em negócios e iniciação de empreendimentos de risco internos, para ajudar o KP a desenvolver essa ideia ainda mais.

Chow e Liebermann, que se tornou diretora do novo KP Sidney R. Garfield Health Care Innovation Center, começaram a unir algumas ideias. Quanto mais elas colaboravam junto ao KP, mais o escopo do projeto crescia – de uma área de simulação para enfermeiros a uma área de simulação para quase qualquer coisa relacionada à clínica e também para *design* arquitetônico, implementação de TI e autocuidado doméstico. "Nós estávamos focadas em como unir espaço, tecnologia e fluxo de trabalho", diz Liebermann. Ela trabalhou com líderes seniores em enfermagem, tecnologia e instalações, com o objetivo de prever e projetar um novo espaço para testar novas tecnologias, a fim de determinar se isso realmente funcionaria em hospitais e consultórios médicos.

Enquanto planejavam o novo centro de inovações, Jennifer Liebermann, Christi Zuber, Chris McCarthy e Marilyn Chow visitaram o centro de simulações McDonald's, conhecido como Laboratório Central, em Chicago. O laboratório incluía um amplo espaço aberto e áreas onde a empresa de *fast-food* pode criar cozinhas de teste para testar o fluxo de funcionários e as interações com os consumidores, bem como avaliar o espaço, a tecnologia e o fluxo de trabalho. "Uma coisa que aprendi é o quanto (o McDonald's) presta atenção aos detalhes", diz McCarthy.

"Eles podem trazer dados ativos de qualquer restaurante do mundo e ver como as inovações deles irão reagir. Eles têm essa configuração do espaço deles e podem calcular quantos carros virão para um *drive-thru* em Cingapura, podendo simular isso no próprio laboratório."

A partir de suas colaborações com a equipe do KP e do laboratório McDonald's, a equipe do KP incorporou ideias ao Garfield Health Care Innovation Center. Embora muitas (talvez a maioria) das ferramentas e técnicas usadas pelo KP para fins de aprimoramento e disseminação possam ser adotadas por organizações de assistência médica de qualquer porte, o escopo e a capacidade do Garfield Center são exclusivamente do KP – e talvez exclusivas em toda a assistência médica. (Certamente, existem outros centros de simulação de assistência médica, incluindo o Center for Learning and Innovation, no North Shore-Long Island Jewish Health System. Com 450 mil m² e 19 salas de simulação, esse centro está entre os maiores do mundo e tem forte ênfase no ensino.)

O Garfield Center é uma estrutura de 37 mil m², onde uma ampla variedade de modificações tecnológicas e de fluxo de trabalho são simuladas sob as condições do mundo real. O centro inclui uma enfermaria de hospital, suíte cirúrgica, área de parto, sala pediátrica, casa de paciente, sala médico-cirúrgica padrão e de necessidades especiais, sala de cuidados intensivos de paciente, sala de consulta, área de espera para familiares, sala de tratamento do departamento de emergência, sala cirúrgica e áreas centrais da unidade da equipe com estações de trabalho de enfermagem.

O propósito do Garfield Center é, primeiro, simular qualquer tecnologia, *design* ou processo novo que o KP esteja considerando, antes de aplicá-los em alguma das clínicas ou hospitais do KP. As zonas de prototipagem do centro permitem às equipes testar ideias e desenvolvê-las rapidamente, usando materiais flexíveis que podem ser movidos com rapidez. As extensas zonas de hospital e clínica integram espaço, tecnologia e fluxo de trabalho. A zona residencial proporciona uma janela para o futuro do KP, onde a saúde e o bem-estar são prestados aos seus membros fora das instalações tradicionais de assistência médica.

Atividades físicas como representações ou dramatizações permitem que as pessoas vejam e experimentem ideias novas, por vezes em três dimensões. Os testes de ciclo rápido permitem que os projetistas "falhem com antecedência e várias vezes" até encontrarem soluções funcionais. Nesse processo, os projetistas criam um ambiente de aprendizado, onde todas as ideias são valorizadas e a inovação pode prosperar.

O Dr. Yan Chow, diretor de inovação e tecnologia avançada do KP, diz que o Garfield Center permite às equipes "executarem os testes em cenários que se aproximam ao máximo da realidade, sem operações perturbadoras". Ele observa ainda que o KP está construindo todos os seus hospitais com base em um único molde − bem mais econômico do que uma abordagem sem repetição − e que o núcleo desse molde é reproduzido no Garfield Center. Isso implica que o molde pode evoluir em relação aos novos processos e abordagens testados de modo bem-sucedido.

Um exemplo desses processos de teste ocorreu durante o trabalho com o KP MedRite. As equipes clínicas apareceram com várias ideias para diminuir as interrupções durante a prestação de serviço dos enfermeiros, e alguns farmacêuticos sugeriram a possibilidade de usar carrinhos sem fio −computadores sobre rodas − que os enfermeiros do KP usariam ao fazer as rondas pelas enfermarias do hospital. Os farmacêuticos estavam empolgados com a utilização de carrinhos sem fio, porque eles tinham uma parte especial para guardar as medicações dos pacientes. A teoria era a de que os enfermeiros transportariam as medicações com eles no decorrer do trabalho e as forneceriam aos pacientes sem terem que a toda hora voltar até uma dispensação central de medicamentos. Parecia lógico que os novos carrinhos poderiam tornar esse trabalho mais eficiente, mas comprar milhares de carrinhos para todo o sistema KP seria um investimento financeiro de grandes proporções. Por isso, o KP comprou dois carrinhos, criou uma situação de simulação na enfermaria hospitalar do Garfield Center e fez uma equipe de enfermeiros de linha de frente testar o modo como esses carrinhos funcionariam. Enquanto as equipes e técnicos se reuniam para assistir à simulação, os enfermeiros trabalhavam na enfermaria de hospital simulada, exatamente como fariam em suas rotinas normais.

Yan Chow diz que, em 15 minutos, os enfermeiros já se queixavam dos novos carrinhos. Embora os equipamentos teoricamente fossem aquilo que os enfermeiros haviam pedido, não estavam funcionando na prática. Em primeiro lugar, havia os aspectos ergonômicos, uma vez que as pesadas caixas metálicas para colocação dos medicamentos faziam o peso dos carrinhos aumentar em 45 kg. Em segundo lugar, os enfermeiros estavam preocupados com o que poderia acontecer aos medicamentos – incluindo os narcóticos, substâncias controladas – se eles se distanciassem dos carrinhos ao executarem diversas tarefas para os pacientes. As travas existentes nas caixas de medicamentos eram complicadas demais para o trabalho, e os enfermeiros tinham a sensação de que as caixas os prendiam aos carrinhos, impedindo-os de se afastar.

"Estava muito claro para os enfermeiros que (os carrinhos) não funcionariam", diz Yan Chow. Ele diz que, posteriormente, conversaram com um funcionário de outro sistema médico de grande porte que havia comprado três mil carrinhos sem testá-los com antecedência – pelo menos, não no tipo de cenário da vida real proporcionado pelo Garfield Center. Mais tarde, a equipe do KP ficou sabendo que o outro sistema médico tinha parado de usar os carrinhos.

Yan Chow acredita que um dos maiores valores do Garfield Center está naquilo em que ele previne o KP de fazer, como no caso dos carrinhos. "O centro tem muita importância para frear as coisas", diz ele. "Em inovação, a falha às vezes é mais importante do que o sucesso."

Olhando o futuro

O Dr. Jack Cochran, diretor executivo da Permanente Federation, a organização *umbrella* nacional representante do Permanente Medical Groups regional, e que juntos empregam cerca de 16 mil médicos, vê a progressão do KP como parte de uma ampla mudança histórica na assistência médica, passando da "era industrial da medicina para a era da informação da medicina". Ele afirma que o modelo da era industrial na medicina – em que tudo é "centralizado no médico" e gira em torno da consulta clínica –ainda é muito o *status quo* em grande parte dos Estados Unidos. Por outro lado, diz Cochran, "todas as outras indústrias mudaram do modelo arcaico para o moderno". No KP, há alguns anos, o foco tem sido "colocar o consumidor no centro e mudar para a era da informação".

Cochran coloca duas questões para ajudar a determinar se um prestador está trabalhando sob o modelo da era industrial ou seguindo o modelo da era da informação. A primeira pergunta, que tem sido feita há gerações na medicina, é dirigida ao médico: quantos pacientes você consegue atender hoje? A segunda pergunta é dirigida à equipe de assistência médica: quantos problemas de pacientes vocês conseguem resolver hoje? Ele fala de equipes de assistência da era da informação constituídas por médicos, enfermeiros, assistentes médicos, farmacêuticos e outros profissionais trabalhando juntos para ir além da consulta tradicional visando ajudar os pacientes – via *e-mail*, consultas eletrônicas, aulas e mais. Com os prontuários eletrônicos dos pacientes, por exemplo, o KP pode sortear e analisar dados contidos nos registros e em outras ferramentas baseadas em bancos de dados, para "criar uma comunidade de aprendizado muito mais intensa e, assim, ter uma disseminação mais rápida e melhorar em todos os lugares".

Cochran observa que, para o aprimoramento da assistência médica na era da informação, é central a determinação dos médicos de encontrar meios novos e efetivos de melhorar a qualidade da saúde dos seus pacientes. Ele aponta o programa de consulta pró-ativa do KP, que se baseia em dados obtidos em tempo real pelo KP HealthConnect para localizar lacunas na assistência e, então, preenchê-las rapidamente.

"Quando se tem bons dados que são facilmente acessíveis, consegue-se criar listas, registros e outros conjuntos de dados que, então, podem ser monitorados e supervisionados pelas equipes de assistência médica, com o intuito de garantir que há uma prevenção e monitoramento adequados", diz ele. "Esses dados permitem que você veja instantaneamente (quais pacientes estão ou não) em áreas como tratamentos padrão para diabetes, ou a necessidade de triagens (p. ex., mamografias). Se uma paciente estiver atrasada para uma mamografia, por exemplo, a tradição tem sido enviar cartões e cartas ou telefonar para essa paciente para lembrá-la do exame. Entretanto, no modelo de (consulta pró-ativa), nós combinamos os aprendizados de suprimento e demanda e usamos os recursos de mamografia para criar esquemas que possam ser receptivos às chegadas de mesmo dia de pacientes que estejam na clínica por outros motivos.

"Então, com a nossa consulta pró-ativa, quando a sra. Jones chega para fazer um exame oftalmológico, é enviado um lembrete à recepcionista dizendo que a sra. Jones precisa de uma mamografia. Nós então lembramos a sra. Jones de que ela precisa fazer o exame e nos oferecemos para fazer isso enquanto ela ainda está no consultório." Ligar esse lembrete a um horário de mamografia com consultas abertas cria uma solução imediata. A região do Sul da Califórnia desenvolve a nova abordagem porque havia insatisfação com as taxas de triagem de mamografia. Com a nova abordagem, eles se tornaram em 2.008 o número um em todo o país, segundo o National Committee for Quality Assurance (NCQA), em adesão de pacientes a mamografias.

Cochran diz que o poder da cultura do KP de ensinar e aprender uns com os outros e de disseminar a inovação é claramente indicado pelo fato de, no ano subsequente ao do sucesso do Sul da Califórnia, o KP da região do Havaí ter sido o número um no ranking do NCQA de mamografia. E no ano seguinte, foi o KP da região da Georgia que ficou em primeiro lugar.

Yan Chow vê uma série de três macrotendências como tendo impacto profundo sobre a assistência médica e, em particular, sobre os meios pelos quais o papel da tecnologia na assistência médica crescerá. A primeira tendência é a de que a "população em processo de envelhecimento em todo o mundo está adquirindo um número muito maior de condições crônicas, e isso é bastante oneroso. Essa tendência é um enorme fator propulsor de todos os tipos de coisas em tecnologia".

A segunda macrotendência é uma escassez iminente de médicos de assistência primária. Yan Chow cita estimativas de que, por volta do ano 2.020, poderá haver falta de 40 mil médicos de família nos Estados Unidos. Por esse motivo, diz ele, é necessário que a assistência primária seja prestada por equipes, e essas equipes precisarão interagir constantemente com seus pacientes.

Essa interação será possibilitada pela terceira macrotendência – o papel central dos celulares no dia a dia das pessoas. Yan Chow antevê consultas por vídeo, monitoramento remoto, pacientes transmitindo informação para prestadores e outras formas de prestação de assistência que ultrapassam as paredes das clínicas. Ele acredita que os celulares aproximarão pacientes e equipes de assistência. Chow diz: "(Nós enviaremos a mensagem:) 'Somos seu parceiro de assistência médica', ao contrário de: 'Só estamos aqui quando você adoece.'"

No início de 2.012, o CEP do KP, George Halvorson, enviou uma mensagem de *e-mail* para numerosos colegas do KP, cujo assunto era: "Celebrando nossos prontuários médicos na palma de nossas mãos". Ele escreveu que:

Quase 9 milhões de pessoas agora têm acesso à própria informação médica por meio de iPhones, Android, Blackberrys ou celulares equipados com internet. Em outras palavras, o KP.org agora pode ser acessado do próprio celular.

Isso é um avanço enorme. As pessoas que têm esses aparelhos agora podem receber os resultados de seus exames laboratoriais, renovar prescrições e até enviar mensagem de *e-mail* para o médico pelo Android ou o iPhone...

Nós claramente lideramos o mundo em termos de conectividade.

Ninguém mais pode chegar perto de ter esse nível de conectividade conveniente para seus pacientes e membros.

Testei pessoalmente o novo aplicativo durante algumas se-manas, em meu próprio iPhone. Eu o adorei. Há algumas semanas, fiz alguns exames de sangue. Os resultados estavam em meu iPhone poucas horas após a realização dos exames – acompanhados da nossa sempre querida e muito clara expli-cação de literatura médica sobre o significado de cada exame.

Depois de fazer os exames, troquei algumas mensagens de *e-mail* com meu médico – fazendo perguntas e obtendo respostas de um modo incrivelmente conveniente e infor-mativo. Não tive que dirigir até o consultório médico para conseguir a informação. Eu a tinha em meu próprio celular.

A conectividade é uma coisa maravilhosa. Esses aparelhos e aplicativos estão mudando o mundo ao nosso redor, de mui-tas formas. A assistência médica não era parte da evolução. Mas agora é...

Da perspectiva do KP, esse bem pode ser o âmago da questão. Yan Chow está enunciando a crença básica do KP – de que o KP está lá para manter seus pacientes saudáveis e não apenas cuidar deles quando já estiverem doentes. Isso não é novidade para o KP. Embora muitas orga-nizações tenham adotado uma visão mais holística da saúde nos últimos anos, o KP lançou a sua abordagem Total Health, que enfoca todos os aspectos relacionados ao estilo de vida que exercem impacto profundo sobre o bem-estar. A intenção é manter seus membros saudáveis ao in-vés de cuidar deles somente quando estiverem doentes.

"Somos capazes de fornecer aos nossos membros uma assistência de alta qualidade e de ponta, inclusive para aqueles com doenças crônicas desafiadoras", diz Bernard Tyson, presidente e chefe de operações do KP. "Com a ajuda da tecnologia, dos nossos prontuários médicos e do nosso sistema integrado, podemos identificar membros com base em critérios que incluem etnia e condição crônica, para enfocar implacavelmente a prevenção, bem como o controle dos custos da assistência. Nosso trabalho está fundamentado na missão de prestar assistência de alta qualidade e conveniente por meio da entrada em nossas comunidades para identifi-car oportunidades em que possamos exercer um papel mais assertivo na prevenção, bem como patrocinando os mercados de agricultores nas vizinhanças com acesso limitado a produtos frescos. Isso nos permite ajudar a impulsionar um estilo de vida mais saudável que leva à saúde total."

"Quando dizemos que queremos que os nossos funcionários, membros e comunidades prosperem, queremos dizer exatamente isso", continua Tyson. "Prosperar é alcançar a saúde total – da mente, do corpo e do espírito. No KP, a nossa missão é ajudar as pessoas a fazer exatamente isso."

O desempenho geral do KP, medido de diversas formas, estabelece a organização como uma das organizações de assistência médica de maior desempenho do país.

- ⊚ Os rankings do NCQA indicaram que os quatro principais planos Medicare nos EUA estão incluídos no universo do KP e que o KP "está em primeiro lugar no Medicare em cada um dos mercados regionais" onde o KP opera.

- ⊚ O KP está em primeiro lugar no país em nove medidas HEDIS do Medicare, incluindo triagem de câncer de mama, avaliação do peso de adultos e controle da hipertensão arterial.

- ⊚ O KP está em primeiro lugar no país em 11 medidas HEDIS do Medicare, incluindo avaliação do peso de crianças, uso apropriado de medicação em pacientes asmáticos e triagem de clamídia em mulheres.

- ⊚ O KP tem a maior (cinco estrelas) classificação CMS em suas regiões operacionais da Califórnia, Colorado, Havaí e Nordeste do país.

Pontos-chave para fazer este trabalho

Christi Zuber (KP Innovation Consultancy): pontos-chave para uma jornada de aprimoramento bem-sucedida

- ⊚ Paciência. Ser paciente o suficiente para dar um passo de cada vez. Não pense que você irá acertar logo na primeira tentativa. É preciso estar aberto para aprender e falhar.

- ⊚ **Ritmo.** Não comece o trabalho de aprimoramento enfrentando os problemas grandes e politicamente sensíveis. Isso quase sempre é garantia de fracasso. É preciso aprender como fazer para chegar àquilo que irá funcionar para você.

Chris McCarthy (KP Innovation Consultancy): pontos-chave para uma jornada de aprimoramento bem-sucedida

- ⊚ **Simplicidade.** É prudente manter as coisas simples. Faça o básico. Você não tem que realizar um estudo etnográfico completo, mas apenas fazer algumas perguntas muito simples, como "Quais são nossos problemas aqui?", pode identificar uma necessidade verdadeira ou um problema real em um sistema.

- ⊚ **Uma linha de frente informada.** Às vezes, a linha de frente pode não vivenciar um determinado problema em particular. Ao usar uma etnografia básica, esse pessoal e seus gerentes podem ver qual é o problema e então propor um meio de resolvê-lo.

- ⊚ **Especificações mínimas.** Usar o conceito de especificações mínimas para enfocar o trabalho de aprimoramento e continuar permitindo a adaptação local.

- ⊚ **Dados bons.** Medir. Compartilhar dados. Conversar sobre os dados.

- ⊚ **Marca.** Nomear (atribuir uma marca) aquilo que funciona. No KP, por exemplo, os enfermeiros não só administram a medicação como também fazem o KP MedRite. Como isso tem um nome, uma marca, as pessoas prestam atenção, medem e fazem rondas de liderança. Como pessoas são pessoas, as coisas mudam, e assim é preciso pensar em como trazê-las de volta. E é somente por meio de medição, rondas e prestando atenção que você conseguirá até mesmo flagrar essa movimentação.

- ⊚ **Reconhecer que se trata de uma jornada contínua.** As jornadas de inovação ou aprimoramento nunca terminam. São jornadas que requerem mudança de comportamento, e isso não é como um interruptor de liga-desliga. Exige atenção constante.

Jennifer Liebermann (Garfield Health Care Innovation Center); pontos-chave para inspirar e possibilitar a inovação em uma organização de grande porte

- ⊚ **Disposição para assumir risco.** Estabelecer um clima em que as pessoas se sintam bem para experimentar ideias novas. Não descartar as ideias sem que tenham sido vetadas; demonstrar mais interesse em aprender a partir do fracasso do que em punir as pessoas por isso.
- ⊚ **Recursos.** Os recursos nem sempre devem ser concretos. Tempo, permissão e autonomia para inovar podem ser aquilo que é necessário.
- ⊚ **Conhecimento.** Estabelecer um fluxo livre de informação dentro e fora da organização, naquilo que as inovações são efetivas e naquilo que as outras organizações estão trabalhando. Isso o ajudará a ver novas conexões entre os conceitos.
- ⊚ **Metas.** Metas de aspiração claramente definidas sinalizam que a inovação é importante.
- ⊚ **Recompensas.** Ofereça recompensas pela inovação. Dois incentivos comprovados que sustentam a trajetória de carreira de um inovador são a maior autonomia para a inovação e as oportunidades de desenvolvimento profissional.
- ⊚ **Reconhecimento.** Ofereça reconhecimento pela inovação. Por exemplo, dar aos indivíduos uma chance de compartilhar suas inovações com um grupo maior (como faz o KP através da Garfield Innovation Network) é uma poderosa forma de reconhecimento.
- ⊚ **Ferramentas.** Dar às pessoas um conjunto de ferramentas que lhes permita inovar. Alguns exemplos são as áreas de simulação no Garfield Health Care Innovation Center; a metodologia de *design* centralizada no ser humano e inspirada em IDEO; e a metodologia de métricas IHI usada pela Innovation Consultancy do KP.
- ⊚ **Relacionamentos.** Uma cultura inovadora impulsiona relacionamentos entre as pessoas. Pesquisas mostram que a inovação

raramente é produto de um gênio solitário – ao invés disso, surge quando as opiniões diversas e divergentes das pessoas se juntam em uma solução holística para um dado problema (adaptado de Liebermann, 2.010).

Em dezembro de 1.999, uma pequena equipe de especialistas médicos voou de Chicago a São Paulo (Brasil), em uma missão bastante incomum. A equipe de três pessoas – um médico, um enfermeiro e um administrador de hospital – fora enviada pela The Joint Commission, a organização cuja certificação de acreditação hospitalar é o padrão-ouro nos Estados Unidos. A missão em São Paulo tinha um sentido histórico, pois pela primeira vez em quase 50 anos de operação a comissão se engajara no exame de um centro médico localizado fora dos Estados Unidos.

O processo tinha iniciado muito antes de o trio aterrissar em São Paulo. Mais de 2 anos antes, os líderes do Hospital Israelita Albert Einstein (HIAE) identificaram os padrões da The Joint Commission como alvo para seus esforços de melhoria. Após a troca de correspondências e telefonemas com funcionários da comissão, os líderes do Einstein viajaram para Chicago com o objetivo de engajar a comissão em uma consultoria com o Einstein. A comissão concordou, e logo depois, em novembro de 1.997, uma equipe da Joint Commission chegava em São Paulo para 2 semanas de treinamento intensivo com 175 líderes do Einstein. A intervalos de alguns meses no decorrer de 1.998, membros da equipe da Comissão viajaram ao Brasil para aconselhar as equipes do Einstein sobre vários departamentos clínicos e administrativos. Os ensinamentos abrangiam desde melhorias nos processos centrados no paciente a regulamentos de segurança no hospital. Os membros da equipe do Einstein traduziram os padrões da Joint Commission para o português, com o objetivo de que todos os membros da equipe da organização pudessem acessá-los.

O que conduziu o Einstein a isso? Qual foi a motivação que levou o Einstein a ser o primeiro centro médico fora dos EUA a se comprometer com a Comissão? O Dr. Claudio Lottenberg, presidente do Einstein, explicou da seguinte forma: "O nosso compromisso com a qualidade começou em 1.971, com nossos fundadores, e desde então a busca pelo maior nível de qualidade possível tem sido a nossa obsessão. É a nossa obsessão diária." Embora o hospital tenha sido inaugurado em 1.971, a clínica Einstein original foi aberta em 1.955 pelos líderes da comunidade judaica de São Paulo. Esses homens e mulheres encontraram refúgio no Brasil, após fugirem da Europa na época da guerra. Em gratidão e reconhecimento ao país por ter lhes dado abrigo, esses líderes judeus conduziram a missão de prestar assistência médica de excelência a pessoas de todos os grupos étnicos e religiosos.

Para o Einstein, a prova decisiva veio quando a equipe de três pessoas chegou, em dezembro de 1.999, para os quatro dias de avaliação detalhada. A equipe da Comissão observou que essa avaliação examinava "a adesão do Einstein aos padrões referentes a áreas como acesso à assistência, continuidade da assistência e avaliação de pacientes. A equipe também examinou a abordagem usada pelo hospital em relação aos direitos do paciente e de seus familiares, à administração e aprimoramento da qualidade, à prevenção e controle de infecções, à administração e segurança das instalações, às qualificações e instrução da equipe, à administração da informação, bem como à administração, liderança e direção do hospital".

Passados 2 meses – em 18 de fevereiro de 2.000 –, mais história foi feita: durante uma cerimônia realizada no Einstein, o Dr. William E. Jacott, presidente da The Joint Commission, e o Dr. Reynaldo Brandt, presidente do conselho do HIAE, apresentaram a primeira acreditação concedida a um hospital localizado fora dos EUA ao presidente da República do Brasil, então o sr. Fernando Henrique Cardoso.

Este livro é intitulado *Buscando o* Triple Aim *na Saúde* em reconhecimento à realidade de nós não conhecermos nenhuma organização capaz de afirmar que conseguiu alcançar o *Triple Aim* (Objetivo Triplo).

Não é a realização do *Triple Aim* que determina quais são as melhores organizações – pelo menos, não ainda. Em vez disso, é a *busca* pelo objetivo que distingue certas organizações. Os líderes do Einstein lhe dirão que estão ainda muito longe de alcançar o *Triple Aim*, mas, ao mesmo tempo que eles apontam o desafio, o trabalho dedicado e cuidadoso demonstra seu comprometimento com a busca.

Embora o conceito de *Triple Aim* tenha alcançado amplo reconhecimento como um tipo de "objetivo maior" da assistência médica, para uma organização tomar a decisão de realizar o árduo trabalho necessário à busca do objetivo é preciso haver comprometimento com uma mudança disruptiva; mudança que pode ser difícil e dolorosa para alguns clínicos e administradores. O afastamento do *status quo* em questões administrativas e clínicas pode empurrar as pessoas para fora de suas zonas de conforto. Os profissionais de assistência médica muitas vezes rejeitam reflexivamente a mudança, em particular a mudança desconfortável. Isso requer visão de longo prazo e liderança firme a partir do topo, trabalho persistente em problemas difíceis e construção de capacidade de aprimoramento efetivo em todos os níveis.

Em um nível mais técnico, o *Triple Aim* apresenta desafios ainda maiores. Os Doutores John Whittington, Don Berwick e Tom Nolan, PhD, articularam o *Triple Aim* em 2.007. Desde então, o Dr. Whittington tem servido como líder do IHI Faculty, atuando nos esforços em torno do *Triple Aim*, e, nessa capacidade, tem trabalhado globalmente com diversas organizações que têm participado de uma parceria com o *Triple Aim* junto ao IHI.[1] No artigo "*Pursuing the Triple Aim: The First Seven Years*"[2] (Buscando o *Triple Aim*: os primeiros 7 anos), Whittington e colaboradores destacam "três princípios importantes que orientaram as organizações e comunidades no trabalho com o *Triple Aim*:

I. Criar as bases corretas para a gestão populacional;

II. Administrar os serviços na escala da população; e

III. Estabelecer um sistema de aprendizado para dirigir e sustentar o trabalho no decorrer do tempo".

A assistência médica no Brasil

Em 2.001, pouco após assumir a presidência do Einstein, o Dr. Lottenberg reconheceu a importância de conectar o Einstein ao Sistema Único de Saúde Nacional (SUS). Após os 20 anos de ditadura militar no Brasil, o governo nacional e o Senado federal trabalharam na criação de uma nova Constituição para o país, que foi promulgada em 1.988 e estabeleceu a saúde como direito civil e dever do Estado, levando assim à criação do SUS. Esse sistema reconhecia a igualdade como princípio fundamental e tinha o objetivo de fornecer assistência a muitos milhões de cidadãos. Não causa espanto que essa imensa ambição tenha imposto desafios financeiros enormes. Enquanto o sistema de saúde pública fornece assistência para todos os brasileiros, a cobertura privada também é disponibilizada por intermédio das seguradoras e das HMOs (*Health Maintenance Organizations*), para aqueles que podem bancá-la. Esse sistema privado ou suplementar presta serviços a 25% da população, representando ainda 55% das despesas com assistência médica totais no Brasil (os gastos *per capita* no sistema suplementar são 4-5 vezes maiores do que no SUS). Embora o princípio constitucional aspire à igualdade na assistência médica, a realidade atual é a de um sistema com muitas desigualdades.

O HIAE se posicionou estrategicamente nesse sistema como um hospital particular, do tipo *one-stop-shop*, que fornece assistência de alta complexidade e alta tecnologia principalmente à população mais afluente. Entretanto, desde os primeiros dias, o Einstein tem sido fundamentalmente filantrópico. Localizado em vizinhanças com muitos habitantes afluentes, mas também perto da enorme favela de Paraisópolis (a segunda maior em São Paulo), o Einstein tem trabalhado junto a essa vizinhança muito pobre, desde 1.971, para desenvolver uma prática de assistência e prevenção ambulatorial, enfocando particularmente as crianças com até 10 anos de idade. O Dr. Lottenberg e seus colaboradores assumiram o papel de trazer a excelência dos processos de assistência do Einstein para o SUS e, também, fornecer orientação de liderança ao sistema nacional em geral. Para tanto, contudo, o Einstein teve que se transformar, passando de um hospital para um sistema de saúde (ver Tabela 8.1).

Buscando o *Triple Aim* na Saúde

Tabela 8.1. Indicadores-chave de instalações privadas vs públicas do HIAE (2014)

Indicador	Privado		Público		Total	
	Quantidade	%	Quantidade	%	Quantidade	%
Leitos (n.º)[1]	636	70,9	261	29,1	897	100
Sala cirúrgica[2]	36	80	9	20	45	100
Pacientes-dia[2,3]	201.206	68,1	94,177	31,9	295.383	100
Procedimentos cirúrgicos[2]	38.117	89,1	4.653	10,9	42.770	100
Partos (incluindo cesariana)[2]	4.449	47,3	4.955	52,7	9.404	100
Assistência em sala de emergência[4]	319.670	35,2	587.347	64,8	907.017	100
Assistência ambulatorial[5]	292.054	8,2	3.259.042	91,8	3.551.096	100
Diagnóstico (laboratorial e por imagem)[6]	5.923.739	54,8	4.892.819	45,2	10.816.558	100

[1] Considerando no nível da saúde pública o Hospital Municipal Dr. Moysés Deutsch – M'Boi Mirim e os leitos alocados para o SUS no HIAE, e no nível da saúde privada o HIAE (unidades Morumbi, Vila Mariana e Perdizes-Higienópolis).

[2] Considerando no nível da saúde pública o Hospital Municipal Dr. Moysés Deutsch – M'Boi Mirim, e no nível da saúde privada o HIAE (unidades Morumbi, Vila Mariana e Perdizes-Higienópolis).

[3] "Paciente-dia" indica o número de pacientes admitidos na unidade hospitalar às 23h59 de cada dia.

[4] Considerando no nível da saúde pública o Hospital Municipal Dr. Moysés Deutsch – unidades de atendimento de emergência de M'Boi Mirim e Campo Limpo, e no nível de saúde privada a unidade do Einstein que presta serviços de emergência (Morumbi, Ibirapuera, Alphaville e Perdizes-Higienópolis).

[5] Considerando no nível da saúde pública as 13 unidades de saúde básica, as 3 unidades de assistência médica ambulatorial, os 3 centros de assistência psicossocial e a unidade de serviços de emergência, e no nível privado as unidades do Einstein prestadoras de serviços de assistência ambulatorial (Morumbi, Alphaville e Perdizes-Higienópolis).

[6] Considerando no nível da saúde pública os exames de laboratório e de imagem coletados/realizados pelos governos municipais de São Paulo e Mogi das Cruzes, e no nível de saúde privada os exames coletados/realizados nas unidades do Einstein que prestam serviços de medicina diagnóstica (Morumbi, Ibirapuera, Jardins, Alphaville, Perdizes-Higienópolis e Cidade Jardim).

"Dar uma pequena gota de Albert Einstein a cada cidadão"

O desafio dessa transformação de hospital em sistema de saúde incluiu a reengenharia da estrutura administrativa do Einstein, mudando desde os membros do quadro de voluntários até os diretores profissionais. O sr. Henrique Neves, contratado em 2.006 como CEO do Einstein, atualmente lidera o sistema de saúde Einstein. Nessa nova estrutura, o hospital se tornou por fim composto por unidades. A medicina diagnóstica passou a ser uma unidade à parte, estimulando o advento das unidades-satélite ao redor da cidade de São Paulo e, mais tarde, na grande área metropolitana. Foi estabelecido um sistema *hub-and-spoke*,* com prestação de assistência de baixa complexidade em locais mais próximos das residências dos pacientes, em contextos de custo reduzido, e com prestação de assistência de alta complexidade no centro do eixo, o hospital. Com o tempo, pesquisa e ensino se tornaram uma unidade à parte (Instituto de Ensino e Pesquisa), assim como as atividades filantrópicas (Instituto de Responsabilidade Social). Quando chegou o momento de o Einstein assumir a administração dos serviços de assistência de saúde pública em São Paulo (nos contextos ambulatorial e de internação), o ramo filantrópico do Einstein, o Instituto de Responsabilidade Social, supervisionou essa transição em larga escala. Embora o Einstein seja uma instituição privada, os líderes da organização reconheceram que a grande maioria da população brasileira recebia assistência por meio do sistema público. Assim, para ser capaz de exercer amplo impacto na saúde do país, o Einstein precisava trabalhar com e por meio do sistema público, além de prestar assistência aos pacientes particulares.

Durante uma apresentação do Dr. Lottenberg, em que ele exibiu dados sobre taxas de sobrevida, redução de custos e custo-efetividade de um programa em particular, ele enfatizou: "Porque é isso que queremos – dar uma pequena gota de Albert Einstein a cada cidadão." Essa frase

---

* N da T: o sistema *hub-and-spoke* é um sistema de transporte aéreo oferecido por aeroportos locais menores até o aeroporto central, que tem voos de aeronaves de grande porte.
(Fonte: http://www.thefreedictionary.com/hub-and-spoke+system; acessado em 11/06/2015.)

se tornou o lema do Einstein. Em 2.005, o Dr. Lottenberg foi indicado para a Secretaria de Saúde da cidade de São Paulo, com sua população de 10 milhões de habitantes. Com o auxílio de ferramentas de informação geográfica, ele e sua equipe mapearam as necessidades específicas das pessoas em diferentes áreas da cidade e iniciaram a construção de novas unidades ambulatoriais e hospitalares. Ele também iniciou um novo programa de distribuição de medicamentos para condições crônicas, melhorando a prevenção e diminuindo os custos. Seu novo papel no SUS deu-lhe mais conhecimento sobre o sistema de saúde e as necessidades das pessoas, além de uma nova perspectiva acerca do papel que o Einstein e outras instituições similares teriam que exercer futuramente no SUS.

Em 2.008, como parte de uma nova parceria com o governo da cidade, o Einstein assumiu a administração de um novo hospital na cidade, o Hospital Municipal Dr. Moysés Deutsch, localizado na área mais desprivilegiada da cidade (Jardim Ângela, distrito de M'Boi Mirim), com uma população de mais de 750 mil habitantes. O hospital é uma unidade de assistência de nível secundário, com 300 leitos, um DE amplo e uma unidade de maternidade. Naquela época, o Instituto de Responsabilidade Social já administrava estabelecimentos ambulatoriais da cidade de São Paulo no sistema público. Hoje, o Instituto administra 20 unidades de assistência primária e outro DE.

Após o início das atividades do Hospital Municipal Dr. Moysés Deutsch, que recebeu certificação de excelência da Organização Nacional de Acreditação (ONA) do Brasil em 2.014, os indicadores de assistência médica da população naquela região melhoraram, inclusive o acesso às unidades de assistência médica, seguimento de comorbidades, campanhas de vacinação e partos seguros – com uma das taxas mais baixas (28%) de cesariana no setor público do país. O Instituto de Ensino e Pesquisa também ampliou seu papel junto ao sistema público, fornecendo treinamento aos profissionais de assistência médica em uma ampla variedade de tópicos por meio da utilização de aulas presenciais, *e-learning* e simulação.

Mais recentemente, o Einstein ampliou sua ambição e as equipes clínicas fizeram progressos significativos no trabalho inicial do *Triple*

Aim em duas áreas decisivas: uso excessivo de cirurgia de coluna e de partos por cesariana.

Abordagem inovadora para o uso exagerado de cirurgia de coluna

Em 2.009, o Dr. Lottenberg se engajou em uma discussão espirituosa com os executivos de uma seguradora importante, que manifestavam sua preocupação com o alto custo de vários procedimentos. O Dr. Lottenberg ouviu as preocupações deles e, em seguida, convidou a seguradora para trabalhar com ele assumindo um dos itens de maior custo – a cirurgia de coluna. O Dr. Lottenberg disse que a cirurgia de coluna sem justificativa em muitos hospitais impunha uma carga significativa de despesas a todo o sistema médico. Sua tese era a de que a redução das cirurgias de coluna desnecessárias poderia gerar progresso em todos os aspectos do *Triple Aim*: melhor assistência em contextos não invasivos; saúde e funcionalidade melhores; e custos reduzidos para o sistema.

Parte da explicação para o grande número de cirurgias da coluna no Brasil pode ser encontrada nos pacientes com problemas de coluna que buscam aconselhamento apenas com cirurgiões, sem explorar outras opções menos invasivas nem procurar uma segunda opinião. Os cirurgiões especializados em coluna, ao serem indagados pelos pacientes quanto a um procedimento ser ou não invasivo, muitas vezes precisam responder afirmativamente. "É uma situação em que, se você tem um martelo, tudo parece prego", observa Pedro Delgado, MSc, diretor executivo do Institute for Healthcare Improvement (IHI), que tem trabalhado de perto com a equipe do Einstein.

Esse fenômeno de modo algum se restringe ao Brasil. Nos Estados Unidos e em outros países, os cirurgiões são treinados para operar, e seu treinamento profissional bem como seus instintos os levam nessa direção. O contexto é relevante quando se procura entender as tradições e padrões de prática no Brasil – ou em qualquer lugar, com relação a esse aspecto. No Brasil, como ocorre em grande parte do mundo desenvolvido, temos visto a crescente medicalização da saúde – ou seja, a ideia de que uma intervenção médica de algum tipo se faz necessária para resolver qualquer sintoma, condição ou doença. Em grande parte do mundo, existe um impulso no sentido de buscar a solução mais invasiva, mais cara e de tecnologia de última geração para solucionar um problema, de tal modo que isso serve como sinal de sofisticação e modernização.

Existe no Brasil uma tradição cultural antiga que favorece a cirurgia como primeira opção para pacientes com problemas de coluna. Certamente, há uma certa lógica nesse modo de pensar: se o paciente sofre com dor incapacitante na coluna e um procedimento cirúrgico pode remediar o problema, então este deve ser feito. Isso é condizente com a tendência global à medicalização. E isso com certeza não é de todo irracional, uma vez que a realidade é a de que grandes números dessas operações de coluna têm promovido alívio significativo de incontáveis pacientes, com o passar dos anos. A tradição é simples: pacientes com problemas de coluna buscam alívio por meio da cirurgia; os médicos proporcionam o alívio; e os centros médicos, com o passar do tempo, acabam contando com os lucros gerados por essas cirurgias. É uma tradição reconhecida como uso exagerado apenas no tempo e somente quando as práticas padrão são vistas com olhos "frescos", bem como quando métodos de tratamento novos, menos invasivos e mais efetivos ganham suporte da pesquisa.

Complicações perigosas e de alto custo

A cirurgia de fusão da coluna é cara e apresenta riscos ao paciente. "Com a cirurgia de fusão da coluna, uma vértebra é fundida à vértebra seguinte", explica o Dr. Mario Ferretti, chefe do programa de ortopedia do Einstein. "Muitas complicações podem surgir, incluindo a possibilidade de um parafuso quebrar ou não se prender ao osso, ou de um disco ficar submetido a pressão excessiva." Os médicos do Einstein são pioneiros no Brasil no estudo da eficácia da cirurgia de coluna, bem como na exploração de opções de tratamento que sejam as menos invasivas possíveis. "No Einstein, a nossa abordagem dos problemas de coluna tem sido diferente da abordagem usada por outros hospitais em São Paulo e em todo o país", diz o Dr. Ferretti. "Nós não realizamos muitas cirurgias de fusão da coluna, mas realizamos um número expressivo de cirurgias de descompressão, um procedimento bem menos invasivo. Quanto mais estudamos a questão, mais claro se torna que uma quantidade significativa de cirurgias de coluna desnecessárias estão sendo realizadas. Isso é um problema muito sério para os pacientes." E uma revelação para milhares de médicos em todo o país.

O trabalho com o *Triple Aim* se apoia em uma rigorosa base científica. No caso da cirurgia da coluna, o Dr. Ferretti e seus colaboradores estabeleceram uma nova abordagem para os pacientes com problemas de coluna. Eles também conduziram um estudo envolvendo 400 pacientes encaminhados por uma das principais companhias de seguro-saúde para serem avaliados e tratados no Einstein. Todos os pacientes incluídos no estudo tinham sido informados de que suas condições requeriam tratamento cirúrgico. Esse é um ponto particularmente crucial. Os pacientes do estudo não tinham apenas problemas de coluna, mas eram também pessoas com problema de coluna que ouviram de cirurgiões que teriam que passar por cirurgia. Os pacientes do estudo foram encaminhados para o Einstein pelas seguradoras desejosas de que essas pessoas se engajassem no recém-criado Programa de Tratamento da Coluna do Einstein. Nesse programa, a primeira etapa a ser seguida pelos pacientes com indicação de cirurgia consistia em receber uma segunda opinião. As equipes do Einstein reconheciam que a qualidade não é medida meramente pelo nível de sucesso de uma operação. Uma operação que transcorre com perfeição do ponto de vista técnico não pode ser considerada um trabalho de qualidade se a cirurgia era desnecessária em primeiro lugar. Dessa forma, com a nova abordagem, os pacientes cujos médicos indicam a necessidade de cirurgia são examinados por dois médicos do Einstein. Essa avaliação não é feita por um cirurgião de coluna, mas por um cirurgião ortopedista e por um fisiatra independentes um do outro. O propósito da segunda opinião é determinar se a cirurgia é indicada para o paciente ou se uma abordagem menos invasiva poderia resolver o problema.

"Nós queremos a segunda opinião de um fisiatra e de um cirurgião ortopedista, e não de um cirurgião de coluna, porque acreditamos que os cirurgiões de coluna são mais treinados para indicar cirurgia", diz o Dr. Ferretti. "Se o cirurgião ortopedista e o fisiatra, com suas opiniões, disserem que a cirurgia é indicada, então o paciente consulta um cirurgião. Em muitos casos, porém, a segunda opinião recomenda um tratamento bem menos invasivo, incluindo fisioterapia ou medicação."Um relatório[3] sobre os primeiros 5 anos do trabalho com coluna conduzido pela equipe do Einstein observou que, com o projeto da segunda opinião:

> Cada médico realizou suas avaliações de modo independente, bem como suas indicações (tratamento conservativo ou cirúrgico, com indicação para avaliação por um cirurgião de coluna da equipe do HIAE). Os pacientes com divergência de indicações do cirurgião ortopedista e do fisiatra foram encaminhados para avaliação pelo cirurgião. Os pacientes com indicações para tratamento conservativo (duas opiniões convergentes e independentes) eram informados de que, se aceitassem a indicação, poderiam passar pela reabilitação no centro de reabilitação do Einstein. Em nenhum momento no decorrer das avaliações os pacientes foram obrigados a aceitar o tratamento proposto nem a migrar para passar a receber tratamento no Einstein.

A cada semana, os cirurgiões do Einstein com horário marcado para operar um paciente com problema de coluna apresentavam seus casos com antecedência para o Dr. Ferretti e outros colegas, a fim de garantir o seguimento das diretrizes baseadas em evidência para a cirurgia. Como resultado, um número bem maior de pacientes recebeu assistência adequada e uma soma significativamente menor de dinheiro foi gasta com cirurgias que estavam fora das diretrizes da melhor prática.

O maior benefício do programa da coluna recaiu sobre os pacientes, que agora são tratados de modo menos invasivo, porém da maneira mais efetiva possível (ver Figura 8.1). Isso constitui uma mudança radical no tratamento de pacientes com problemas de coluna. "Beneficia enormemente os nossos pacientes", diz o Dr. Lottenberg. "Tem sido bom para nossos médicos no Einstein, bem como para o departamento de fisioterapia, além de beneficiar o sistema de saúde como um todo ao redirecionar recursos para outras necessidades que não as cirurgias desnecessárias de coluna."Quando a fisioterapia é de fato a opção número um para os pacientes, os médicos explicam e, então, buscam consentimento para uma série de sessões de fisioterapia.

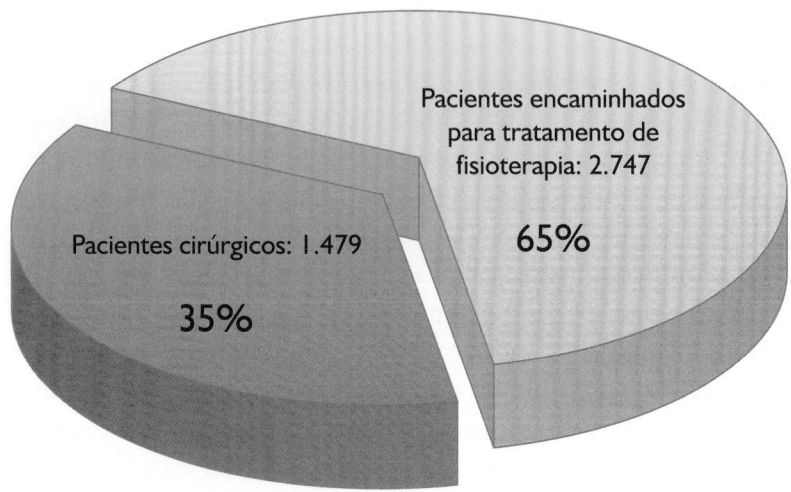

Figura 8.1.   Pacientes do HIAE com indicação para cirurgia de coluna.

O gráfico mostra uma indicação excessiva para cirurgia de coluna. Do total de 4.226 pacientes com indicação cirúrgica avaliados no Einstein, apenas 35% (n = 1.479) tiveram confirmada a necessidade de cirurgia. A fisioterapia foi indicada para 65% (n = 2.747).

Diminuindo os custos

Os benefícios financeiros proporcionados pela iniciativa da coluna se mostraram comprovadamente substanciais. De modo geral, durante os primeiros 3 anos do Programa Coluna, as estimativas de economia feitas pelos médicos ultrapassam US$ 60 milhões, apenas evitando as cirurgias de coluna desnecessárias. No relatório do Einstein, foi observado que:

Para os pacientes tratados sem cirurgia, o custo médio do tratamento foi de US$ 1.650, enquanto para os pacientes submetidos à cirurgia o custo médio foi de US$ 18.520. O custo total estimado para a coorte de pacientes foi de US$ 1.184.810, o que representa uma diminuição de 158,5% em relação ao custo total projetado para os mesmos pacientes se o tipo inicial de tratamento indicado fosse realizado.[4]

As economias financeiras foram derivadas em grande parte de uma drástica redução do número de cirurgias mais caras, porém as economias também vieram do custo reduzido de materiais (ver Tabela 8.2 e Figuras 8.2 e 8.3). Antes do programa, 20 empresas forneciam os suprimentos para cirurgias de coluna. A equipe do Einstein determinou que seis dessas empresas forneciam produtos de qualidade a preços razoáveis. "Com seguradoras importantes negociando com seis fornecedores, há influência real da parte da seguradora", observa o Dr. Ferretti. "O resultado tem sido um foco em apenas três fornecedores que estão fornecendo produtos de qualidade a preços reduzidos." O Dr. Ferretti diz que uma parte do dinheiro poupado desse modo é usada para aumentar os pagamentos feitos aos cirurgiões que estão realizando as cirurgias imprescindíveis, bem como para aumentar a compensação de médicos em várias áreas, como ortopedia e pediatria.

Tabela 8.2. Custo do tratamento fornecido e tratamento de coluna inicialmente proposto para os pacientes tratados no Hospital Israelita Albert Einstein (HIAE)

(1.º de maio de 2011 a 30 de abril de 2.012)

Tratamento fornecido	n	Custo estimado do tratamento fornecido no HIAE (US$)	Custo do tratamento inicialmente proposto (US$)
Tratamento cirúrgico realizado no HIAE	54	1.002.826,21	1.228.117,81
Tratamento conservativo realizado no HIAE	112	184.304,45	1.840.976,49
Total	166	1.187.294,36	3.069.094,31

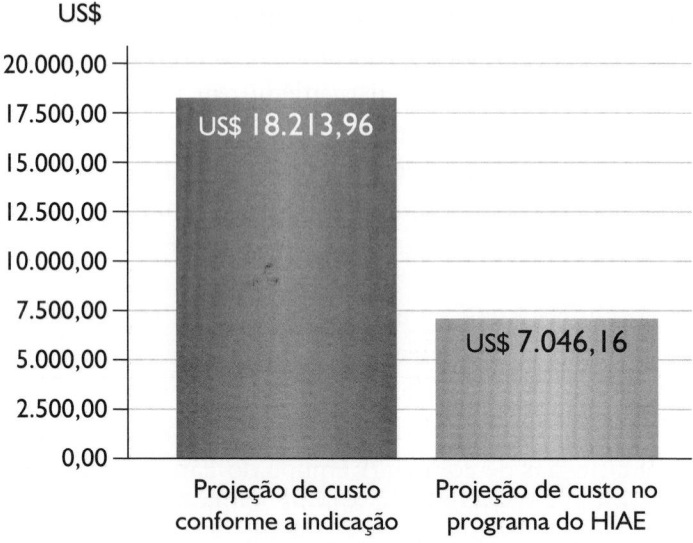

Figura 8.2. Projeção de custo por paciente tratado com base na indicação inicial e conforme o tratamento de coluna proposto no Hospital Israelita Albert Einstein (HIAE), para pacientes tratados nesse hospital (n = 166).

Economias para o sistema de saúde (US$ MM)

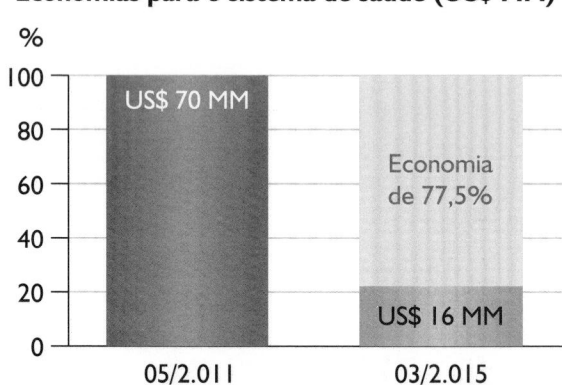

Figura 8.3. Estimativas de economia de gastos (em milhões de dólares) para o sistema de saúde brasileiro resultante do tratamento de coluna mais adequado (maio de 2.011 a março de 2.015).

Nota: Dados atualizados de estimativa de economia em milhões de dólares (US$ MM) no período de maio de 2.011 a março de 2.015, devido às indicações mais apropriadas para tratamento de coluna em conformidade com a medicina baseada em evidência.

A iniciativa da coluna impactou profundamente a cultura de assistência médica no Brasil. O achado do estudo de que 60% dos pacientes com recomendação de cirurgia na verdade não tinham indicação médica para cirurgia desencadeou uma difícil e recorrente discussão com a comunidade médica do país acerca das práticas médicas. Embora o Einstein tenha dado um bom primeiro passo, uma mudança drástica somente ocorrerá com o tempo, à medida que as antigas práticas culturais forem sendo erodidas.

Um elemento-chave do programa da coluna no Einstein é o acompanhamento dos pacientes para medir a satisfação e os resultados (ver Figura 8.4). "Agora, nós realizamos 500-600 cirurgias de coluna por ano e temos milhares de pacientes seguindo nossos programas de fisioterapia", diz o Dr. Ferretti. "Nós acompanhamos esses pacientes em 3, 6 e 9 meses, e em 1 ano, 18 meses e 2 anos. A cada intervalo, nós revisamos o estado de saúde deles e aplicamos uma escala da dor. Tendo acompanhado tantos pacientes, nós sabemos que a assistência prestada é excelente, porque sabemos que a qualidade de vida dos nossos pacientes é muito boa."

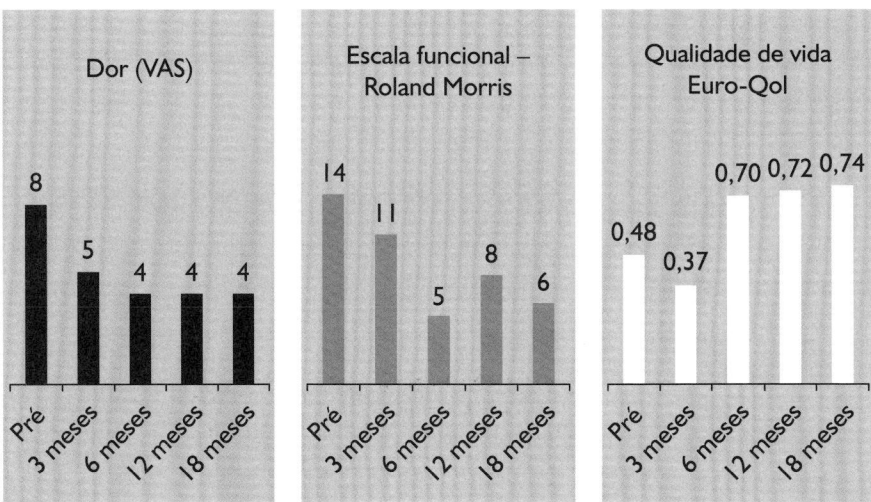

Figura 8.4. Resultados alcançados por pacientes com dor na coluna tratados com fisioterapia.

Os gráficos de colunas representam os resultados alcançados pelos pacientes com dor na coluna tratados com fisioterapia. As colunas pretas mostram os indicadores de dor variando de 0 (sem dor) a 10 (dor máxima). As colunas de cor cinza mostram a avaliação funcional (os indicadores menores demonstram melhor função de coluna). As colunas brancas mostram o aprimoramento da qualidade de vida.

Melhorando a saúde e a segurança de bebês e mães

Na medicina, é consenso que o parto vaginal é mais saudável do que a cesariana tanto para o bebê como para a mãe. Os membros da equipe da Clínica Mayo relatam que "a recuperação de cesariana demora mais do que a de um parto normal. E, assim como outros tipos de cirurgia de grande porte, a cesariana também está associada a um risco maior de complicações".[5] A Mayo observa que "os bebês nascidos por cesariana possuem maior tendência a desenvolver taquipneia transitória – um problema respiratório marcado por uma respiração anormalmente rápida durante os primeiros dias subsequentes ao parto. As cesarianas realizadas antes da 39.ª semana de gestação ou sem comprovação da maturidade pulmonar do bebê podem aumentar o risco de outros problemas respiratórios".

Os riscos para as mães incluem "inflamação e infecção do útero", sangramento aumentado, possíveis reações à anestesia, infecção da ferida e risco maior de desenvolvimento de trombose venosa.[6]

Não obstante esses riscos importantes, há uma epidemia de cesarianas no Brasil. As estimativas variam, porém a maioria sugere que quase 60% de todos os nascimentos ocorridos no Brasil se dão por cesariana, e esse porcentual pode chegar a 85% ou até 90% em pacientes admitidas em hospitais e clínicas particulares. Para fins de comparação, nos Estados Unidos, o Centers for Disease Control relata que, segundo as estimativas, 1/3 de todos os nascimentos ocorre por cesariana. Esse é um aumento drástico de 21% ocorrido em 1.996.[7] É importante notar que Brasil e EUA têm taxas de cesariana bem acima da marca de 15% recomendada pela Organização Mundial da Saúde.

Introduzir uma mudança significativa como essa na prática impõe desafios financeiros e culturais. "A epidemia de nascimentos por cesariana no país é inaceitável e deve ser tratada como problema de saúde pública", disse o ministro da Saúde Arthur Chioro. O ministro da Saúde do Brasil ainda alerta que "o procedimento aumenta o risco de dificuldades respiratórias para o bebê em 120% e também triplica o risco de morte da mãe".[8]

Preferência cultural arraigada por cesarianas

A adoção das cesarianas em todo o país é antiga e profundamente enraizada. É talvez mais prevalente entre pacientes mais instruídas que utilizam o setor privado, mas também é notada em todos os níveis da sociedade. A grande maioria das mulheres dá à luz por cesariana, inclusive no Einstein. No início de 2015, 76% dos nascimentos ocorridos no Einstein foram por cesariana, e mudar isso tem sido difícil. "O problema é a cultura das pacientes e dos médicos", diz a Dra. Rita Sanchez, Coordenadora Médica do Departamento Materno – Infantil do Einstein. Os médicos preferem a cesariana por a considerarem muito mais conveniente do que o parto normal. Do ponto de vista do médico, há uma crença amplamente disseminada de que o tempo deles é usado de modo muito mais eficiente quando são feitas cesarianas, em comparação aos partos normais, porque as cesarianas podem ser agendadas para horários previsíveis e os partos naturais demandam mais tempo. Elas são fonte de lucro significativo, em especial nos hospitais particulares, onde são a regra e não a exceção. Por que as gestantes preferem cesariana? Por vários motivos, diz a Dra. Sanchez, um dos quais é a conveniência. As mulheres podem agendar a data do parto em torno dos eventos de suas vidas. E, para muitas delas, a cesariana é símbolo de *status*. Muitas brasileiras consideram o parto natural algo degradante.

Outro motivo é o tipo de assistência e a preferência por um médico em particular. "Uma paciente deseja ser atendida pelo mesmo médico em todas as consultas de pré-natal até o parto do bebê", diz a Dra. Sanchez. "As mulheres resistem à ideia de serem atendidas por um médico plantonista do hospital que elas não conheçam previamente.

Muitas mulheres não acreditam que enfermeiros e médicos de plantão no hospital tenham o mesmo nível de conhecimento profissional que os clínicos que as atendem. Com as cesarianas, as gestantes podem garantir a presença do médico do pré-natal no momento do parto."

O temor da dor do parto também é outro fator. "As pacientes temem o parto e a dor envolvida", diz a Dra. Sanchez, que tem trabalhado com anestesiologistas no hospital levando informação e esclarecendo às pacientes todas as opções para o alívio da dor. "Nós deixamos claro que a paciente não tem que sofrer. Essa informação, esse conhecimento precisa chegar lá." Outro temor comumente expresso pela mulher brasileira é a possibilidade do parto natural exercer impacto negativo sobre sua vida sexual.

No Einstein, os profissionais reuniram equipes multidisciplinares para fornecer às gestantes informação baseada em evidências científicas, indicativos de que o parto normal em geral é muito melhor para os bebês e mães do que a cesariana. Isso requer que os líderes médicos trabalhem em dois níveis de mudança social – modificar a visão dos pais sobre a segurança e eficácia do parto normal; e modificar a visão do obstetra sobre o que constitui a melhor assistência.

"Muitos bebês acabam indo parar na UTI por causa do volume de cesarianas desnecessárias", observa Pedro Delgado, que trabalha no projeto com o Einstein e o governo. "Muitos bebês que acabam na UTI jamais deveriam ter ido para lá e não teriam ido se tivessem nascido no termo da gestação e de forma natural."

Esforços nacionais para mudar a cultura

Uma questão surpreendente e preocupante da tendência cultural à cesariana, de acordo com a Dra. Sanchez, é o fato de muitos médicos e enfermeiros não terem preparo para ajudar as pacientes em partos normais. Como o Projeto tem estimulado mais partos normais, há a necessidade de treinar os enfermeiros e os médicos novamente, atualizá-los sobre as novas diretrizes, o que funciona para se conseguir um parto normal. "Muitos temem as complicações durante o trabalho de parto, então precisam receber treinamento em parto normal." Assim, uma parte importante da iniciativa envolve ensinar e treinar os obstetras e toda a equipe multidisciplinar que acompanhará a paciente. A Dra. Sanchez acredita que esse é um dos principais pilares do projeto, um profissional seguro nas condutas assistenciais "e nós temos cada vez mais e mais pessoas investindo em como prestar a melhor assistência no parto".

A iniciativa educacional do Einstein ultrapassa as paredes do hospital e de suas clínicas. Uma colaboração envolvendo 30 hospitais brasileiros (incluindo o Einstein), ao lado do IHI e da Agência Nacional de Saúde Suplementar - ANS (que regula os planos de saúde no Brasil), tem como objetivo educar as gestantes e equipes assistenciais no que se refere aos benefícios do parto vaginal. Como ocorre com toda mudança cultural, a troca de mensagens e a construção da comunidade são essenciais. No Einstein, os líderes estão começando um movimento social, bastante parecido com outros que levaram à queda das taxas de tabagismo e ao aprimoramento dos hábitos alimentares. Embora isso exija tempo e paixão, os bebês nascidos nos próximos anos serão mais saudáveis graças a esses esforços.

Um novo modelo: mais saudável para o bebê e para a mãe

Um elemento central nesse trabalho do *Triple Aim* é identificar caminhos alternativos que melhorem a experiência de assistência do paciente e, ao mesmo tempo, melhorem a saúde da população de mães e bebês de um modo geral. Nesse sentido, a Dra. Sanchez e seus colegas propõem e testam novos modelos que têm se mostrado inicialmente promissores para haver mais disponibilidade para o parto normal. A nova abordagem envolve o trabalho conjunto de vários médicos, em equipe, inclusive com enfermeiros obstetras, que assistem essas pacientes no pré-natal e ficam à disposição para o parto, não havendo "exclusividade" médico-paciente, ao contrário, todos da equipe se familiarizam com todas as pacientes. Isso é conseguido próximo do final da gestação, quando um médico propõe à sua paciente passar em consulta com outros dois médicos, em uma tentativa de fazê-la conhe-cê-los e, assim, se sentir confortável com eles, sabendo que todos têm a mesma prática.

"Se a minha paciente estiver pronta para dar à luz e eu não pu-der ir ao parto por algum motivo, então um dos meus parceiros irá, e a paciente já conhecerá esse médico", diz a Dra. Sanchez. "O melhor mo-delo consiste em três médicos da mesma prática encontrando pacientes na clínica e vendo as pacientes uns dos outros quando necessário." É o início da mudança da assistência, a caminho do que se pratica em outros países, onde não há exclusividade médico-paciente, em benefício da me-lhor prática para a paciente.

Durante um período de 3 meses no início de 2.015, essa abor-dagem levou a uma redução de 2% ao mês no número de cesarianas. Naquele momento, porém, havia poucas equipes como essa e o desafio adiante continua sendo disseminar esse trabalho de forma muito mais ampla em todo o Einstein e além. Embora o Projeto Parto Adequado seja útil para abordar os dois primeiros alvos – a experiência do cuida-do do paciente e o gerenciamento da saúde da população –, ainda falta evidência robusta de que esse projeto controle ou diminua os custos. Trata-se, porém, de uma iniciativa ainda jovem, e o custo da assistência como alvo nesse trabalho ganhará mais atenção no futuro.

A tarefa de educar a sociedade brasileira – mães, pais, médi-cos e outros cuidadores, em particular – impõe um enorme desafio. A Dra. Sanchez diz que, ao conversar com gestantes sobre parto normal *versus* cesariana, aborda todas as vantagens do parto normal, enfatizan-do a saúde do recém-nascido. "É muito mais saudável esperar o seu bebê escolher", diz ela às mães. "O parto começa quando o bebê está pronto. Entretanto, quando o nascimento é agendado – de modo a permitir que o médico e a mãe escolham a data – isso implica que o bebê não decida, e, às vezes, ocorre prematuramente. As UTI Neonatais estão se enchendo de bebês prematuros tardios, sem vagas para os que realmente necessitam de assistência neonatal."

O *Triple Aim*: "Em nosso DNA desde o início"

Uma parte significativa do trabalho do *Triple Aim* repousa no futuro do Einstein, embora esteja claro que a organização acelerou seus esforços de melhoria. A obsessão do Einstein pela qualidade foi originalmente caracterizada como "garantia" da qualidade – uma promessa para os pacientes de que tudo que poderia ser feito para manter os padrões altos estava sendo feito. Na década de 1.990, houve uma evolução natural dos líderes do Einstein, no sentido de enfocar mais intensivamente a "melhoria" da qualidade – ou seja, identificar as áreas que não estavam atendendo aos padrões clínicos mais altos e aplicar as melhores práticas para fortalecer a qualidade e a segurança clínicas.

O Einstein tem buscado orientação não só junto à The Joint Commission como também do IHI. "Temos aprendido com o IHI e outras organizações que trabalham com o IHI, por meio das quais adquirimos maior conhecimento sobre o *Triple Aim*", diz Claudia Garcia, enfermeira-chefe e diretora de prática, qualidade e segurança do Einstein. Começando em 2.012 e continuando em 2013, os líderes do Einstein se engajaram em discussões com as equipes do IHI sobre várias iniciativas de melhoria.

O final do ano de 2.013 comprovou que esse fora um ano central na história do Einstein. Foi nessa época que a liderança do Einstein se comprometeu com a busca do *Triple Aim* como meta da organização. O projeto cujo objetivo era reduzir o número de cirurgias de coluna desnecessárias conduzia o avanço dos três alvos. "Estamos ainda nos primeiros dias, mas estamos definitivamente comprometidos com a jornada do *Triple Aim*", diz o Dr. Lottenberg. "O nosso comprometimento é profundo, sério e vem do topo da nossa organização." O Dr. Sidney Klajner, vice-presidente de qualidade, segurança do paciente e assuntos médicos do HIAE, refletiu recentemente a missão da organização desde a sua fundação, na década de 1.950 – Oferecer qualidade e excelência em assistência de saúde por meio da assistência médica, geração de conhecimento e responsabilidade social, como forma de demonstrar a contribuição da comunidade judaica para o povo brasileiro –, salientando que "o *Triple Aim* estava em nosso DNA desde o começo". Até mesmo no início, o foco da organização já era uma aspiração inerente, ainda que não declarada, ao *Triple Aim*. Conforme coloca Claudia Garcia: "Nós estávamos trabalhando no *Triple Aim* antes mesmo de conhecê-lo!"

Os líderes do Einstein reconhecem que, com todo o bom trabalho já feito e as realizações alcançadas até agora, a busca pelo *Triple Aim* ainda está nos estágios iniciais. Uma parte desse trabalho já está rendendo dividendos em termos de melhor qualidade de assistência e custos reduzidos. Outras iniciativas podem obter sucessos, enquanto outras ainda irão falhar. Mas até mesmo nos esforços que fracassam, existem lições importantes. Mais do que qualquer outra coisa, a busca pelo *Triple Aim* é uma jornada de aprendizado – não um destino de aprendizado, mas uma jornada. Essa diferença é importante porque, em alguns aspectos, o trabalho do *Triple Aim*, seja o quão bem-sucedido possa ser, jamais terminará. A busca continua.

Notas e Referências

1   As organizações participantes incluíam sistemas de assistência médica, hospitais, companhias de seguro de assistência médica e outras estreitamente ligadas à assistência médica. Em adição, nós tínhamos a representação de grupos fundamentais de fora do sistema de assistência médica, como saúde pública, serviço social e coalizões comunitárias. A Colaboração forneceu uma estrutura para a pesquisa observacional. Por meio da percepção dos contrastes entre contexto e estruturas dos lugares na Colaboração que fizeram progressos e os que fracassaram, conseguimos desenvolver um ex-pós-teoria sobre o que era necessário para uma organização ou comunidade ser bem-sucedida na busca pelo *Triple Aim*.

2   Whittington JW, Nolan K, Lewis N, Torres T. Pursuing the Triple Aim: The first seven years. *Milbank Quarterly*. 2015;93(2):263-300.

3   Viola DC, Lenza M, Almeida SL, Santos OF, Cendoroglo Neto M, Lottenberg CL, Ferretti M. Spine surgery cost reduction at a specialized treatment center. Einstein (São Paulo). 2013 Jan-Mar;11(1):102-107. http://www.ncbi.nlm.nih.gov/pubmed/23579752

4   Viola DC, Lenza M, Almeida SL, Santos OF, Cendoroglo Neto M, Lottenberg CL, Ferretti M. Spine surgery cost reduction at a specialized treatment center. Einstein (São Paulo). 2013 Jan-Mar;11(1):102-107. http://www.ncbi.nlm.nih.gov/pubmed/23579752

5   Mayo Clinic Staff. "C-section: Risks." http://www.mayoclinic.org/tests-procedures/c-section/basics/risks/prc-20014571

6   Mayo Clinic Staff. "C-section: Risks." http://www.mayoclinic.org/tests-procedures/c-section/basics/risks/prc-20014571

7   Reinberg S. "C-sections in US stable after 12-year rise: CDC." HealthDay News. June 27, 2013. http://consumer.healthday.com/women-s-health-information-34/birth-health-news-61/c-sections-in-u-s-stable-after-12-year-rise-cdc-677751.html

8   Sulleiro R. Brazil works to stem flood of Caesarean deliveries. L'Agence France-Presse (AFP). January 11, 2015. http://news.yahoo.com/brazil-works-stem-flood-d-caesarean-deliveries-201801982.html

Sem Desculpas

Liderança efetiva para alcançar o *Triple Aim*

Jim Conway, ex-chefe de operações do Dana Farber Cancer Institute e membro sênior do IHI, é citado com frequência por sua pergunta: "Se você sabia, por que não fez?" Esse desafio à mudança atinge em cheio o cerne do profissionalismo de prestadores e líderes. E, apesar dos exemplos de disseminação rápida de novas tecnologias de assistência médica ou de métodos cirúrgicos, a assistência médica tem sido notoriamente lenta ao fazer precisamente o que Jim Conway sugere: insistir na adoção rápida e ágil de técnicas e práticas que comprovadamente resultam em melhor assistência para os indivíduos e populações, bem como na diminuição dos custos e no fornecimento de suporte de liderança para tornar as coisas possíveis. O subtexto do comentário de Jim é simples: não há desculpas para os líderes falharem em perseguir esse caminho.

A busca pelo *Triple Aim* (Objetivo Triplo) requer um novo tipo de liderança. Em assistência médica, este é um momento turbulento, com muitos desafios e frustrações. Mas é também um período notável de entusiasmo, inovação e oportunidade de transformar nosso sistema em outro cujo desempenho seja muito mais efetivo em termos de qualidade e custos. É um momento em que os líderes do ramo de assistência médica precisam de novas habilidades e competências para atuar como administradores de mudança e reforma.

As inovações desenvolvidas para buscar o *Triple Aim* descritas neste livro demonstram que a reforma não só é possível como floresce em uma ampla variedade de organizações por todo o país. Em cada caso, o principal fator que conduz à inovação bem-sucedida e à mudança é a liderança efetiva, por vezes visionária. Os líderes sobre os quais escrevemos – além de muitos outros também – não estão esperando para ver como ficará o panorama a longo prazo da nova assistência médica. Eles estão agindo de maneira audaciosa para melhorar suas organizações hoje e posicioná-las efetivamente para os próximos anos.

Sem esperar por uma mudança nacional nos sistemas de pagamento, por exemplo, essas organizações estão implementando modelos de perspectivas futuras. Alguns desses modelos poderiam representar um desafio a curto prazo, que permitisse aos prestadores manter a promessa aos pacientes de fornecimento de uma assistência integrada, coordenada, baseada em evidências e centralizada em suas preferências e necessidades. Esses modelos novos sustentam a promessa de que a saúde do sistema e da comunidade será aprimorada pelo monitoramento mais eficiente dos dados, desenvolvimento de encontros clínicos pró-ativos de todos os tipos (consultas, *e-mails*, consultas por telefone, sessões de instrução em grupo) e controle dos custos *per capita*. Para disseminar esses êxitos locais em nível nacional, precisamos mais do tipo de liderança demonstrado nestas histórias.

O papel do líder na disseminação

Tom Nolan explica o papel do líder no aprimoramento como sendo o de construção da determinação, geração ou descoberta de modelos e ideias melhores e engajamento na execução impecável. Como esses líderes nos sistemas inovadores que discutimos demonstraram determinação, ideias e execução, e como as pessoas envolvidas na assistência médica, desde os escritórios executivos até as linhas de frente, aprendem a acelerar a transferência das melhores práticas a todos?

Determinação

A construção da determinação começará com os conselhos de diretores e líderes conhecendo os resultados do desempenho atual. Os demonstrativos estatísticos vermelhos, amarelos e verdes, analisados em muitos encontros de liderança, são confiáveis somente quanto à sua falha em criar a determinação e a vontade. Muito frequentemente, esses demonstrativos falham em abranger a realidade da assistência em uma dada instituição e, assim, asseguram falsamente aos líderes que os resultados de qualidade de suas organizações são exemplares.

Nós propomos quatro questões que toda equipe de líderes deve responder e, por meio do exercício, construir a determinação necessária para conduzir o trabalho desafiador da inovação e da mudança cultural:

- ◎ Você sabe o quanto a sua organização é boa?
- ◎ Você sabe em que lugar está a sua organização em relação à melhor de todas?
- ◎ Você sabe onde há variação em sua organização?
- ◎ Você sabe qual é a velocidade de aprimoramento da sua organização com o tempo?

Você sabe o quanto a sua organização é boa?

Líderes como Mary Brainerd, do HealthPartners, empregam vários métodos para responder à pergunta sobre o desempenho organizacional. Eles olham dados no nível individual (por exemplo, uma medida de diabetes que pode ser comparada a uma medida ótima) e no nível da população (p. ex., para todos os pacientes com diabetes em uma determinada prática), e então comparam esses achados com as diretrizes nacionais (por exemplo, as diretrizes do Institute for Clinical Systems Improvement). Um portfólio equilibrado de métricas é a chave para a habilidade do líder de responder a essa pergunta, e a métrica do *Triple Aim* pode proporcionar uma visão mais ampla da qualidade, saúde e custos.

Tão importantes quanto os números, as histórias que estão por trás deles são ainda mais vitais para o conhecimento do líder acerca do desempenho. O uso que o Dr. Tony DiGioia faz dos alunos e cuidadores para acompanhar bem de perto a jornada do paciente produziu uma inteligência valiosa acerca das falhas do processo, transferência de problemas, desperdício e complicações que jamais apareceriam em um *balanced scorecard* equilibrado. Os encontros do Dr. Bob Mecklenburg com Annette King para discutir o valor da assistência médica para os funcionários da Starbucks trouxeram à luz as falhas de processo, custos acima do mercado e o ônus do absenteísmo ocasionado por lombalgia. No CareOregon, ver um recinto cheio de homens e mulheres sem teto que sofriam de vícios ouvindo música e sendo tratados com acupuntura traz à mente ideias sobre como buscar o *Triple Aim* lidando com uma população difícil.

As histórias mostram que a construção da determinação implica ir para as linhas de frente – ir para a **gemba**, conforme a terminologia da administração *lean* (enxuta). É urgente que os líderes que enfrentam desafios financeiros que estejam necessitando de cortes orçamentários vejam o impacto dessas mudanças no local da prestação de assistência. Este livro está cheio de exemplos de assistência aprimorada a um custo mais baixo, mas, quando a redução dos custos ocorre à parte do redelineamento da assistência, olhar apenas as medidas de desempenho pode enganar os líderes e fazê-los acreditar que a qualidade está inalterada. E construir a determinação é essencial em todos os níveis de uma organização. Muitas reuniões de conselho nas organizações de assistência médica agora começam com o relato da história de um paciente que foi tratado excepcionalmente ou de um que foi prejudicado pelas falhas do sistema. A maioria dos membros do conselho pode agora interpretar dados clínicos, e os conselhos dedicam mais tempo à qualidade da assistência do que historicamente dedicavam à estabilidade financeira, aquisições e projetos de construção.

As equipes sênior estão construindo determinação fazendo a ronda nos cenários da assistência, conversando com a equipe e com os pacientes e revendo juntos os relatórios. A compreensão de que os resultados levam à mudança. Exemplificando, chefes de departamento financeiro como Scott Hamlin, do Cincinnati Children's Hospital Medical Center, sabem que é possível diminuir os custos com a otimização do fluxo em todo o hospital. E o trabalho conduzido por Hamlin com a dra. Uma Kotagal tem permitido ao hospital otimizar a condução de cada paciente ao local certo, com a equipe certa e no momento certo. E Kotagal entende que as economias financeiras estão ligadas à diminuição da incidência de infecções associadas à assistência médica.

Os administradores de linha de frente constroem melhor a determinação quando conectam prestadores de assistência e funcionários com o significado do trabalho para os pacientes e seus familiares. Quando um CEO do hospital convidou a equipe do processamento da central de esterilização para observar um procedimento na sala cirúrgica, uma das funcionárias chorou ao ver como seu trabalho era aplicado e o quanto aquilo era importante no cenário da SC. A experiência a fez mudar a forma de pensar em si mesma, não mais como técnica de esterilização, e sim como um membro da equipe de assistência.

Fora do laboratório de patologia do Gundersen Lutheran Hospital, em La Crosse, Wisconsin (EUA), há a foto de um jovem vibrante chamado John. Ao lado dessa foto, as palavras dele contam a história de seu câncer e do tratamento por que passou, enquanto do outro lado há fotos das células que apareceram em suas lâminas de patologia e revelaram seu diagnóstico. O patologista Dan Schreith convidou John para visitar o laboratório, e a equipe descreveu o significado que passou a perceber em seu trabalho a partir do encontro com o paciente que existe por trás das lâminas.

A construção da determinação muitas vezes é negligenciada ou considerada desnecessária nos cenários da assistência médica – em que os cuidadores realizam um trabalho tão importante a cada dia –, porém muitas equipes de linha de frente hoje se sentem sobrecarregadas, sem tempo e pouco confiantes. Nesse cenário, a inovação e o aprimoramento precisam começar considerando as lacunas existentes e, então, construir as capacidades para mudar o desempenho para melhor.

Você sabe em que lugar está a sua organização em relação à melhor de todas?

Os líderes mais inovadores mantêm os olhos voltados para o verdadeiro norte, em busca do melhor em termos de resultados comparativos e novas ideias. Com o Hospital Compare from Medicare, bancos de dados comparativos de nível estadual, como o Minnesota Community Measurement, e a habilidade de reunir e analisar muitas camadas de dados financeiros e de saúde, como faz o Blue Cross Blue Shield de Massachusetts na administração do Alternative Quality Contract, líderes e clínicos podem ver como seus resultados se comparam ao melhor que há em múltiplas áreas, e cada lacuna revelada é um verdadeiro mecanismo de construção de determinação. Os dias de lacunas pelas desculpas de que "meus pacientes estão mais doentes" se tornaram coisa do passado, à medida que os clínicos e líderes passaram a buscar respostas para a questão comparativa. Quando os conselhos levantam a questão do desempenho relativo de suas organizações, a determinação em aprender e mudar ganha aceleração em todos os níveis.

Uma forma de os líderes mostrarem a lacuna existente entre o desempenho atual e o melhor é o método de aprendizado da visita de caso ao vivo (*live case visit*). David Garvin, da Harvard Business School, descreve esse método como uma poderosa ferramenta de aprendizado sobre qualidade comparativa (Maureen Bisognano, 2.011, comunicação pessoal), e nós temos constatado que se trata de uma forma altamente engajadora e efetiva de fazer as equipes de linha de frente mudarem as métricas de qualidade e custos de forma eficiente. No método da visita de caso ao vivo, os líderes identificam uma área para aprimoramento e encontram uma organização cujo desempenho seja superior ou melhor nesse conjunto equilibrado de dimensões. Antes da visita, a equipe que fará a visita a essa organização estuda seus próprios processos internos, por exemplo, avaliando os custos gerais, os resultados de qualidade, as dimensões do serviço e a vitalidade da equipe para cuidar dos pacientes que necessitam de assistência contínua para doenças crônicas ou para um serviço cirúrgico.

Os visitantes então fazem uma visita à organização de melhor desempenho (anfitriã) e a equipe anfitriã descreve como eles administram e aprimoram a assistência destinada a esse grupo de pacientes. O processo é bastante parecido com a abordagem usada pelo CareOregon com a viagem de aprendizado à Southcentral Foundation, em Anchorage, descrita no Capítulo 3. Os visitantes se dividem em pequenos grupos e fazem a caminhada da gemba. Eles entrevistam a equipe anfitriã e aprendem como ela administra as inovações e aprimoramentos na assistência. Os visitantes refletem sobre os desafios que irão vivenciar ao voltarem para casa, e a equipe anfitriã descreve como tem lidado com dificuldades similares, tais como persuadir funcionários resistentes, otimizar a administração dos suprimentos ou conectar vários prestadores para proporcionar assistência unificada para os pacientes. Depois que os visitantes passam algum tempo para reagrupar e delinear a estratégia que aplicarão ao voltarem para casa, se encontram novamente com a equipe anfitriã e compartilham seus planos. O dia termina com os visitantes retornando para a equipe anfitriã as suas percepções sobre o modo como a organização anfitriã realmente lhes tratá melhora. Eles compartilham aquilo que entenderam acerca dos suportes e desafios, bem como sobre as formas pelas quais a organização anfitriã supera as barreiras para realizar mudanças substanciais. Temos visto ocorrerem melhoras logo após o retorno de uma equipe visitante para casa, e, de modo interessante, a organização anfitriã também é beneficiada. Por meio do processo de visita de caso ao vivo, os líderes sênior da organização anfitriã desenvolvem uma compreensão melhor sobre onde ela tem pronta capacidade e experiência em termos de aprimoramento.

Você sabe onde há variação em sua organização?

Quando os líderes do Virginia Mason Medical Center e do HealthPartners esmiuçaram seus dados, encontraram variação nos padrões de prática da organização, em grande parte como resultado de hábitos históricos e rotinas nos processos de assistência. Essa variação é ubíqua e muitas vezes esconde oportunidades de aprendizado a partir das melhores práticas do sistema. Quando os líderes têm informação detalhada sobre o processo de qualidade e as medidas de resultado, bem como sobre os custos, podem estimular diálogos de aprendizado e usar os dados não para crítica e sim para aprimoramento. Quando os líderes não conseguem enxergar a variação ou quando desenvolvem tolerância às suas próprias práticas de assistência, os pacientes recebem níveis variáveis de assistência e os custos são excessivos.

Em uma conversa recente com o capitão Chesley "Sully" Sullenberger (comunicação pessoal) – que ficou conhecido por ter feito o pouso de emergência do voo 1549 da US Airways no rio Hudson, após um encontro paralisante com um bando de gansos –, ele marcou os aprimoramentos de segurança feitos na aviação e apontou uma mudança na cultura da aviação, cujo objetivo específico era diminuir a variação como elemento fundamental para o aprimoramento da segurança. Sullenberger descreveu seus primeiros dias como piloto e conversou sobre a "lista de preferências do piloto" que cada copiloto trazia consigo para garantir a presteza de agir conforme as idiossincrasias de cada piloto. Cada voo era ajustado aos processos específicos do piloto, de modo muito parecido com a forma como a equipe de uma sala cirúrgica leva consigo os **cartões de preferência do médico** e muda constantemente os processos de acordo com os hábitos individuais de cada cirurgião. A variação nessas situações não é definida pelas necessidades exclusivas do paciente e sim pelos métodos variáveis da equipe.

Sullenberger notou que a segurança requer padronização dos processos de rotina para que os pilotos possam estar preparados para reagir às circunstâncias imprevistas (como aves que entram dentro dos motores das aeronaves, fazendo-os parar). E ele descreveu como os líderes de linhas áreas e de associações de pilotos e copilotos combinam suas forças para mudar a cultura para uma que se baseie na padronização como forma de melhorar a segurança. Foi somente quando alguns pilotos respeitados mudaram suas próprias formas de prática e começaram a compartilhar seu senso do que seria uma segurança melhor que a indústria inteira se mobilizou para mudar. Reconhecer a variação em organizações de assistência médica é simplesmente um passo rumo à construção da determinação para mudar a cultura de modo que esta sustente a padronização e, assim, a confiabilidade.

Você sabe a taxa de melhoria da sua organização?

Os líderes e conselhos muitas vezes olham as métricas trimestrais ou anuais de custos e qualidade e então partem do princípio de que estão melhorando ano após ano. Um exercício útil para a equipe sênior consiste em pedir a cada membro para estimar as tendências de métricas essenciais ao longo dos últimos cinco anos e, em seguida, compará-las com as estimativas dos índices reais de melhoria ao longo do tempo. Em muitos casos, ver resultados estagnados e pequenos aprimoramentos leva a conversas mais profundas sobre os objetivos e impulsiona o suporte para a construção de capacidade de aprimoramento e mais.

Quando os líderes querem garantir a mudança confiável do desempenho, buscam identificar o sistema que poderia produzir o resultado desejado. Depois que os líderes da Palmetto Health, situada em Columbia, Carolina do Sul (EUA), deixaram de olhar para taxas de mortalidade estáticas e passaram a examinar as taxas de mortalidade hospitalares padronizadas (HSMRs) ao longo do tempo eles enfocaram a construção de um diagrama direcionador que definia os sistemas nos quais eles teriam que trabalhar para reduzir a mortalidade em seus hospitais. Esse tipo de diagrama serve para ilustrar o sistema e ligar o resultado desejado aos fatores direcionadores essenciais – alavancas primárias e secundárias (ver exemplo na Figura 9.1). Os líderes consideram esses mapas de sistema úteis de muitas formas, mas particularmente por desmembrarem as complexidades do aprimoramento organizacional para uma dada medida de resultado, compreendendo aquilo que necessita de atenção.

Os líderes no Palmetto Health organizaram equipes de aprimoramento em várias áreas, simultaneamente (sala cirúrgica, unidades de terapia intensiva, DE e unidades médico-cirúrgicas). Esse portfólio de projetos, patenteado e conduzido pelos líderes do sistema, produziu uma mudança drástica e sustentada conforme os líderes adotaram o sistema como um todo, pilotaram e implementaram mudanças, e então disseminaram os novos modelos no Palmetto inteiro.

Ideias

Quando o diretor médico do CareOregon, Dr. David Labby, e o CEO, Dave Ford, visitaram a Southcentral Foundation, em Anchorage, Alasca (EUA), aprenderam a enxergar novos caminhos. O trabalho familiar conduzido por meios totalmente novos os inspirou a desenvolver conceitos de mudança que eles testariam com os prestadores quando voltassem a Portland. O CEO do Bellin Health, George Kerwin, estava entusiasmado em relação ao progresso rumo ao *Triple Aim* para os funcionários, e começou aprimorando a assistência para a equipe de sua

	Direcionadores primários	Direcionadores secundários
Diminuição da mortalidade em 12% neste ano	Liderança	Análise de causas de mortalidade Revisão 2x2 dos últimos 50 casos de morte de pacientes Revisão das mortes de pacientes com Global Trigger Tool Revisão da mortalidade pelo conselho
	Comunicação entre cuidadores	Padronização das transferências de pacientes Treino SBAR da equipe clínica e dos médicos Rodadas multidisciplinares Identificação do médico atendente para todos os pacientes
	Cuidado de paciente de alto risco	Implementação de grupos por nascimento Identificação de pacientes de alto risco no momento da admissão e durante as avaliações Equipe de resposta rápida Assistência médica e de enfermagem intensificada Hospitalistas
	Cuidado intensivo/crítico	Rodadas multidisciplinares Planilhas de metas diárias Conjunto de ventilador Controle glicêmico Monitoramento remoto dos pacientes Intensivistas
	Prevenção	Status de vacinação contra *influenza* de pacientes com pneumonia Parcerias comunitárias para promoção de assistência preventiva contra doenças graves Eliminação de quedas com dano Eliminação de úlceras de pressão

Nota: nesta figura, SBAR significa Situation (situação), Background (antecedentes), Assessment (avaliação), Recomendation (recomendação) – uma ferramenta de comunicação.

Figura 9.1. Diagrama direcionador de redução da mortalidade.

própria organização. Se o novo modo de enxergar as coisas é resultado de uma visita a outro estado, do acompanhamento de perto da jornada de um paciente ao longo de um sistema complexo ou de sua própria equipe, os novos modelos de assistência são essenciais para alcançar resultados melhores a custos mais baixos.

As ideias podem surgir vendo a jornada de um paciente ao longo dos locais de atenção ou a partir da entrevista de pacientes com o objetivo de conhecer o ônus de uma doença ou de um tratamento. Um exercício útil, com base no trabalho conduzido pelo Dr. David Gustafson na Universidade de Wisconsin-Madison, consiste em engajar líderes e prestadores de todos os níveis na entrevista de um paciente ou familiar de paciente, de forma estruturada. Um médico de família, por exemplo, entrevistou a mãe de uma criança com asma e começou a entrevista perguntando: "Como é ter um filho tão novo com asma?" A mãe contou sua luta com o marido que continuava fumando em casa, o estresse de faltar ao trabalho por causa das crises da condição do filho e o medo de ser demitida. Contou ainda suas preocupações quanto aos pressentimentos do filho, com as crises da asma lhe causando grande estresse e medo, além dos sintomas físicos. O ônus financeiro da medicação e os copagamentos, que estavam no topo de seu temor de perder a cobertura do seguro se viesse a perder o emprego, foi uma das partes centrais da conversa. A mãe disse: "Me sinto ansiosa todos os dias." O médico então lhe perguntou sobre seus encontros com o sistema médico, e a conversa tomou um rumo inesperado. A mãe observou que teve dificuldade para conseguir marcar um horário que não a obrigasse a faltar no trabalho. Disse que estava preocupada, porque nem sempre entendia a linguagem complicada da assistência. Ela descreveu a consulta usual e a chamada telefônica, com a equipe e o entrevistador notando que suas preocupações nunca tinham surgido nesses encontros. O entrevistador perguntou se a equipe que atendia a mãe estava a par de suas preocupações, ao que ela respondeu que essas questões não tinham sido discutidas e que as consultas enfocavam os resultados dos exames e as necessidades clínicas de seu filho.

Ter médicos e a equipe conduzindo esse tipo de entrevista é uma ferramenta poderosa para levar novas ideias para os sistemas de assistência, como a amostra de formulário de entrevista fornecida a seguir.

Amostra de Formulário de Entrevista

1. Identificar um paciente (ou familiar cuidador) que seja esperto e perceptivo e que tenha vivenciado alguma preocupação séria ou prolongada relacionada com assistência médica. Para sua primeira tentativa de entrevista, você pode selecionar um parente ou amigo: por exemplo, uma tia que tenha cuidado de alguém que sofria de doença de Alzheimer, ou um amigo que tenha sobrevivido ao câncer.

2. Marcar horário para uma entrevista de 45 minutos com a pessoa, seja presencialmente ou por telefone.

3. Começar pedindo à pessoa para pensar de forma ampla em sua própria situação. Em seguida, pedir que ela fale sobre como é estar na sua situação, com determinada doença ou preocupação de saúde em particular. Como isso afeta a vida dela? Quais são os principais medos, frustrações, inconveniências e incertezas que ela enfrenta? O que torna difícil estar nessa situação? O que a ajuda a superar as dificuldades em lidar com a situação?

4. Agora, siga para as questões especificamente de assistência médica. Peça à pessoa para pensar em um momento específico em que a saúde se tornou um problema e ela teve que procurar um profissional de assistência médica. Peça-lhe para descrever esse momento com detalhes específicos. Quais eram os medos, frustrações, inconveniências e incertezas? O que ela desejou que tivesse acontecido e que não aconteceu? Qual foi a parte mais difícil em ser um paciente em um sistema de assistência médica? Quais foram as surpresas positivas que ela vivenciou?

   ⊙ Deixe a pessoa falar e abordar para outros eventos de saúde e da vida, se assim desejar. Seja cuidadoso ao tentar minimizar as interrupções. Busque por detalhes quando as respostas forem generalizadas. Quando a pessoa terminar a descrição de um evento de saúde, mude para outro, até que ela pare.

⊙ Não se autodefenda nem ao sistema de assistência médica. Você está lá para aprender. Você não está lá para explicar, ensinar nem fazer julgamentos.

5. Quando você concluir a entrevista, faça uma compilação dos resultados em uma lista de necessidades, observando cada necessidade uma única vez. Em seguida, agrupe essas necessidades em categorias baseadas em similaridades-chave e nomeie cada categoria. Termine escrevendo seus pensamentos sobre como foi o andamento da entrevista e o que poderia ter sido feito para melhorá-la. O que a dificultou ou valeu a pena? O que você aprendeu que poderia trazer para o trabalho de aprimoramento da qualidade? Sua narrativa não deve ultrapassar duas páginas.

Os líderes com os melhores históricos de inovação têm sistemas estabelecidos e estruturas para construir ideias inovadoras ou buscá-las. O Dr. William Rupp, CEO da Mayo Clinic em Jacksonville, Flórida (EUA), tem seus próprios métodos específicos para trazer ideias ao sistema. Ele assinou todos os principais periódicos médicos que traziam as pesquisas mais recentes e as melhores para as equipes certas do hospital, no momento oportuno. Ele reservou tempo para que um farmacologista clínico fizesse uma busca semanal de *websites* e periódicos relevantes, e então levou as novas informações aos comitês e líderes apropriados. Esse processo estruturado de varredura e resposta rápida também levou Rupp a conseguir manter a frequência de dezenas de clínicos em conferências-chave realizadas a cada ano, com a atribuição específica de buscar e retornar com novas ideias para aprimorar a assistência.

John O'Brien, CEO do UMass Memorial Health Care, usa um café da manhã mensal para conseguir novas ideias. Ele convida todos os funcionários que são pacientes ou têm familiares que são pacientes no sistema naquele mês para tomar café da manhã e faz a seguinte pergunta: "Quais regras vocês tiveram que quebrar para melhorar sua assistência?" Sabendo que os membros de sua equipe têm acesso ao conhecimento e aos sistemas, podendo assim quebrar as regras, a lista gerada serviu de agenda de O'Brien para a implementação de novas ideias que melhorassem a assistência para todos.

Outra forma de levar as equipes de aprimoramento a desenvolverem novas ideias é um método que a firma de *design* IDEO chama deep dive (mergulho profundo). Com esse método, as equipes vão a campo e usam ferramentas antropológicas para observar a assistência ao longo de uma jornada. Novas equipes de aprimoramento podem começar a delinear suas jornadas consultando essa lista de conceitos de mudança gerais extraída do *The Improvement Guide, Second Edition*, de Langley, Moen, Nolan, Nolan, Norman e Provost (2.009, p. 359):

1. Eliminar coisas que não são usadas
2. Eliminar múltiplas entradas
3. Diminuir ou eliminar exageros
4. Diminuir os controles no sistema
5. Reciclar ou reutilizar
6. Usar substitutos
7. Diminuir a classificação
8. Eliminar intermediários
9. Compatibilizar quantidade com necessidade
10. Usar amostras
11. Mudar alvos ou pontos de ajuste
12. Sincronizar
13. Agendar em múltiplos processos
14. Minimizar transferências
15. Unir etapas no processo
16. Encontrar e eliminar gargalos
17. Usar automação
18. Suavizar o fluxo de trabalho
19. Fazer tarefas em paralelo
20. Considerar as pessoas como estando no mesmo sistema
21. Usar múltiplas unidades de processamento
22. Ajustar para o pico de demanda
23. Compatibilizar o inventário com a demanda prevista

24. Usar sistemas para puxar
25. Minimizar a escolha de características
26. Diminuir múltiplas marcas do mesmo item
27. Dar às pessoas acesso à informação
28. Usar medidas apropriadas
29. Cuidar do básico
30. Minimizar os aspectos desmotivadores do sistema de pagamento
31. Conduzir treinamento
32. Implementar treinamento cruzado
33. Investir mais recursos em aprimoramento
34. Enfocar processo e propósito centrais
35. Compartilhar riscos
36. Enfatizar consequências naturais e lógicas
37. Desenvolver alianças e relações cooperativas
38. Ouvir os consumidores
39. Assessorar o consumidor na utilização de um produto/serviço
40. Enfocar o resultado para o consumidor
41. Usar um coordenador
42. Entrar em acordo com relação às expectativas
43. Terceirização "grátis"
44. Otimizar o nível de inspeção
45. Trabalhar com fornecedores
46. Diminuir o tempo de ajuste ou de início
47. Estabelecer o momento oportuno para usar descontos
48. Otimizar a manutenção
49. Estender o tempo do especialista
50. Diminuir o tempo de espera
51. Padronização (criar um processo formal)
52. Deter a adulteração

53. Desenvolver definições operacionais

54. Melhorar previsões

55. Desenvolver planos de contingência

56. Ordenar produtos por graus

57. Dessensibilizar

58. Explorar variação

59. Usar lembretes

60. Usar diferenciação

61. Usar restrições

62. Usar permissões

63. Customização em massa

64. Oferecer produto/serviço a qualquer hora

65. Oferecer produto/serviço em qualquer lugar

66. Enfatizar o intangível

67. Influenciar ou aproveitar as tendências da moda

68. Diminuir o número de componentes

69. Disfarçar defeitos ou problemas

70. Diferenciar produto usando dimensões de qualidade

71. Mudar a ordem das etapas do processo

72. Administrar incertezas e não tarefas

Execução

Tom Nolan, no documento oficial do IHI de 2.007 intitulado *Execution of Strategic Improvement Initiatives to Produce System-Level Results* (Execução de iniciativas de aprimoramento estratégico para produção de resultados no nível do sistema), descreve as organizações com histórico comprovado de aprimoramento no sistema e define as capacidades dessas organizações em três áreas-chave: (1) habilidade de cumprir consistentemente as metas no nível do sistema; (2) supervisão e administração local fortes e sempre presentes; e (3) desenvolvimento de funcionários em número suficiente para criar um quadro de líderes dedicados ao aprimoramento.

A maioria dos líderes discutidos neste livro deu o passo corajoso de estabelecer o *Triple Aim* como sua meta no nível do sistema. A liderança para o *Triple Aim* requer que os líderes vejam a população que atendem e conheçam o desempenho de suas organizações em saúde, assistência e custo (**Figura 9.2**).

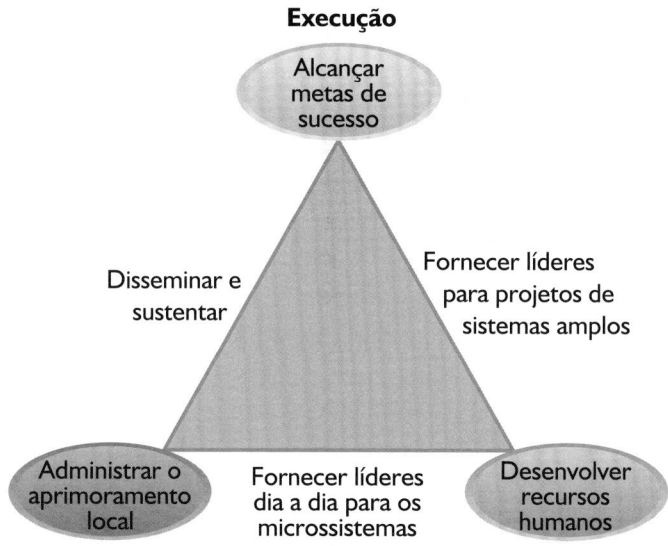

Figura 9.2. *Design* do sistema do *Triple Aim*.

Esses líderes patrocinam um portfólio de projetos planejados para testar novas ideias e modelos sob controle local e circunstâncias específicas. Quando o Dr. Brian Rank e colaboradores iniciaram o *Care Model Process*, no HealthPartners, ele começou testando os componentes e o sistema do modelo em um contexto, para então torná-lo parte das operações diárias naquele contexto, e, por fim, o refinou de modo a garantir o êxito em outros contextos e a disseminação acelerada. A descrição a seguir desses três estágios é adaptada de *The Improvement Guide, Second Edition* (Langley *et al.*, 2.009).

⊙ **Testar.** Tentar e adaptar ideias em pequena escala em uma população-piloto. Aprender como fazer a ideia funcionar em seu sistema.

A mudança é temporária.

As falhas são muito úteis aqui, e até mesmo esperadas.

Menos pessoas são afetadas do que durante a implementação.

⊙ **Implementação.** Tornar essa mudança parte da operação de rotina do dia a dia do sistema para a sua população-piloto.

Não esperar falhas aqui.

Projetar ou redelinear processos de suporte para manter a mudança (*feedback* e sistemas de medida, descrições do trabalho, procedimentos, treinamento de novos funcionários e assim por diante).

Mais pessoas são afetadas do que durante os testes.

Encontra-se maior resistência, em comparação ao observado durante os testes.

Em geral, esse estágio requer mais tempo do que o de testes.

⊙ **Disseminação.** Adaptar mudanças a áreas ou populações diferentes da população-piloto.

Dar suporte a esse modelo de testes-implementação-disseminação requer o desenvolvimento contínuo de capacidades de aprimoramento na equipe. No IHI, nós usamos uma abordagem chamada all-teach, all-learn (todos ensinam, todos aprendem). Esse método se baseia na crença de que a mudança somente é disseminável e sustentável quando há pessoas o suficiente, com as habilidades certas, para administrar o aprimoramento e torná-lo rotina. W. Edwards Deming é citado com frequência por ter dito que "a qualidade é responsabilidade de todos", e nós acreditamos que o aprimoramento também seja. Os líderes precisam criar tempo e oportunidades para suas equipes aprenderem a ciência do aprimoramento e torná-la parte de seu trabalho diário – integrá-la ao DNA da organização, como fez o Kaiser Permanente com o aprimoramento e a capacidade de disseminar mudança e inovação. Uma organização em aprimoramento contínuo é uma organização em processo de aprendizado, e o futuro da assistência médica está sendo liderado por esses tipos de organizações.

O papel do líder na mudança da cultura

A construção de uma nova cultura é o principal fator condutor de sucesso na busca pelo *Triple Aim*. Em uma coluna para o HBR Blog Network, Nilofer Merchant (2.011) observou – como sugere o título de seu artigo – que "A cultura supera a estratégia, sempre". No IHI, essa ênfase cultural há muito tem sido fundamental. Conforme você leu ao longo deste livro, a mudança de cultura é um trabalho árduo. Essa mudança desafia crenças profundamente sustentadas e muitas vezes empurra as pessoas para bem longe de suas zonas de conforto. E também – quase invariavelmente – deflagra reações negativas. Algumas dessas reações são passivo-agressivas – os médicos incitam uns aos outros a "esperar", acreditando que a mudança em curso é apenas momentânea. Uma parte da reação negativa é mais agressiva, conforme o Dr. Gary Kaplan pôde vivenciar nos primeiros dias da aplicação do *Toyota Production System* à administração do Virginia Mason Medical Center. Entretanto, quando os líderes persistem, a mudança acontece. Os primeiros a adotar assinam embaixo e logo os resultados positivos trazem mais e mais pessoas descomprometidas para uma perspectiva cultural diferente.

Todavia, sendo difícil como é, a mudança cultura pode ser liberadora, inspiradora, e pode ajudar a restaurar e intensificar a alegria que todos os profissionais da assistência médica conseguem extrair de seu trabalho. Não podemos pensar em um aspecto da liderança que seja mais importante do que criar e manter uma cultura efetiva.

Desde os primeiros dias de faculdade de medicina ou de enfermagem, os profissionais aprendem que as vidas de seus pacientes dependem de suas habilidades e conhecimentos pessoais, e que, "na dúvida, é preciso fazer mais". Também aprendem que o cuidado é efetivado nas consultas e por meio dos procedimentos. Embora o valor da habilidade e do conhecimento jamais venha a diminuir, os líderes de assistência médica precisarão criar e cultivar uma nova cultura que considere a assistência não só nas consultas e nos procedimentos, mas também ao longo de um amplo *continuum*. Aprimoramentos de qualquer tipo – segurança, confiabilidade, taxa de transferência, minimização do desperdício, qualquer coisa – somente são sustentáveis se a cultura certa existe.

A mudança de cultura para conduzir novos modelos de assistência precisa de tempo, atenção e modelagem deliberados pela equipe sênior. Os líderes podem começar a jornada rumo a uma nova cultura primeiramente definindo o novo estado e exemplificando as mudanças necessárias pessoalmente e por intermédio de histórias.

Infelizmente, não existe uma cultura universal "certa" – o trabalho de liderança seria muito mais fácil se houvesse uma. Encontrar a cultura certa depende das circunstâncias exclusivas da sua organização. Mas qualquer cultura organizacional bem-sucedida deve ser baseada na abertura, na comunicação efetiva e no trabalho em equipe. Quando os líderes das organizações engajadas na *IHI's 100,000 Lives Campaign* iniciaram seu trabalho de aprimoramento da segurança do paciente e redução da mortalidade, muitos deles instituíram rondas de segurança – idas regulares às linhas de frente para caminhar a pé com os clínicos (e pacientes) e obter informações da equipe. A conversa que tinham com a equipe enfocava as suas preocupações com os potenciais riscos. Muitas vezes, os líderes se reuniam com garantias de que os administradores e a equipe "tinham tudo sob controle", mas com estímulos cuidadosos e pacientes acompanhados de ação suportiva a equipe começou a trazer à tona potenciais problemas. Nós escrevemos sobre esse tipo de situação no Capítulo 7, quando descrevemos as reuniões de Chris McCarthy com enfermeiros que diziam que tudo estava bem com o processo de administração de medicação nas enfermarias do hospital. Entretanto, conforme Chris e seus colegas comprovaram, eles encontraram buracos sérios no processo – que subsequentemente conseguiram preencher com sucesso. Alguns diziam: "Estou preocupado porque estamos com falta de suprimentos" ou: "Estou encontrando resistência na adoção dos novos procedimentos". Procurar, ouvir e, o mais importante, acompanhar as preocupações verbalizadas modelam um novo comportamento e criam e reforçam uma cultura que dá autoridade aos membros da equipe para atuarem como agentes de aprimoramento. Esse tipo de cultura fortalece as conexões existentes entre a equipe de linha de frente e a liderança sênior, intensificando o trabalho em equipe e a crença de que a mudança, ainda que difícil, é possível.

Levar qualquer organização de assistência médica a um novo terreno cultural é um enorme desafio. Requer comportamentos desconhecidos e métodos técnicos que demonstrem como prosperar em um novo ambiente. No lado comportamental, um dos maiores desafios à mudança de cultura vem da diversidade da força de trabalho – dos antecedentes e do treinamento profissional até a distribuição da equipe por faixa etária. As abordagens de liderança efetivas com médicos podem precisar de modificação se tiverem que funcionar com outros cuidadores e administradores, mesmo que a cultura mude para uma em que o trabalho em equipe seja a norma. Modelos bem-sucedidos para trabalhar com gerações diferentes requerem abordagens flexíveis e adaptáveis. As abordagens culturais que funcionam com a geração dos 50 anos incluem senso de responsabilidade, visão de realização pessoal por meio do trabalho duro e disposição para aceitar novos desafios em prol do todo. A geração seguinte (dos 20 anos) muitas vezes é movida por um sentido de desenvolvimento pessoal, otimização de suas capacidades e habilidades e contribuição onde claramente se consegue acrescentar valor e obter um senso de realização e crescimento pessoal. Encontrar o equilíbrio certo e criar os caminhos certos para uma comunicação efetiva entre diferentes gerações e grupos é essencial para criar a cultura certa.

Criar uma cultura de trabalho em equipe requer uma visão a partir dos líderes, baseada em histórias e sustentada por dados que mostram que o trabalho em equipe produz assistência mais segura, mais efetiva e mais eficiente. Quando bem-sucedida, uma cultura de trabalho em equipe sustenta e melhora a alegria no trabalho em quase qualquer contexto. Com uma visão clara e atrativa do trabalho em equipe efetivo, os líderes podem modelar a nova cultura por meio de suas próprias ações, muitas vezes através de alterações em seus próprios esquemas e trabalho. Essa modelagem define a mudança para toda a equipe e dá a esta um guia para a autoadaptação.

Uma perspectiva mais ampla de toda a comunidade

Nenhuma organização, nem mesmo um dos principais planos de saúde ou sistemas médicos, pode alcançar o *Triple Aim* sozinha. Isso requer um novo tipo de coalizão que conecte todos os líderes da comunidade ou líderes regionais de sistemas médicos para uni-los aos líderes de saúde pública, educacional e cívica, para concordar com os objetivos e criar um novo meio de trabalhar juntos em saúde. Em Memphis (EUA), por exemplo, no Healthy Memphis Common Table, um dos líderes da igreja que zela pelas almas de milhares de pessoas em Memphis contou recentemente aos médicos da coalizão: "Você atende os pacientes com diabetes por 15 minutos, duas vezes ao ano, e eu vejo as pessoas com diabetes toda semana. Eu as convido para jantar na igreja toda quarta-feira, e nós, então, lhes ensinamos a melhorar a saúde."

Essa visão mais ampla de como exercer impacto na saúde de uma comunidade está alinhada ao trabalho de Vinod Sahney, ex-presidente do conselho do IHI e atual membro sênior do IHI, e de outros que estão atuando em West Bloomfield, Michigan (EUA). Vin Sahney estava projetando um novo hospital para o Henry Ford Health System – um hospital novo e sem igual. Os líderes de lá tinham construído uma cozinha de testes e contratado um *chef* de classe internacional para ensinar a comunidade a selecionar alimentos saudáveis, cozinhar para ter uma saúde melhor, entre outras coisas. O hospital inclui locais próprios para jogar cartas e socializar, destinados aos idosos da comunidade, bem como um *spa* com aulas de ioga que ensinam autocontrole e calma. Isso requer uma visão nova e ampliada da saúde, além de novas coalizões que não são fáceis de construir nessas equipes de ritmo rápido e competitivas. As habilidades de construção de coalizão, talvez aprendidas de Marshall Ganz, conferencista sênior em políticas públicas na Harvard Kennedy School, ou de outros líderes que nos inspiram a pensar além das paredes das organizações que dirigimos, serão úteis, mesmo que os desafios estejam lá.

No lado técnico, os líderes precisam de habilidades específicas e métodos para criar a cultura certa para o aprimoramento. Um exemplo dessas habilidades é o *design* centralizado no paciente – um método de canalização das vozes dos pacientes e de seus familiares em processos de assistência e *design* de plantas físicas, de modo mais confiável. Quando Göran Henriks, em Jönköping (Suécia), quis modelar uma mudança para uma cultura mais direcionada para o paciente, ele inventou uma paciente hipotética – "Esther" – e usou a história dela para redelinear o sistema de assistência em todas as especialidades e organizações. No instituto de aprimoramento de Göran, o Qulturum, ele reuniu clínicos e líderes de todas as partes do sistema de saúde para criar "Esther", uma mulher de 78 anos com insuficiência cardíaca congestiva (ICC), que vive sozinha e é bastante independente. Göran pediu aos técnicos médicos da emergência para "falarem sobre Esther". Usando seu conhecimento de ICC, eles responderam que "Esther telefonava três vezes por ano, geralmente à noite, quando tinha problemas para respirar. Nós respondemos, checamos os sinais vitais dela, fornecemos oxigênio, e, como ela vive sozinha, nós a levamos para o departamento de emergência". Göran então pergunta, "e depois disto?", virando-se para os médicos da emergência que assumem os cuidados da paciente. Cada equipe conhecia o tratamento de Esther segundo sua própria perspectiva, informada por suas interações, mas ninguém conhecia a jornada inteira. Todos usaram Esther como uma oportunidade para redelinear a assistência ao longo de toda a jornada da paciente, mergulhar em dados de nível populacional e redelinear as diretrizes clínicas, bem como construir uma cultura de trabalho em equipe independente, centralização no paciente, entregas efetivas e sistemas de informação confiáveis.

Criar uma cultura de trabalho em equipe e comunicação aberta também requer novas técnicas. Um exemplo são as conferências. Conferências efetivas são caracterizadas por sua frequência (várias vezes), duração (breve) e grau de colaboração (alto). Um exemplo de como os líderes do Cincinnati Children's Hospital usam as conferências é incluído no Epílogo.

O trabalho do IHI na segurança dos pacientes ao longo dos anos revelou que as instalações de assistência médica mais seguras são aquelas que desenvolveram uma **cultura de segurança**. Mais uma vez, existem técnicas específicas para impulsionar e manter essa cultura, sendo fundamental para quaisquer esforços o comprometimento claro e demonstrável do líder. Esse comprometimento é evidenciado por meio do fornecimento de recursos, ferramentas e ambiente que funcionem como um conjunto para garantir a segurança. Algumas das ferramentas comumente usadas são um sistema de relatório de eventos adversos e condições que a equipe acredite que possam acarretar problemas. Simulações de eventos adversos podem ajudar a equipe a aprender os sinais de alerta e os métodos mais efetivos de minimização de danos. Recursos como funcionários dedicados à segurança do paciente ou outros "campeões" da segurança do paciente contribuem para uma cultura de segurança através de seu foco específico e de suas responsabilidades. O envolvimento dos pacientes nos projetos de redelineamento da assistência reforça o aspecto humano da segurança do paciente e conduz à noção de que o dano não ocorre no vácuo, e afeta as pessoas.

As técnicas e ferramentas para criar a mudança cultural são numerosas, e todos os líderes precisam selecionar as que são mais apropriadas para eles e seus contextos. Pode ser difícil definir a cultura, mas isso ainda é tangível. Locais com culturas exclusivas e efetivas simplesmente sentem a diferença. Modelagem e incorporação da cultura que você deseja são talvez a responsabilidade mais importante de um líder de assistência médica atualmente. Parafraseando Mohandas Gandhi, os líderes devem ser a mudança que desejam ver.

Nós intitulamos este capítulo "Sem desculpas" não por esperarmos que os líderes tenham uma lista pronta de motivos pelos quais suas organizações não podem alcançar aquilo que os inovadores mencionados neste livro realizaram, e sim porque temos visto os desafios que os líderes enfrentam e também vemos tantas soluções inovadoras e inspiradoras. Acreditamos que perseguir o *Triple Aim* seja a meta certa para todos na área de assistência médica. Esperamos ter conseguido fornecer alguns conselhos práticos para os líderes que acreditam, assim como nós.

Inovação em toda parte

As histórias apresentadas neste livro são, entre outras coisas, para inspirar. A variedade, criatividade, ampla aplicabilidade e os resultados dos projetos que descrevemos devem reafirmar a confiança de que o sistema de assistência médica desta nação pode ser transformado. Entretanto, se estes exemplos fossem representativos apenas de alguns poucos bolsões de inovações e excelência, se estes pioneiros e campeões estivessem apenas em um pequeno grupo de pessoas e organizações conscientes, a confiança na mudança minguaria. Felizmente, para todos nós, não é isto que ocorre. O movimento para transformar a assistência médica e melhorar drasticamente sua qualidade e valor cresce a cada ano. Uma vez na periferia, o aprimoramento da qualidade impregna cada canto do sistema. Nos mais de 10 anos decorridos desde que os livros *To Err Is Human* e *Crossing the Quality Chasm* ganham atenção nacional nos Estados Unidos, a assistência médica vem se tornando mais segura e melhor. Com os custos disparados sendo agora reconhecidos como um obstáculo que não pode ser ignorado, os inovadores estão voltando a atenção para o valor, cada vez mais e mais a cada dia. O que é genuinamente excitante sobre este movimento é que as organizações em todo país e no mundo inteiro estão trabalhando incansavelmente para aprimorar a assistência, melhorar a saúde e aumentar o valor. A seguir, é apresentada uma breve montagem de exemplos adicionais deste trabalho. Uma coleção como esta nunca poderá ser exaustiva, mas nós oferecemos esquemas de mais uma dúzia de algumas das inovações mais promissoras atualmente em curso na assistência médica.

Assistência colaborativa: ThedaCare

O ThedaCare, em Appleton, Wisconsin (EUA), é há muito tempo a linha de frente da inovação e do aprimoramento em assistência médica. O ThedaCare desenvolveu um processo interno – o *ThedaCare Improvement System* – usado para abordar questões persistentes em assistência hospitalar de internação. Os líderes e a equipe se mantêm vigilantes para impedir o desperdício e melhorar a segurança. Em 2.006, o ThedaCare foi escolhido para participar como local-piloto da iniciativa *Transforming Care at Bedside* (TCAB; fundada por Robert Wood Johnson Foundation e liderada pelo Institute for Healthcare Improvement - IHI). Com o TCAB e usando o *ThedaCare Improvement System*, a organização desenvolveu um modelo simples, porém altamente efetivo, de assistência para pacientes que foi apelidado assistência colaborativa. Sob o modelo de assistência colaborativa, cada paciente é atendido em 90 minutos após a admissão, por uma equipe de clínicos – um médico, um enfermeiro e um farmacologista – que se encontram todos ao mesmo tempo com o paciente. A história do paciente é determinada, seu quadro e registros são examinados e o paciente ou seus familiares (ou ambos) conversam uma única vez com a equipe de assistência sobre sua condição. Não há necessidade de repetir a informação múltiplas vezes. A equipe de assistência de três membros, então, discute imediatamente a(s) condição(ões) do paciente (muitas vezes na presença do paciente) e chega a um consenso quanto ao plano de tratamento. Este plano é segmentado por aquilo que a equipe do ThedaCare chama *tollgates* (pedágios) – marcos controlados pelo enfermeiro. Os *tollgates* criam expectativas claras e oportunas para o paciente e para o prestador. Depois que o plano é compartilhado e claramente explicado a todos – clínicos, paciente e familiares – o tratamento é iniciado.

O modelo de assistência colaborativa garante um plano de assistência abrangente que seja compreendido pelo paciente, por seus familiares e pelo prestador. Essa comunicação direta e aberta elimina a ambiguidade e as contradições que afligem a assistência prestada de forma menos cooperativa. Diminui o tempo necessário para os clínicos revisarem a papelada, aumentando assim o tempo dedicado à interação direta com os pacientes. Além de melhorar a assistência. A satisfação do paciente e do prestador melhoram, quando este modelo é usado. Menos erros de medicação são cometidos e os tempos de internação são encurtados.

O modelo também tem um componente físico. Ao testar o modelo, a equipe do ThedaCare constatou que alterações simples, porém de alto impacto no espaço físico do hospital, sustentavam as melhorias na assistência colaborativa. As estações de enfermagem centrais foram substituídas por estações de trabalho individuais, mais próximas dos quartos dos pacientes. Os computadores foram colocados perto dos leitos para facilitar o uso e a manutenção dos registros eletrônicos. As medicações e suprimentos também foram deslocadas para a cabeceira, para eliminar o risco de erros e diminuir o tempo desperdiçado com a procura de suprimentos.

Os resultados dos testes-piloto foram tão encorajadores que a assistência colaborativa está sendo disseminada por todo o sistema ThedaCare. Este modelo simples pode ser usado praticamente em qualquer lugar. E a ideia de assistência colaborativa e baseada em equipe tem um enorme potencial fora do hospital. A assistência primária baseada em equipe está sendo testada em todo o país e os benefícios em termos de comunicação e coordenação serão sentidos ainda mais fortemente naquela parte do sistema de assistência.

Para aprender mais sobre assistência colaborativa, visite o *website* do recém-formado *ThedaCare Center for Healthcare Value* (www.createhealthcarevalue.com).

Conferências estruturadas: Cincinnati Children's Hospital Medical Center

As quebras de comunicação podem ocorrer fatalmente na assistência médica. A coordenação cuidadosa de medicações complexas e planos de tratamento é essencial à prestação de uma assistência de alta qualidade e alto valor. Com o envelhecimento da população de pacientes e o aumento da prevalência de múltiplas condições nos pacientes, a comunicação efetiva sobre a assistência nunca foi tão decisiva. O Cincinnati Children's Hospital Medical Center (CCHMC), em Cincinnati, Ohio (EUA), testa um aprimoramento simples – uma *conferência estruturada*. As conferências são veículos de comunicação efetivos, por serem breves, rápidas, frequentes e altamente colaborativas. Seu propósito é simples – garantir que todos estejam na mesma página, antes de uma interação de assistência.

No CCHMC, as conferências estruturadas são atividades pré--rodada que envolvem todos os cuidadores que irão interagir com o paciente. A primeira conferência começa às 5 horas e 30 minutos da manhã e envolve todos os administradores operacionais. Estes tentam prever aquilo que acontecerá ao longo do dia, examinando tudo: equipes, necessidades de equipamentos, desafios logísticos e até a previsão do tempo. Às 7 horas da manhã, os enfermeiros se reúnem para se preparar para o dia. Para tanto, revisam rapidamente toda a informação pertinente, a fim de antecipar a demanda esperada e a taxa de transferência. Olham os alertas clínicos para o dia e planejam as altas, potenciais admissões e números de equipes, com o objetivo de maximizar a assistência 1:1 para todos os pacientes. Também discutem as necessidades clínicas e sociais especiais dos pacientes, a fim de garantir uma assistência centralizada no paciente. Às 2 horas e 15 minutos da tarde, os líderes de cada serviço se reúnem em conferência, para começar a planejar o dia seguinte. Eles examinam o que aconteceu até aquele momento, para ajudar a prever como será o final do dia e identificar aquilo que é fundamental para o dia seguinte. A última conferência do dia na verdade ocorre nas primeiras horas da manhã do dia seguinte. À 1 hora da madrugada, os clínicos revisam todos os registros dos pacientes, dando atenção especial aos que estão ou poderiam estar instáveis durante a madrugada. Os líderes revisam os eventos do dia, procurando desafios que tenham emergido e os que poderiam ser futuramente prevenidos. Ao obrigar a realização de conferências regulares, estruturadas e coordenadas, a equipe do CCHMC diminui bastante os riscos impostos pelas quebras de comunicação.

Diminuindo a variação: Intermountain Healthcare

Por décadas, um valor crescente tem sido o central no propósito do Intermountain Healthcare, in Salt Lake City, Utah (EUA). Na versão abreviada da declaração da missão da organização, lê-se "o melhor resultado clínico ao menor custo necessário" e dificilmente seria possível imaginar uma descrição mais simples de valor de assistência médica. No Intermountain Healthcare, os inovadores estudam há muito tempo o trabalho de grande qualidade do pioneiro W. Edwards Deming, a cujo princípio aderiram, segundo o qual a melhor forma de diminuir os custos é melhorar o valor. Começando a partir da metade da década de 1.980, os líderes do Intermountain passaram a olhar a variação clínica em seus hospitais. Mais uma vez, eles agiram orientados pelos ecos de Deming soando em seus ouvidos – "a variação é sempre a inimiga", um dos outros princípios de Deming. A variação clínica, implicando diferenças na prestação de assistência para aquilo que essencialmente seria a mesma condição médica, já era sabidamente um problema. Entretanto, este problema era muito simplesmente atribuído às diferenças existentes entre os médicos e os locais de assistência. O Intermountain optou por olhar a variação do processo, em vez da variação do prestador, e o que encontrou colocou a organização no caminho rumo à verdadeira transformação do modo de prestação de assistência. Uma revisão abrangente dos registros dos pacientes revelou que a maioria das admissões para um tratamento específico tinham características similares. Entretanto, a variação nos modos como os médicos administravam os tratamentos era significativa. A suavização dessa variação levou à queda dos custos e estabilização ou, em alguns casos, até melhora dos resultados clínicos.

Exemplificando, um médico do Intermountain's LDS Hospital diminuiu a variação no tratamento do sofrimento respiratório agudo integrando um plano de assistência baseada em evidência padronizado ao fluxo de trabalho normal de todos os médicos e, assim, tornando este protocolo de assistência o padrão normativo. Os resultados foram surpreendentes. A variância a partir das diretrizes baseadas em evidência caiu de 59% para 6%; a sobrevida dos pacientes aumentou de 9,5% para 44%; o tempo que levava para os médicos administrarem o tratamento caiu pela metade; e o custo total da assistência foi reduzido em 25%.

Para disseminar resultados similares para outros processos e condições, o Intermountain instituiu um processo de *integração clínica*. Este processo começava com a identificação dos processos clínicos essenciais prestados pelo sistema de saúde. Exemplificando, 2 processos – gravidez, trabalho de parto e prestação e tratamento para cardiopatia isquêmica – eram responsáveis por 21% dos custos de prestação de assistência no Intermountain. Os líderes e a equipe, então, criaram sistemas de informação decisivos em torno destes processos-chave, para rastrear dados clínicos e financeiros. Estes foram usados para guiar uma reestruturação da organização que estimulava a responsabilidade e o aprimoramento, também baseados em dados.

Outra estratégia para melhorar processos e controlar a variação é a construção de habilidades para funcionários. Alguns funcionários participam do renomado *Advanced Training Program* (ATP) do Intermountain, que é um curso intensivo, com duração de 20 dias, oferecido o ano inteiro aos líderes de aprimoramento de qualidade. O ATP equipa seus participantes com todas as ferramentas e competências que eles precisarão para implementar o tipo de administração de processo e iniciativas de aprimoramento que o Intermountain usa há décadas para melhorar sua assistência. O ATP é também uma estratégia vital de disseminação, no próprio país e além, porque executivos e líderes de aprimoramento de qualidade de toda parte participam do programa e se tornam membros de uma rede de aprimoradores altamente treinados e comprometidos.

O Intermountain descobriu que um estabelecimento ou sistema reorganizado em torno de processos clínicos essenciais terminava com um modelo de negócios dirigido pela saúde da população; que os incentivos financeiros ainda desalinhados com este modelo continuam sendo um obstáculo, embora os líderes em toda a assistência médica estejam esperançosos de que as mudanças nas estruturas de pagamento que começam a criar raízes venham a facilitar o caminho para uma medicina baseada em evidências e segura, a fim de ajudar a diminuir os custos.

Buscando o *Triple Aim* na Saúde

Bem-estar total: Southcentral Foundation

Atender às necessidades de saúde das populações nativas é um desafio para muitas nações ocidentais. As culturas e histórias exclusivas das populações nativas podem ser impedimentos para a aplicação bem-sucedida da medicina Ocidental. Uma organização localizada em Anchorage, Alasca (EUA), tem abordado as necessidades dos nativos locais desde sua incorporação, há 30 anos, enfatizando um foco único sobre o bem-estar total desta população. A Southcentral Foundation (SCF) atualmente administra o Anchorage Native Primary Care Center e o Alaska Native Medical Center. A inovação tem sido o coração do trabalho da organização, desde o início. A principal inovação desenvolvida pela SCF, que orienta todo o seu trabalho, é um sistema de assistência baseado em relacionamentos. Estes relacionamentos-chave – entre prestadores e pacientes, pacientes e familiares, e famílias e comunidades – têm transformado a qualidade da assistência médica destinada à população atendida. Os relacionamentos são sustentados pelo acesso integral e aberto à assistência, pelo enfoque da integração mente-corpo, pelo compromisso com medidas e qualidade e por uma política de conceder poder e controle ao paciente e seus familiares.

Essa abordagem especial, que o SCF nomeia sistema de assistência Nuka (*nuka* é a palavra que, na língua nativa do Alaska, significa coisas vivas e estruturas gigantes e fortes), resultou em aprimoramentos drásticos e sustentados na duração da internação hospitalar, uso de salas de emergência e serviços especializados, resultados de saúde e satisfação do paciente e dos funcionários. A SCF está continuamente aprimorando e inovando, desenvolvendo novas formas de melhorar a assistência por meio do aprimoramento das relações. Enfocando estes relacionamentos, a SCF pode promover um maior grau de melhora da saúde de sua população de pacientes do que aquele que as tradicionais organizações de assistência médica focadas apenas na interação paciente-prestador conseguem alcançar. Nos últimos anos, a SCF desenvolveu programas abrangentes de desenvolvimento de força de trabalho, sistemas de treinamento e aconselhamento e a iniciativa *Family Wellness Warriors*, que busca acabar com a violência doméstica. Todo o trabalho da SCF é fundamentado na cultura dos nativos do Alaska e busca aprimorar o bem-estar total. A SCF mostra o poder e o potencial da assistência médica de melhorar a saúde além das paredes dos hospitais e clínicas.

Estabelecendo as metas: Ascension Health

O Ascension Health, maior sistema de assistência médica particular católico dos Estados Unidos, conhece a importância do estabelecimento de metas. Unificados pela promessa de uma assistência médica que funciona, é segura e não deixa ninguém para trás, os líderes do Ascension estabeleceram metas corajosas (que alguns diriam inalcançáveis) de diminuir os erros e danos em todo o sistema deles. A iniciativa *Getting to Zero*, do Ascension Health, como o nome sugere, estabelece metas que em muitos casos são zeros: zero mortes evitáveis, zero danos evitáveis. Quando o projeto do sistema de eliminar o trauma ao nascimento começou, a média nacional era 6,59 casos de trauma a cada 1.000 bebês nascidos vivos. O Institute for Healthcare Improvement (IHI), um dos parceiros estratégicos do Ascension, estabeleceu uma meta para sua iniciativa de redução de traumas ao nascimento de 3 casos de trauma para cada 1.000 nascimentos. O Ascension foi além e estabeleceu sua meta em zero. O estabelecimento de metas, em especial metas do tipo eliminação total, deve ser acompanhado do conhecimento de que a falha é o resultado mais provável. Entretanto, sempre há algum aprendizado na falha e estabelecer estas metas altas é motivador, até mesmo inspirador. E certamente a falha não é o único resultado. Dúzias e dúzias de estabelecimentos do Ascension alcançam a meta zero, eliminando totalmente o trauma ao nascimento. Em todo o sistema, o impulso do *Getting to Zero* diminuiu em 95% a ocorrência de úlceras de pressão, reduziu a mortalidade neonatal em 79%, diminuiu o trauma ao nascimento em 74%, reduziu em 56% a ocorrência de pneumonias associadas à ventilação e diminuiu em 54% o numero de quedas com lesões sérias. Fazer aquilo que parece ser razoável ou possível pode nos colocar naquilo que Paul Plsek (1.997), engenheiro, autor e consultor experiente em aprimoramento da qualidade para organizações complexas, chama "vales mentais". Ter como alvo aquilo que (aparentemente) é impossível nos força a repensar considerações, romper velhos padrões e nos empenharmos na busca pela perfeição. Alcançar a perfeição pode ser impossível, mas o pessoal no Ascension Health aprendeu que a perfeição perseguida tem um tremendo valor e todos devem aprender a partir disto.

Medicina minimamente disruptiva e tomada de decisão compartilhada: Mayo Health System

Um dos faróis da assistência médica de alta qualidade e alto valor, nos Estados Unidos, é o *Mayo Clinic Health System*. Centralizado em Minnesota, o Mayo também tem instalações na Florida e no Arizona. O Mayo é famoso no mundo inteiro por seus aprimoramentos clínicos inovadores, mas também tem uma forte e orgulhosa tradição em aprimoramento da qualidade. Dois médicos trabalhando na Mayo Clinic, Dr. Victor Montori e Dr. Henry Ting, têm observado o modo como a assistência médica afeta as pessoas. É normal que os clínicos enfoquem a carga que uma doença ou condição impõe sobre o paciente. Entretanto, Montori e Ting agora estão concentrados naquilo que chamam *medicina minimamente disruptiva*. Trata-se de um conceito que requer coordenação, comunicação e engajamento com os pacientes e seus familiares.

O projeto é, em parte, uma resposta ao número crescente de pacientes com múltiplas condições. A complexidade da assistência para estas condições cria situações quase impossíveis para os pacientes e seus familiares. Regimes farmacológicos complexos e outros tratamentos podem oprimir facilmente os pacientes, fazendo-os evitar tratamentos essenciais e favorecer outros menos importantes, movidos pela dificuldade de lidar mentalmente com todas as partes em movimento. Veja o exemplo dos tratamentos farmacológicos para diabetes. Os regimes farmacológicos devem ser ajustados para a situação e as necessidades específicas do paciente. Para uma condição como o diabetes, existem muitas opções e determinar a correta é uma tarefa difícil que requer engajamento do clínico com o paciente.

Ting e Montori, trabalhando pela Mayo Foundation for Medical Education and Research, desenvolveram cartões de medicação para ajudar a facilitar este processo. Cada cartão lista os 6 medicamentos mais comuns para diabetes, sendo que cada cartão é rotulado com um critério de seleção diferente. Há um que lista cada impacto em potencial do fármaco sobre a diminuição da glicemia, outro que esquematiza o monitoramento da glicemia necessário para cada fármaco, outro que lista os efeitos colaterais de cada um, outro que explica a complexidade da rotina diária, um que lista o possível impacto sobre o peso e assim por diante. O paciente, em consulta com o cuidador, pode determinar quais critérios considera os mais importantes para si e quais exercerão maior impacto sobre sua capacidade de aderir ao regime. Em seguida, ambos olham o modo como cada fármaco afeta estes critérios e podem então selecionar o regime que melhor se ajusta ao paciente. A padronização na medicina pode ser decisiva, mas ajustar o tratamento para que este se adeque ao paciente é também essencial. Os americanos são conhecidos por levarem uma vida ocupada, tão ocupada que acaba afetando a saúde das pessoas. Tornar os medicamentos menos disruptivos na vida das pessoas e mais personalizados a suas necessidades e desejos pode ser bastante significativo no sentido de melhorar a saúde de todos.

Aplicando os princípios *lean* (enxutos) para melhorar a assistência: Denver Health

Com os custos de assistência médica subindo a taxas anuais insustentáveis, as organizações de assistência médica estão se voltando cada vez mais para um método bem testado de controlar custos – pensamento *lean* (enxuto) e produção. Os princípios *lean*, destilados do *Toyota Production System*, se fazem urgentemente necessários na assistência médica. Quase todos os especialistas que olham para os custos da assistência médica nos Estados Unidos concordam em um ponto – há um enorme desperdício no sistema. Testes duplicados, procedimentos desnecessários, processos de manutenção de registros bizantinos – todas estas atividades drenam o tempo e o espírito de profissionais dedicados. Aplicar os princípios *lean* e olhar para o valor a partir da perspectiva do paciente pode ajudar as organizações a verem o desperdício e eliminá-lo de seus sistemas. No Denver Health, em Denver, Colorado (EUA), a CEO Patricia Gabow adota o pensamento *lean* desde 2.005. Gabow diz "Estamos ficando bons em melhorar cada vez mais". Ela estima que o Denver Health eliminou mais de 100 milhões de dólares em desperdícios, desde 2.011. Eliminar o desperdício na assistência médica pode proporcionar um imenso benefício também para os pagadores de impostos. Em 2.009, a duração média das internações no Denver Health para pacientes do Medicaid era menor do que a média na região metropolitana de Denver. As taxas Medicaid do Denver Health também eram 30% mais baixas a cada dia, sendo mais de 35% menores por internação hospitalar, em comparação com as taxas dos demais estabelecimentos de Denver. Eliminar o desperdício da assistência médica é uma estratégia necessária para redução de custos e preservação dos programas de concessão de título. O Denver Health e outros sistemas de assistência médica que adotam o pensamento *lean* (como o Virginia Mason Medical Center) estão liderando a jornada de redução de custos e aumento de valor.

Aprimoramento colaborativo

QUEST: hospitais de alto desempenho

Com a inovação acontecendo em toda parte, colher as melhores ideias e disseminá-las em todas as organizações de assistência médica de todos os lugares é o próximo passo crucial no conserto da assistência médica nos EUA. Por mais de 15 anos, o IHI tem administrado projetos de aprimoramento colaborativo em que grupos de hospitais e outros estabelecimentos se unem para enfrentar problemas específicos e, ao mesmo tempo, aprender e dar suporte uns aos outros. Mais recentemente, outras organizações adotaram este método e estão tocando amplos projetos de aprimoramento direcionados para uma ampla variedade de questões prementes. Dentre estas iniciativas, uma das maiores e mais bem-sucedidas é o QUEST: *High Performance Hospitals*, um projeto colaborativo hospitalar da Premier, Inc., que consiste em uma ampla aliança de hospitais e sítios de prestação de assistência médica. Os princípios do QUEST são familiares – salvar vidas; reduzir custos; melhorar a confiabilidade, efetividade e segurança; e aprimorar a experiência geral de assistência do paciente – contudo o escopo e os resultados da iniciativa são verdadeiramente especiais. Abrangendo mais de 200 hospitais em 34 estados, o QUEST está aprimorando a assistência e economizando mais dinheiro em larga escala. Estima-se que os 157 hospitais-membros fundadores da iniciativa economizaram 2,85 bilhões de dólares em custos, além de prevenirem mortes evitáveis de cerca de 25 mil pessoas. A medida e transparência dos dados são o coração do QUEST. Este foco na criação e uso de sistemas de dados robustos serve de modelo para toda a assistência médica. O QUEST também ajuda os estabelecimentos participantes a se prepararem para a reforma da assistência médica nos Estados Unidos. À medida que as estruturas de pagamento mudarem e as penalidades por desempenho ruim forem sendo introduzidas, os participantes do QUEST estarão exclusivamente preparados para sobreviver no novo ambiente.

Construindo um novo tipo de faculdade de medicina: Hofstra North Shore-LIJ School of Medicine

Uma população crescente e em processo de envelhecimento está estressando o sistema de assistência médica nos Estados Unidos. O número ascendente de pacientes com múltiplas condições está tornando a assistência mais complexa, com a assistência especializada crescendo a cada ano. A força de trabalho médica também está envelhecendo. Estes e outros motivos levaram a *Association of American Medical Colleges* a aumentar em 30% o número de inscrições da faculdade de medicina em

2.015. No topo disso, há uma necessidade igualmente importante de refinar a forma como os médicos e enfermeiros são educados no país. Com a crescente complexidade, e com o reconhecimento praticamente universal de que a nossa força de trabalho de assistência médica precisa receber treinamento em métodos de aprimoramento, existe uma necessidade real de inovação no ensino médico.

Um dos primeiros a aceitar este desafio foi a Hofstra North Shore-LIJ School of Medicine, da Hofstra University, em Hempstead, Nova York (EUA). A nova escola empregará recursos e talentos combinados da Hofstra University e do maior sistema de saúde da cidade de Nova York, o North Shore-LIJ. A escola, que convocou sua primeira turma no outono de 2.011, irá alavancar os avanços tecnológicos médicos e educacionais, tornando-se um modelo de "faculdade médica do milênio". A inovação será incentivada e incubada, e novas técnicas como a simulação ajudarão os alunos a se prepararem para as carreiras na medicina do século XXI. Além do desenvolvimento de uma nova geração de médicos e outros profissionais da saúde, a escola está comprometida com a mudança e o refinamento do modo como a medicina é ensinada. Os líderes da faculdade, em Hofstra, e também em North Shore-LIJ, esperam que a escola tenha visão além da medicina acadêmica e exerça impacto mensurável sobre a comunidade local, bem como aprimore a saúde da população.

Eliminando as barreiras a uma assistência efetiva: NIATx

Tratar pacientes que fazem uso abusivo de substâncias ou com problemas de saúde mental é extremamente desafiador para os profissionais e, ao mesmo tempo, extremamente importante para o sistema de saúde dos EUA. Um grupo de inovadores da Universidade de Wisconsin-Madison, liderados por Dave Gustafson, um dos membros fundadores do IHI, desenvolveu um modelo simples e efetivo para remover as barreiras à assistência e recuperação efetivas para pacientes de prestadores e pagadores que tratam problemas de saúde mental ou abuso de substância.

O programa é chamado NIATx (originalmente um acrônimo para *Network for the Improvement of Addiction Treatment* – *Rede para o Aprimoramento do Tratamento da Dependência*) e faz parte do University of Wisconsin Center for Health Enhancement Systems Studies (CHESS). O programa ensina um modelo centralizado em torno de 4 objetivos: diminuir os tempos de espera entre a solicitação inicial de tratamento e a primeira sessão, reduzir o número de faltas, aumentar as admissões para tratamento, e aumentar o número de pacientes que continuam o tratamento por pelo menos 4 sessões. Cada objetivo tem sua própria métrica e estratégia de mensuração. Os objetivos são sustentados por 5 princípios centrais: conhecer e envolver o cliente; consertar problemas-chave; identificar um campeão de mudança poderoso e carismático; encontrar ideias para aprimoramento oriundas de fora da área; e usar testes de ciclo rápido para demonstrar quais mudanças são bem-sucedidas. A partir do foco original no vício, o NIATx foi disseminado para a saúde mental, de modo que os líderes do programa acreditam que sua abordagem pode ser aplicada a quase qualquer parte do sistema de saúde. Os objetivos precisam ser adaptados à situação específica, contudo os princípios centrais, bem como a identificação e compartilhamento de "práticas promissoras" e o ensino de um sistema de aprendizado colaborativo são amplamente dissemináveis. O NIATx é um exemplo perfeito de como a ciência do aprimoramento está sendo usada para melhorar a assistência em cada canto do nosso sistema de saúde.

Um centro de inovação e conhecimento: Qulturum, município de Jönköping

A ideia de criar centros junto aos sistemas de assistência médica existentes dedicados ao aprendizado, aprimoramento e inovação tem sido adotada em assistência médica. O maior sistema de saúde da cidade de Nova York, o Norte Shore-LIJ, opera no *Center for Learning and Innovation*, em constante crescimento e adaptação. Um dos pioneiros nesta área atua em um país com um sistema nacional de saúde – uma situação muito diferente daquela nos Estados Unidos. O Qulturum, uma organização estabelecida dentro do sistema de saúde do município de Jönköping (Suécia), tem liderado o desenvolvimento de novas ideias, bem como o processo de testá-las e disseminá-las por todo o município e no país inteiro. O Qulturum foi estabelecido em 2.000 e rapidamente criou ligações fortes com o IHI e com o Dartmouth Institute for Health Policy and Clinical Practice. Ao longo dos últimos 10 anos, o Qulturum ajudou Jönköping a alcançar alguns dos melhores resultados clínicos na Suécia e, ao mesmo tempo, manter os custos mais baixos do que a maioria dos outros custos do país. A estratégia do Qulturum consiste em impulsionar o aprendizado e a inovação para alcançar valor aumentado para os pacientes. Seu foco está em acessar e tratar os pacientes com respeito e cuidado, na prevenção e autocuidado, na cooperação e fluxo, no aprimoramento clínico, na segurança e em práticas adequadas de medicação. Um dos aspectos especiais sobre o Qulturum é sua integração com o sistema de saúde e com o governo local. Ao desenvolver um dialogo genuíno entre os políticos que administram o município e a equipe clínica que administra os hospitais, centros de assistência primária e clínicas de especialidades, o Qulturum tem promovido aprimoramento da qualidade central à assistência médica no município. Graças à persuasividade dos resultados alcançados pelo município e, especialmente, à generosidade de seus líderes e de sua equipe, as inovações desenvolvidas apenas em um único município do Sul da Suécia estão sendo disseminadas por todo o país e também no restante da Europa. O IHI está desenvolvendo o conceito Qulturum and Innovation Center (QIC), que é de muitas formas moldado no Qulturum. A prestação de assistência médica é uma responsabilidade complexa e pesada. É difícil para equipes e líderes sobrecarregados – responsáveis por acreditadores e, em alguns casos, também por acionistas, bem como por pacientes – encontrar tempo e recursos para dedicar à inovação e ao aprendizado. O Qulturum é um modelo ideal para o tipo de organização necessária nos sistemas de assistência médica, se a assistência for transformada do modo como precisa ser.

As séries produtivas:
NHS Intitute for Innovation and Improvement

A Suécia não é o único país europeu a pisar no terreno novo do aprimoramento da qualidade. Na Inglaterra, o National Health Service (NHS England) é encarregado de prestar assistência a mais de 50 milhões de pessoas e isto o transforma no maior sistema de saúde de pagador único do mundo. Melhorar a eficiência, qualidade e segurança é especialmente importante para um sistema enorme como este. A organização responsável por estes aprimoramentos é o NHS Institute for Innovation and Improvement (Instituto para Inovação e Aprimoramento NHS). O instituto, nos últimos anos, desenvolveu uma série de ferramentas e estudos de caso que deu à equipe o poder de efetuar mudanças reais para os estabelecimentos onde trabalham. Isto é chamado *Productive Series*. Assim como tantas outras iniciativas de aprimoramento, o *Productive Series* se baseia em métodos de aprimoramento da eficiência originários de aprimoramentos de manufatura e de segurança desenvolvidos pela primeira vez na aviação. O *Productive Series* tem por objetivo transformar a cultura da assistência médica em uma que seja de segurança e aprimoramento contínuo. Até o presente, o instituto criou 7 séries diferentes, para estabelecimentos que variam de práticas de escritório a estabelecimentos de saúde mental. Quando a Inglaterra começou a instituir medidas de austeridade fiscal, resultando em cortes orçamentários sem precedentes no NHS, estas ferramentas de aprimoramento da assistência ganharam ainda mais importância, ao mesmo tempo em que diminuíram os custos. Estas ferramentas também mantiveram o valor real para os líderes de assistência médica fora da Inglaterra, pelo fato dos numerosos conceitos usados serem simples e amplamente aplicáveis.

Mudando um país inteiro:
programas de segurança do
paciente na Escócia e na Dinamarca

Um dos motivos que nos levaram a escrever este livro foi argumentar que, se as inovações aqui apresentadas pudessem ser disseminadas em todo o país, os Estados Unidos estaria exatamente no caminho de sair de sua crise de assistência médica. Outras nações enfrentam crises similares e, em alguns casos, estes países têm instituído programas nacionais que obrigam a disseminação de práticas baseadas em evidências e comprovadas, para tornar a assistência melhor e mais segura. Uma vantagem de ser um país menor com um sistema de saúde integrado está na habilidade de reunir o sistema em torno de um único objetivo e seguir rumo ao aprimoramento nacional. Nenhum país demonstrou mais do que a Escócia que isto promoverá melhora ao nível nacional. Trabalhando com o NHS Scotland, o Healthcare Improvement Scotland fez parceria com o IHI para projetar o *Scottish Patient Safety Programme* (SPSP). Este programa, que enfoca liderança, assistência crítica (intensiva), assistência de enfermarias gerais (médico-cirúrgicas), administração de medicamentos e cuidado pós-operatório, está sendo implementado em todos os hospitais de assistência aguda da Escócia. Os líderes de programa planejam disseminar o programa pelos serviços de assistência primária e pediátrica, nos próximos anos. O programa é baseado em vários fatores primários condutores de sucesso, inclusive com o governo escocês estabelecendo a segurança do paciente como prioridade estratégica, com os conselhos locais e nacionais estabelecendo a segurança como prioridade, em linha com as medidas e objetivos de aprimoramento nacional já existentes. Tendendo cuidadosamente a estas estratégias essenciais, o programa começou a transformar a segurança nos hospitais da Escócia, salvando vidas e evitando incontáveis casos de dano desnecessário.

Um modelo um pouco diferente está sendo aplicado na Dinamarca, como parte do *Danish Safer Hospital Program*. A *Danish Society for Patient Safety* e representantes das regiões dinamarquesas formaram uma parceria para tornar a assistência drasticamente mais segura para todos os pacientes da Dinamarca. Começando pequeno, o programa inicialmente inclui 5 hospitais localizados em várias regiões da Dinamarca e enfoca as mesmas áreas enfocadas na Escócia (liderança, assistência intensiva, assistência de enfermarias gerais, administração de medicamentos e cuidados pós-operatórios). Os resultados alcançados na iniciativa serão amplamente compartilhados e disseminados como inspiração para o restante do sistema de assistência médica da nação.

As iniciativas nacionais para aprimorar a assistência nos Estados Unidos têm precedentes. As campanhas *100.000 Lives* e *5 Million Lives* do IHI engajaram mais de 4 mil hospitais, representando mais de 80% dos leitos hospitalares dos EUA. Mesmo assim, é difícil imaginar um programa nacional como o escocês sendo implementado em cada hospital dos EUA. Por outro lado, estados individuais estão tentando adotar estar abordagem. Na Carolina do Sul, a *South Caroline Hospital Association* lidera um programa chamado *Safe Surgery 2.015: South Caroline*, através do qual todos os 61 hospitais de assistência aguda do estado implementarão a lista de checagem de segurança cirúrgica criada pela Organização Mundial da Saúde. Este é apenas um dos numerosos exemplos de associações de hospitais estaduais que conduzem iniciativas em larga escala. E regiões menores do que estados também podem ser organizadas para colaborar no sentido de aprimorar a assistência, como a cidade de Memphis fez ao criar uma coalisão para se engajar no *Triple Aim* do IHI em uma iniciativa regional.

Bibliografia

August, J. (2010, November 22). A blueprint for whole systems improvement. *LMPtalk* [Blog]. Retrieved November 11, 2011, from http://www.lmpartnership.org/lmptalk/blogs/history-future/blueprint-whole-systems-improvement.

Berwick, D. M.; Nolan, T. W.; Whittington, J. (2008, May/June). The Triple Aim: Care, health, and cost. *Health Affairs*, pp. 759-769.

Blackmore, C. C.; Mecklenburg, R. S.; Kaplan, G. S. (2011). Effectiveness of clinical decision support in controlling inappropriate imaging. *Journal of the American College of Radiology*, 8(1), 19-25.

Blue Cross Blue Shield of Massachusetts. (2011, July 14). *Harvard Medical School researchers find Alternative Quality Contract lowers spending and improves patient care* [News release]. Boston: Author. Retrieved November 1, 2011, from http://www.bluecrossma.com/visitor/newsroom/press-releases/2011/newsRelease07142011.html.

Christensen, C. (1997). *The innovator's dilemma: When new technologies cause great firms to fall*. Boston: Harvard Business Review Press.

Commonwealth Fund. (2010a, June/July). A conversation with Dana Gelb Safran about getting the incentives right: The Blue Cross Blue Shield of Massachusetts Alternative Quality Contract. *Quality Matters*. Retrieved November 2, 2011, from http://www.commonwealthfund.org/Content/Newsletters/Quality-Matters/2010/Junejuly-2010/A-Conversation-with-Dana-Safran.aspx.

Commonwealth Fund. (2010b, June/July). Case study: The Mount Auburn Cambridge Independent Practice Association. *Quality Matters*. Retrieved November 2, 2011, from http://www.commonwealthfund.org/Newsletters/Quality-Matters/2010/Junejuly-2010/Case-Study.aspx.

Convergence Partnership. (2010, May 28). Letter to US Department of Health and Human Services Secretary Kathleen Sibelius. Retrieved January 30, 2012, from http://www.convergencepartnership.org/atf/cf/%7B245a9b44-6ded-4abd-a392-ae583809e350%7D/CP%20-%20CE0%20LETTER%20PREVENTION%20FUND.PDF.

DiGioia, A. 3rd.; Greenhouse, P. K.; Levison, T. J. (2007, October). Patient and family-centered collaborative care: An orthopaedic model. *Clinical Orthopaedics and Related Research*, 463, 13-19.

Dudl, RJ.; Wang, M.C.; Wong, M.; Bellows, J. (2009, October 1). Preventing myocardial infarction and stroke with a simplified bun dle of cardioprotective medications. *American Journal of Managed Care*, pp. e88-e94.

Fox, S.; Blue Cross Blue Shield of Massachusetts. (2011, May 13). *Changing the way we pay for care: The move to global payments*. Presentation at the Massachusetts League of Community Health Centers annual conference. Retrieved November 3, 2011, from http://www.massleague.org/Calendar/LeagueEvents/CHI/2011/MAMar ketplace.pdf.

Gawande, A. (2011, May 26). Cowboys and pit crews. *New Yorker* Web site. Retrieved December 9, 2011, from http://www.newyorker.com/online/blogs/newsdesk/2011/05/atul-gawande-harvard-medicalschool-commencement-address.html.

Guterman, S.; Schoenbaum, S. C.; Davis, K.; Schoen, C.; Audet, A.-MJ.; Stremikis, K. et al. (2011). *High performance accountable care: Building on success and learning from experience*. Washington, DC: Commonwealth Fund.

Health Care Incentives Improvement Institute. (2011). *What is Prometheus Payment?* Retrieved November 2, 2011, from http://www.hci3.org/what_is_prometheus.

HealthPartners. (2011). *Optimal diabetes care* [Fact sheet]. Retrieved October 20, 2011, from http://www.healthpartners.com/public/about/triple-aim/optimal-diabetes-care.

Herzlinger, R. E. (1997). *Market-driven health care: Who wins, who loses in the transformation of America's lmgest service industry.* New York: Basic Books.

Hostetter, M. (2011, April/May). Case study: Legacy Clinic Emanuel Increasing access and efficiency through team-based primary care. *Quality Matters.* Retrieved October 30, 2011, from http://www.commonwealthfund.org/Newsletters/Quality-Matters/2011/April-May-2011/Case-Study.aspx.

Improving Chronic Illness Care, Group Health Research Institute. (1998). *The chronic can model.* Retrieved October 20, 2011, from http://www.improvingchroniccare.org/index.php?p=The_Chronic_Care_Model&s=2.

Institute for Clinical Systems Improvement. (2010). *ICSI 2010 annual report: Targeting the Triple Aim.* Bloomington, MN: Author.

Institute for Healthcare Improvement. (2003). *The Breakthrough Series: IHI's collaborative model for achieving breakthrough improvement* (IHI Innovation Series white paper). Boston: Author.

Institute of Medicine, Committee on Quality of Health Care in America. (2001). *Crossing the quality chasm: A new health system for the 21st century.* Washington, DC: National Academies Press.

Institute of Medicine Roundtable on Value and Science-Driven Health Care. *Member Spotlight: George Halvorson, Kaiser Permanente.* Retrieved January 30, 2012, from http://www.iom.edu/Activities/Quality/VSRTI/media/Files/Activity%20Files/Quality/VSRTISpotlights/KP.pdf.

Intel Corporation. (n.d. [a]). *Intel supplier quality portal.* Retrieved October 27, 2011, from https://supplier.intel.com/static/Quality. Intel Corporation. (n.d. [b]). Moore's law and Intel innovation. About Intel. Retrieved October 27, 2011, from http://www.intel.com/about/companyinfo/museum/exhibits/moore.htm.

Isham, G. (2011, March/April). Minnesota and the emerging ACO. *MetroDoctors* (The Journal of the Twin Cities Medical Society), pp. 23-25.

Kaiser Permanente. (2005, July 6). *"Thrive" ad campaign changing consumer perceptions of Kaiser Permanente* [News release]. Retrieved November 13, 2011, from http://ckp.kp.org/newsroom/national/archive/nat_050722_newthrive.html.

Klein, S.; McCarthy, D. (2010, July). *CareOregon: Transforming the role of a Medicaid health plan from payer to partner.* Washington, DC: Commonwealth Fund.

Kohn, L. T.; Corrigan, J. M.; Donaldson, M. S. (Eds.); Committee on Quality of Health Care in America, Institute of Medicine. (2000). *To err is human: Building a safer health system.* Washington, DC: National Academies Press.

Kotter, J. (1996). *Leading change.* Boston: Harvard Business Press.

Labby, D.; Read, D.; Winkel, A. (2011, February). *Towards a new model of primary care: Early results from the Primary Care Renewal initiative: Decreased cost, better care, better patient experience.* Retrieved October 31, 2011, from http://www.communityclinics.org/section/library/?topic=1&subtopics=11&page=3.

Langley, G.J.; Moen, R.; Nolan, K.M.; Nolan, T.W.; Norman, C.L.; Provost, L.P. (2009). *The improvement guide: A practical approach to enhancing organizational performance, 2nd Edition.* San Francisco: Jossey-Bass.

Levy, P. (2011, March 17). The Inspector General observes. *Not Running a Hospital* [Blog]. Retrieved November 3, 2011, from http://runningahospital.blogspot.com/2011/03/inspector-general-observes.html.

Liebermann, J.R. (2010, May). How to build a culture of innovation from the inside out. *The Health Care* Blog [Blog]. Retrieved November 13, 2011, from http://thehealthcareblog.com/blog/2010/05/21/how-to-build-a-culture-of-innovation-from-the-inside-out.

Lorber, D. (2011, July). *Health care spending and quality in year 1 of the Alternative Quality Contract* (In the Literature series). Washington, DC: Commonwealth Fund.

Massoud, M. R.; Nielsen, G. A.; Nolan, K.; Schall, M. W.; Sevin, C. (2006). *A framework for spread: From local improvements to system wide change* (IHI Innovation Series white paper). Cambridge, MA: Institute for Healthcare Improvement. Retrieved November 11, 2011, from http://www.ihi.org/knowledge/Pages/IHIWhitePapers/AFrameworkforSpreadWhitePaper.aspx.

Merchant, N. (2011, March 22). *Culture trumps strategy, every time.* HBR Blog Network. Retrieved December 9, 2011, from http://blogs.hbr.org/cs/2011/03/culture_trumps_strategy_every.html.

Meyer, G.; Nelson, E.; Pryor, D.; James, B.; Swensen, S.; Kaplan, G. et al. (In press). More quality measures vs. measuring what matters: A call for balance and parsimony. *New England Journal of Medicine.*

Meyer, H. (2011). At UPMC, improving care processes to serve patients better and cut costs. *Health Affairs*, 30(3), 400-403.

Minnesota Community Measurement. (2010). *2010 Health care disparities Teport for Minnesota health care programs.* Minneapolis, MN: Author.

Nichols, L. M. (2010). Perspective: Be not afraid. *New England Journal of Medicine*, 362, e30.

Nolan, T. (2007). Execution of strategic improvement initiatives to produce system-level results (IHI Innovation Series white paper). Cambridge, MA: Institute for Healthcare Improvement.

Nolan, T.; Nolan, K.; Henderson, S.; Lynn, J. (2010, October*) IHI 90-day R&D project final report: Triple Aim in a region, Part 2.* Cambridge, MA: Institute for Healthcare Improvement.

NuVal. (2011). How it works. *NuVal.* Retrieved November 5, 2011, from http://www.nuval.com/How.

PFCC Partners of UPMC. (2008). *PFCC business story: A methodology to building high performance teams.* Pittsburgh, PA: The Innovation Center of UPMC. Retrieved November 9, 2011, from http://innovationctr.org/resources.

Pisek, P. P. (1997). *Creativity, innovation, and quality.* Milwaukee, WI: ASQ Quality Press.

Porter, M. E.; Teisberg, E. 0. (2006). *Redefining health care.* Boston: Harvard Business Review Press.

Porter, M. E.; Teisberg, E. 0.; Wallace, S. (2008, July 16). *What should employers do about health care? HBS Working Knowledge* [E-mail newsletter]. Retrieved November 1, 2011, from http://hbswk.hbs.edu/item/5979.html.

Pugh, M.; Reinertsen, J. (2007, November/December). Reducing harm to patients. *Healthcare Executive.* Retrieved November 11, 2011, from http://findarticles.com/p/articles/mi_hb5693/is_200711/ai_n32244826.

Reinertsen, J. (2003). Zen and the art of physician autonomy maintenance. *Annals of Internal Medicine,* 138(12), 992-995.

Robert Wood Johnson Foundation. (2011). *What is Prometheus Payment? An evidence-informed model for payment reform.* Retrieved December 8, 2011, from http://www.rwjf.org/files/research/prometheusmodeljune09.pdf.

Schoen, C.; Osborn, R.; Doty, M. M.; Bishop, M.; Peugh, J.; Murukutla, N. (2007). Toward higher-performance health sys tems: Adults' health care experiences in seven countries. *Health Affairs* [Web Exclusive], 26(6), w717-w734.

Schoen, C.; Osborn, R.; Squires, D.; Doty, M.; Pierson, R.; Applebaum, S. (2011). New 2011 survey of patients with complex care needs in eleven countries finds that care is often poorly coordinated. *Health Affairs*, 30(12), w2437-w2448.

Schroeder, S. A. (2007). We can do better-Improving the health of the American people. *New England Journal of Medicine*, 357, 1221-1228.

Song, Z.; Safran, D. G.; Landon, B. E.; He, Y.; Ellis, R. P.; Mechanic, R. E. et al. (2011). Health care spending and quality in year 1 of the Alternative Quality Contract. *New England Journal of Medicine*, 365, 909-918.

Sperl-Hillen, J. M.; Averbeck, B.; Palattao, K.; Amundson, J.; Ekstrom, H.; MA, Rush, B. et al. (2010). Outpatient EHR-based diabetes clinical decision support that works: Lessons learned from implementing Diabetes Wizard. *Diabetes Spectrum*, 23(3), 150-154. Retrieved October 20, 2011, from http://spectrum.diabetesjournals.org/content/23/3/150.full.

Steenhuysen, J. (2009, October 1). Cheap three-drug combination helps cut heart risks. Reuters. Retrieved January 30, 2012, from http://www.reuters.com/article/2009/10/01/us-heart-drugsid USTRE5907LR20091001.

Wallace, P. (Spring 2005). The Care Management Institute: Making the right thing easier to do. *The Permanente Journal*, pp. 56-57. http://www.ncbi.nlm.nih.gov/pubmed/21660163.

Índice Remissivo

Buscando o *Triple Aim* na Saúde

E

F

5, 250

6, 250

pontos-chave para fazer este trabalho, 267

resultados, 262

  ensinando e disseminando o método muito além do UPMC, 265

  unindo engenheiros e cirurgiões, 233

Miller, D., 69-70

Minnesota Community Measurement, 41, 345

Modelo

  de assistência crônica (Wagner), 13

  de pagamento

    em pacote, definição, 152

    Prometheus, 152

  de testes-implementação-disseminação, 358

  ProvenCare, Geisinger Health Plan, 152

Montori, V., 373

Moore, G., 66

Mudança de cultura

  e trabalho em equipe, 360-361, 363

  em organizações prestadoras, 360

  papel do líder na, 359-364

Mudando os sistemas de assistência, 3

Mudando um país inteiro: programas de segurança do paciente na Escócia e na Dinamarca, 380

Multnomah County Health Department, 108

N

Não sistema, reconhecimento, 4-6

National Committee for Quality Assurance (NCQA)

  acreditação, 135

  medidas de complacência de paciente com mamografias, 310

National Health Service, Inglaterra (NHS England), 380

Neuwirth, E., 281-285

NHS Institute for Innovation and Improvement, 380

NIATx, 377-378

Nichols, L., 153

Nível alvo de LDL (lipoproteína de baixa densidade), 33

NKEplus, Ver também Nurse Knowledge Exchange (NKE)

  atribuições pré-troca de turno, 304

  componentes, 304

  resultado, exemplo de, 305